Über dieses Buch

In diesem Buch- und Kartenset stellt Julia Gruber 40 ausgewählte Heilpflanzen vor, die das Immunsystem stärken können. Manche hemmen Bakterien, Viren und Pilze. Andere helfen uns, Gewicht zu verlieren, Giftstoffe aus dem Verdauungstrakt zu entfernen und die Darmflora aufzubauen. Die meisten enthalten eine Fülle an Antioxidantien, die unsere Zellen vor freien Radikalen schützen und uns jung erhalten. Die Pflanzen stammen aus »aller Herren Länder«. Manche sind uns schon lange als Gesundheitshelfer vertraut, andere haben sich im Ayurveda oder in der traditionellen chinesischen Medizin (TCM) als bedeutsame Arzneimittel bewährt.

Im Buch lesen Sie über die Geschichte der Heilpflanzen, über ihr Aussehen und ihre körperliche Wirkung. Sie finden ausgewählte Rezepte für Hausapotheke und Küche zum Ausprobieren. Zu jeder Pflanze gibt es ein Ritual, das die seelische Bedeutung aufnimmt und Sie dazu einlädt, tiefer in ihre Heilkraft einzutauchen.

Im beiliegenden Kartenset zeigt sich der individuelle Charakter jeder Heilpflanze in einem ansprechenden Porträt. Durch das Bild und die eingängige Affirmation wird ihre seelische Besonderheit auf den Punkt gebracht. Auf der Rückseite lädt ein meditativer Text zu Inspiration und Besinnung ein. Praktische Icons am unteren Kartenrand vermitteln einen Überblick darüber, welche Pflanzen bei uns angebaut werden können und welcher Teil von ihr als Heilmittel verwendet wird.

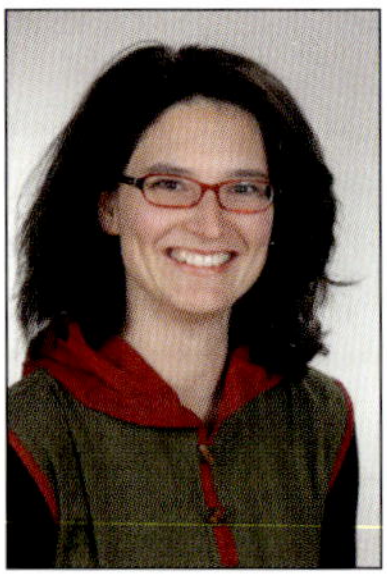

Julia Gruber

ist Autorin, Schamanin und Architektin. Mit ihren Büchern und Kartensets bietet sie einen faszinierenden und authentischen Zugang zur Seele von Pflanzen. Julia Gruber lebt mit ihrem Partner und Sohn am Stadtrand von Wien.

www.julia-gruber.com

Julia Gruber

Natürlich heilen

Immunkraft stärken

40 der wirksamsten Heilpflanzen
für ein starkes Immunsystem

Buch mit 40 Karten

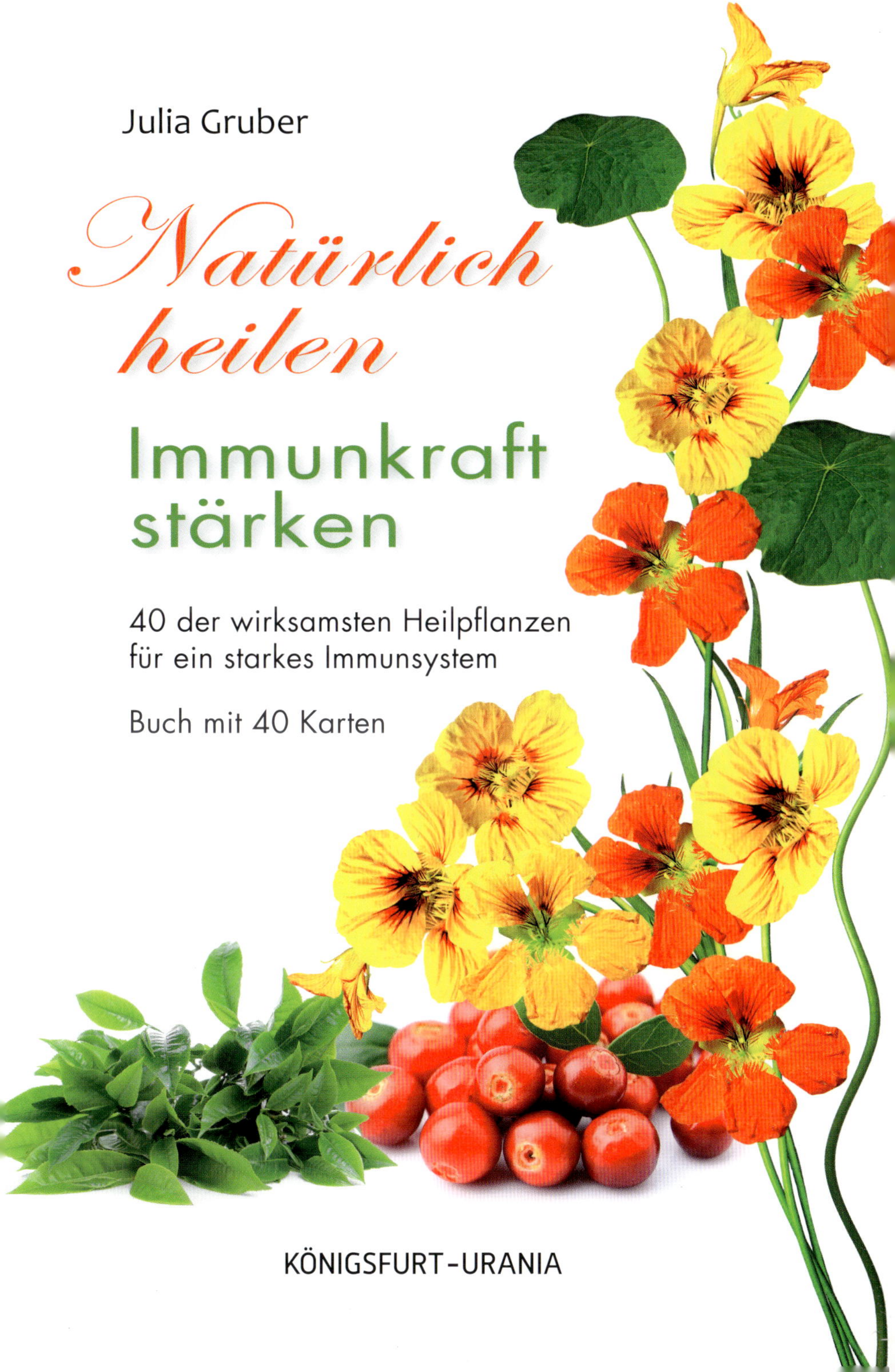

KÖNIGSFURT-URANIA

Die in diesem Buch enthaltenen Informationen und Ratschläge wurden von der Autorin sorgfältig recherchiert und geprüft. Eine Garantie kann dennoch nicht übernommen werden. Die Informationen und Ratschläge sind außerdem nicht dazu gedacht, die Beratung durch einen Arzt oder Therapeuten zu ersetzen, sofern eine solche angezeigt ist. Eine Haftung der Autorin oder des Verlags ist ausgeschlossen.

Die Angaben und Tipps in diesem Buch beruhen auf Erfahrungswerten, sie müssen jedoch nicht für jede/n wirksam sein. Für Kleinkinder und Schwangere, für sehr geschwächte Personen und für Menschen in besonderen Krisen- und Wandlungsphasen können besondere Regeln gelten, die hier nicht angesprochen werden.

Bibliographische Information der Deutschen Nationalbibliothek
Die Deutsche Nationalbibliothek verzeichnet diese Publikation in der Deutschen Nationalbibliographie; detaillierte bibliographische Daten sind im Internet über http://dnb.d-nb.de abrufbar.

FSC zertifiziertes Papier: Bilderdruck matt, Novatech

MIX
Papier aus verantwortungsvollen Quellen
FSC
www.fsc.org
FSC® C014138

Originalausgabe
Krummwisch bei Kiel 2015

D-24796 Krummwisch
www.koenigsfurt-urania.com

Umschlaggestaltung: Antje Betken, Oldenbüttel unter Verwendung folgender Motive: Nasturtium flowers © alenalihacheva, Cranberries © margo555 und green tea leaf © sommai – alle Fotolia.com
Abbildungen: Bildnachweis auf S. 218
Projektleitung: Susanne Kirstein
Lektorat: Claudia Lazar, Kiel
Satz und Layout: Antje Betken, Oldenbüttel
Druck und Bindung: Finidr s.r.o.
Printed in EU

ISBN 978-3-86826-140-0 (Set: Buch und Karten)

Für meinen Großvater Karl, der alt und jung zugleich ist

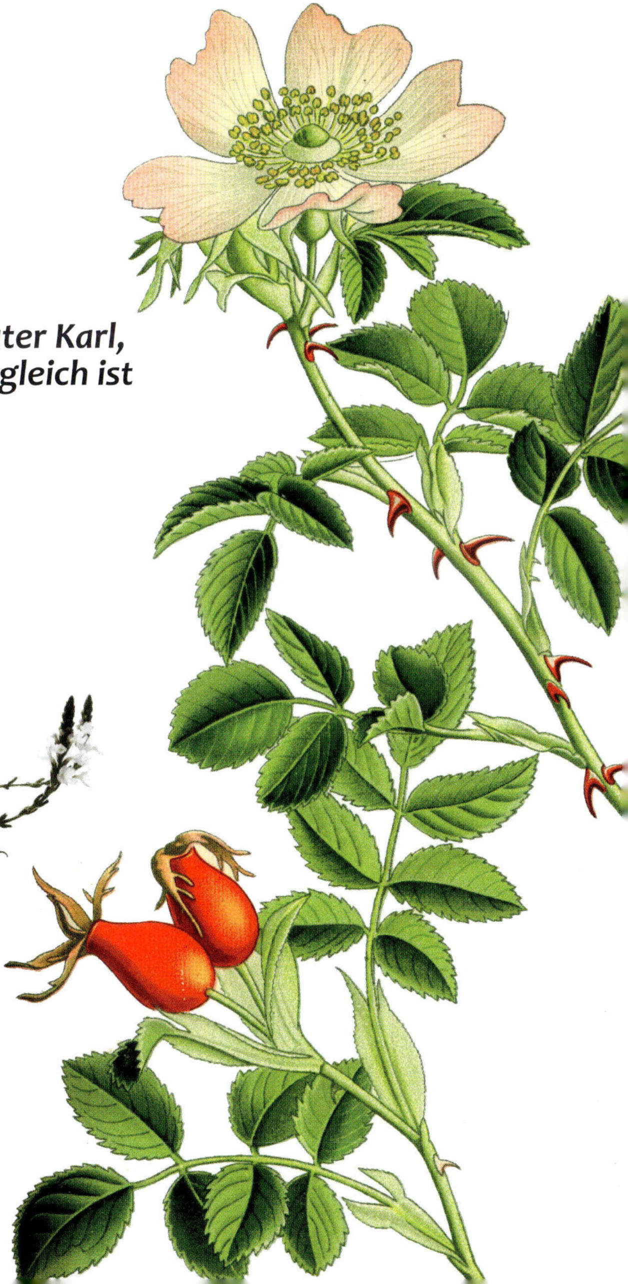

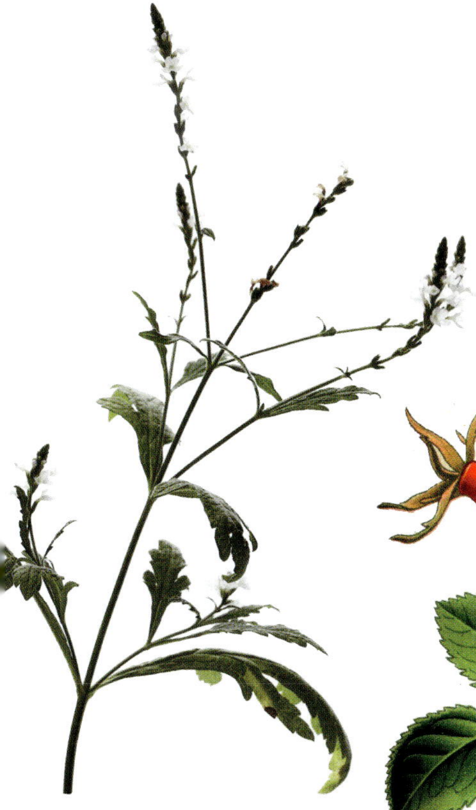

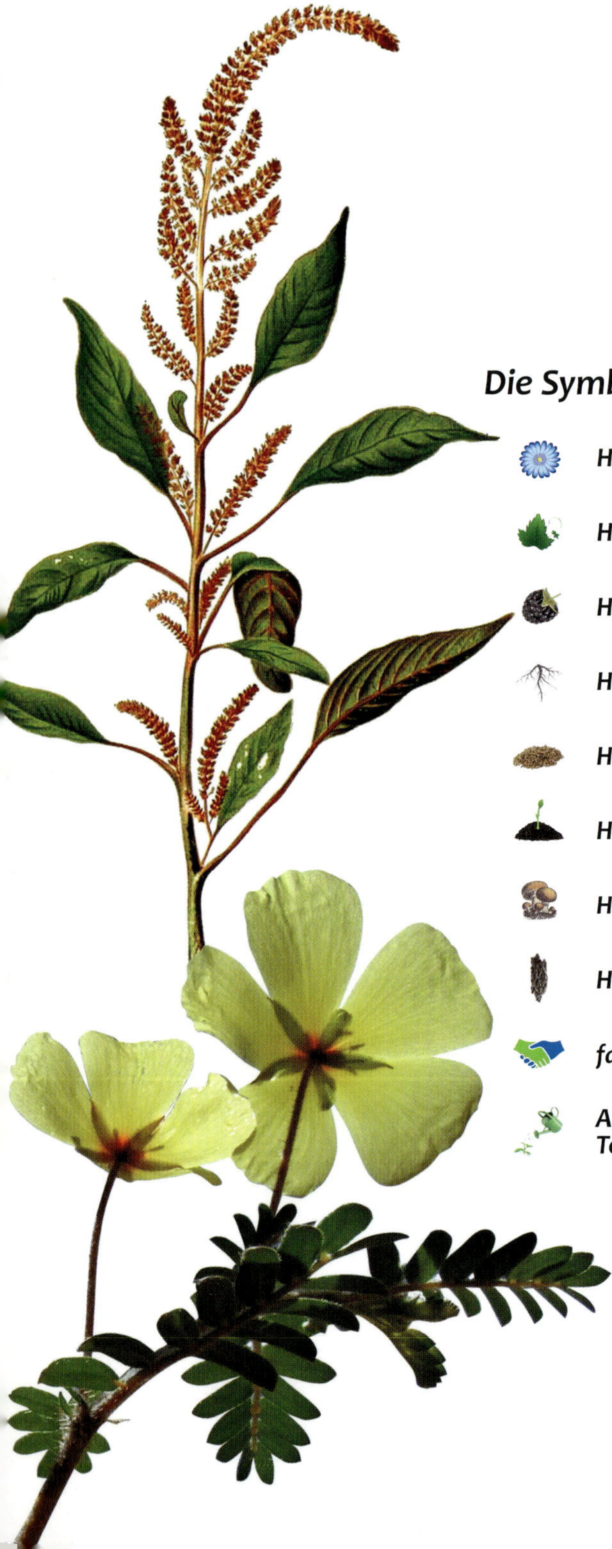

Die Symbole auf den Karten

- Heilmittel: Blüte
- Heilmittel: Blatt/Kraut
- Heilmittel: Frucht
- Heilmittel: Wurzel/Zwiebel
- Heilmittel: Samen
- Heilmittel: Keimling
- Heilmittel: Pilz
- Heilmittel: Rinde
- fair trade
- Anbau im Garten oder Topf möglich

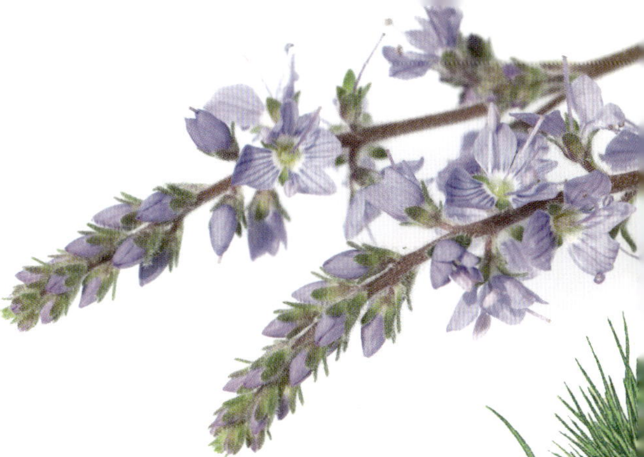

Inhalt

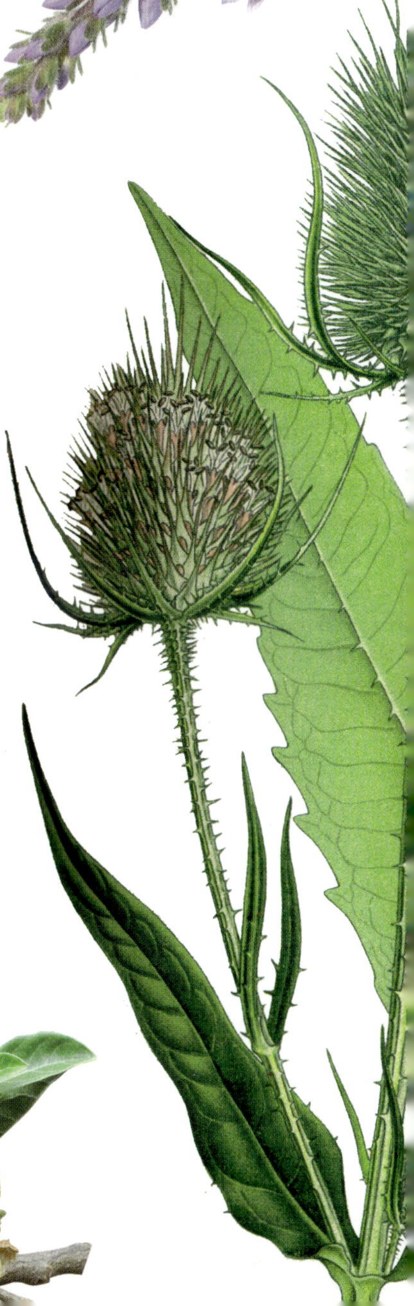

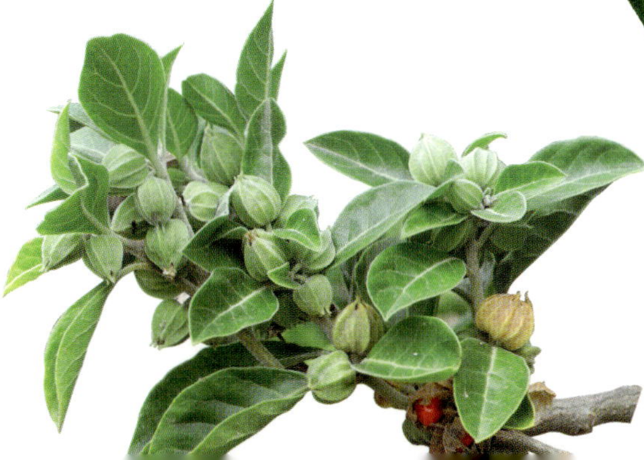

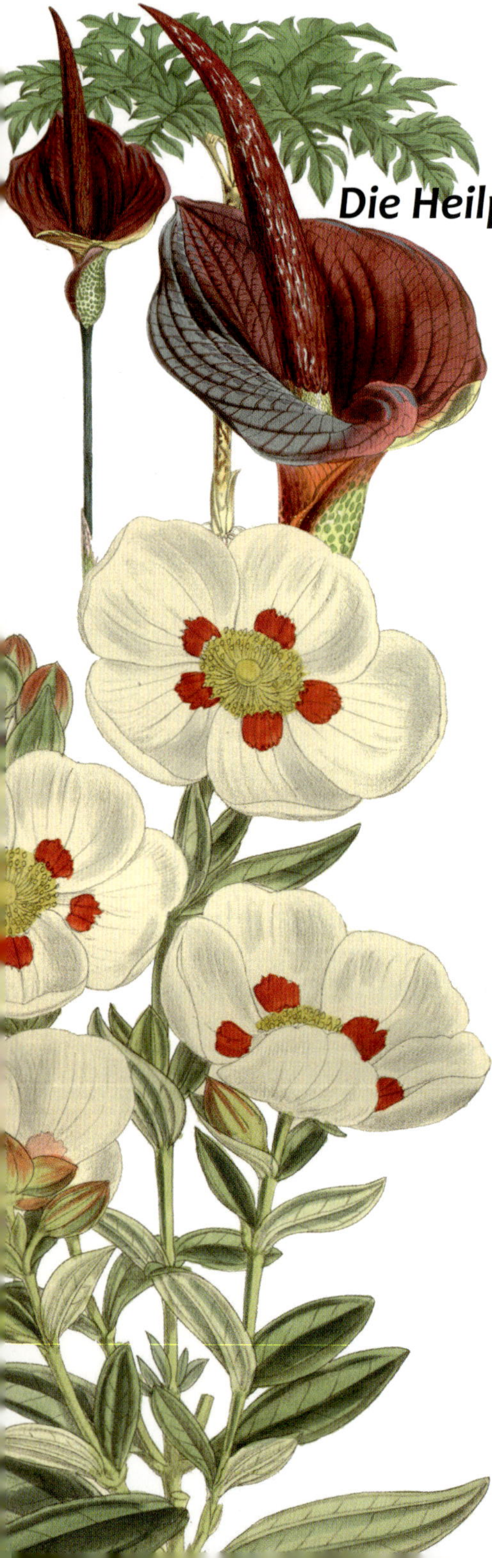

Die Heilpflanzen im Überblick

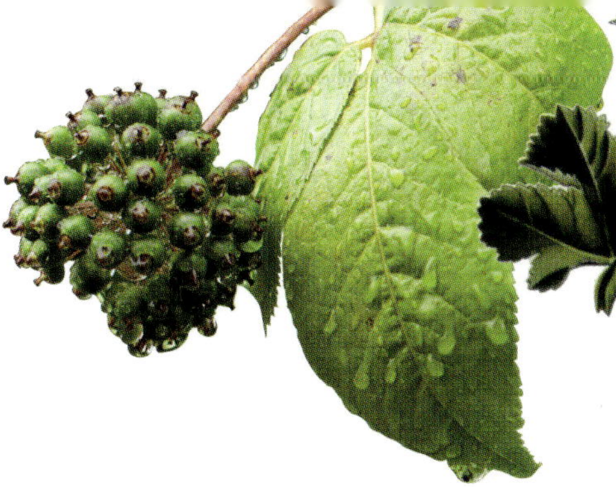

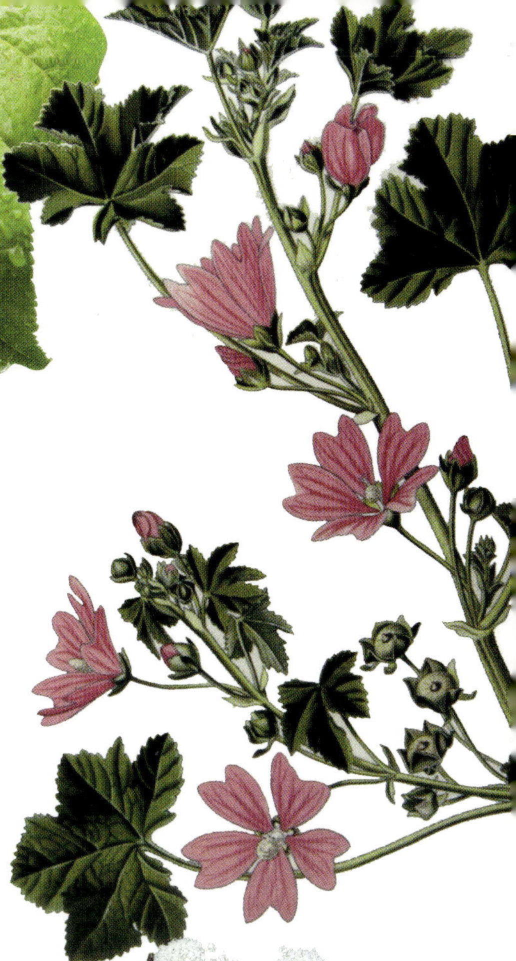

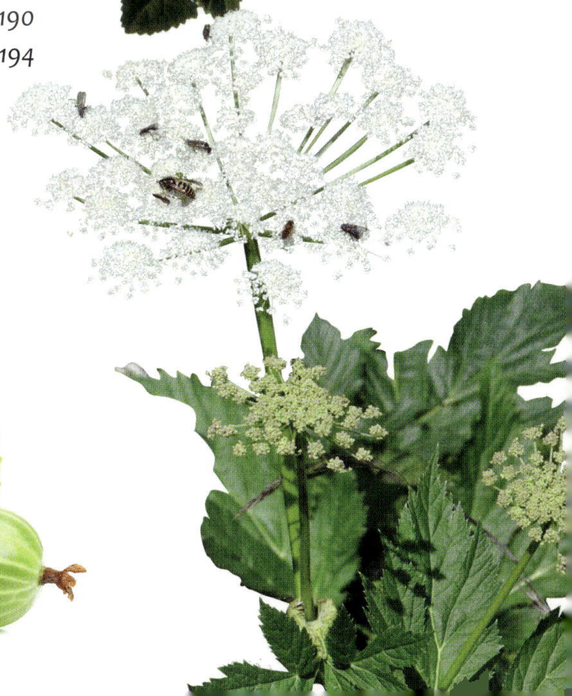

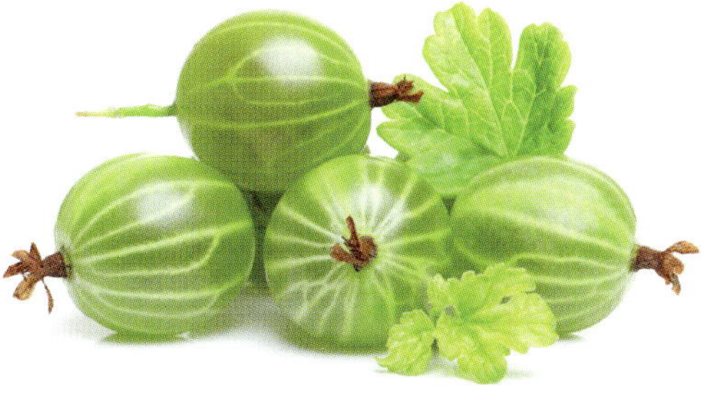

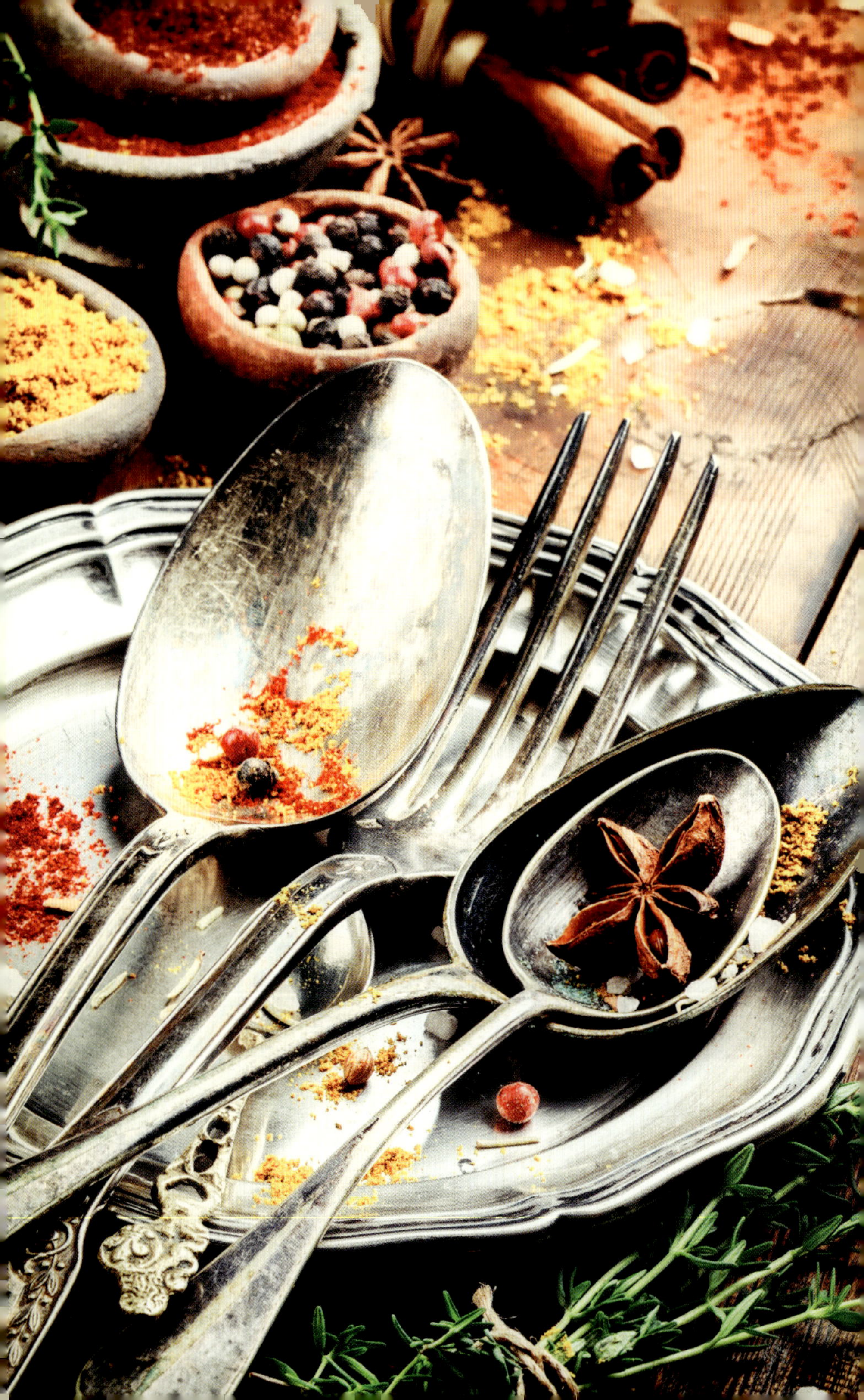

Vorwort

Wie schon in der ersten Ausgabe von »Natürlich heilen« hat mich Julia Gruber gebeten, ein kurzes Vorwort zu ihrem neuen Werk zu schreiben. Ich komme dieser Bitte mit Freude nach, da die Resonanz auf »Natürlich heilen« ausgesprochen positiv war. Eine alte chinesische Weisheit lehrt uns, dass der Weg zur Gesundheit nicht durch die Apotheke, sondern durch die Küche führt. Lebensmittel sind Heilmittel! Dies hat Julia Gruber in ihrer einfühlsamen Art und ihrer Liebe zur Natur verstanden.

In ihrem neuen Buch- und Kartenset geht sie speziell auf das Immunsystem ein. Aber was ist eigentlich das Immunsystem? Im herkömmlichen Sinn hat es die Aufgabe, uns vor »Feinden« zu schützen. Nun, diese Definition ist gut und schön. Was tritt aber in dem Fall ein, wenn wir unsere Feinde persönlich einladen, in unseren Körper zu kommen? Kann in diesem Fall das Immunsystem noch wirklich effektiv reagieren? Natürlich nicht! Ich denke dabei an ungesunde Ernährung (Fast Food), Rauchen, Umweltgifte, alkoholische Getränke, Medikamentenmissbrauch und Kosmetika. Wir könnten uns als gesamte Menschheit auf diesem wunderbaren Planeten bestens ernähren, gemeinsam in Frieden leben und uns weiterentwickeln – doch wir machen es nicht. Stattdessen vergiften wir die Umwelt durch Plastik und andere unnötige Stoffe. Wir belasten unsere Körper mit unzähligen unnützen Nahrungsmitteln. Um die krank machende Lebensart auszugleichen, produzieren wir täglich Hunderte (Tausende) von Medikamenten, die oft an der falschen Stelle ansetzen und den Körper in eine noch schlimmere Schieflage bringen. Wir unterstützen ihn dann nicht, sondern geben »noch eins drauf«.

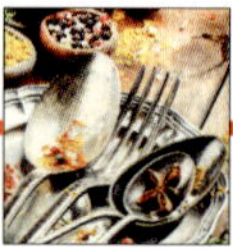

Unser Immunsystem ist überfordert! Nicht nur unser eigenes, sondern das der ganzen Welt, von Gaia, unserer »Mutter Erde«. Wir klagen darüber, dass Neurodermitis, Pollenallergien und Darmentzündungen, … rasant im Fortschreiten sind. Auch die Umweltbelastung steigt. Doch was genau tun wir dagegen?

Mein Rat ist, fangen wir im Kleinen an: Setzen Sie sich bitte mit diversen natürlichen Heilmitteln auseinander. Julia Gruber liefert Ihnen dazu grundsätzliche Informationen. Machen Sie Ihre Versuche auf Ihrem eigenen Balkon oder im Garten. Kaufen Sie und genießen Sie frische Kräuter, Gemüse und Obst und essen Sie auf diese Weise Antioxidantien, Vitamine und Ballaststoffe. Und reduzieren Sie, soweit es geht, Ihren Fleischkonsum sowie industriell verarbeitete Lebensmittel. Durch alle diese Maßnahmen stärken Sie Ihr Immunsystem und können chronische Krankheiten eindämmen oder sogar heilen.

Zu ihrem neuen Werk kann ich Julia Gruber nur aus ganzem Herzen gratulieren. Ich wünsche diesem Buch-Kartenset den gleichen Erfolg, den der erste Band schon hatte!

Herzlichst
Michael Ehrenberger

Bild rechts: Siena, Piazza del Campo, Fonte Gaia (Ausschnitt)

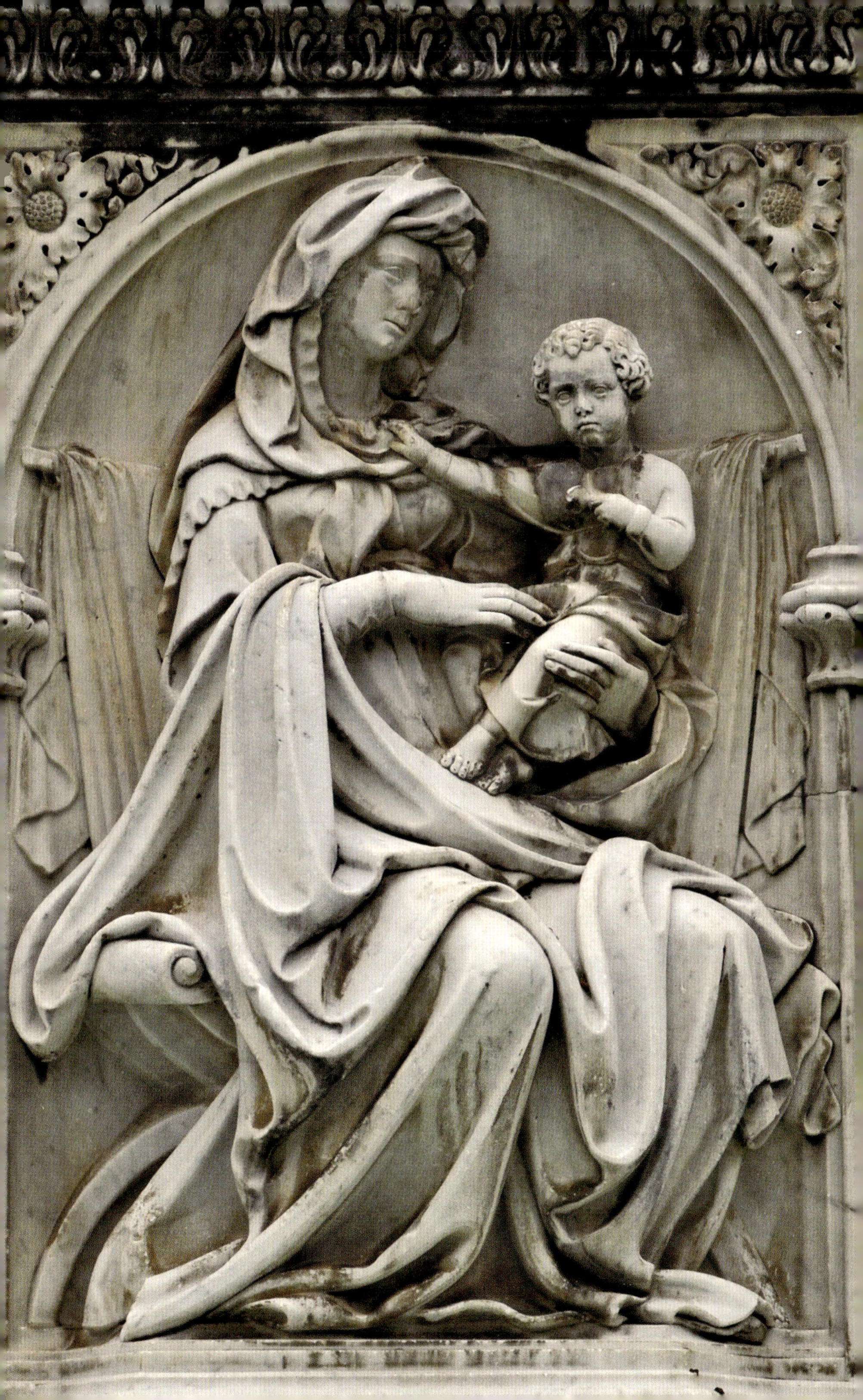

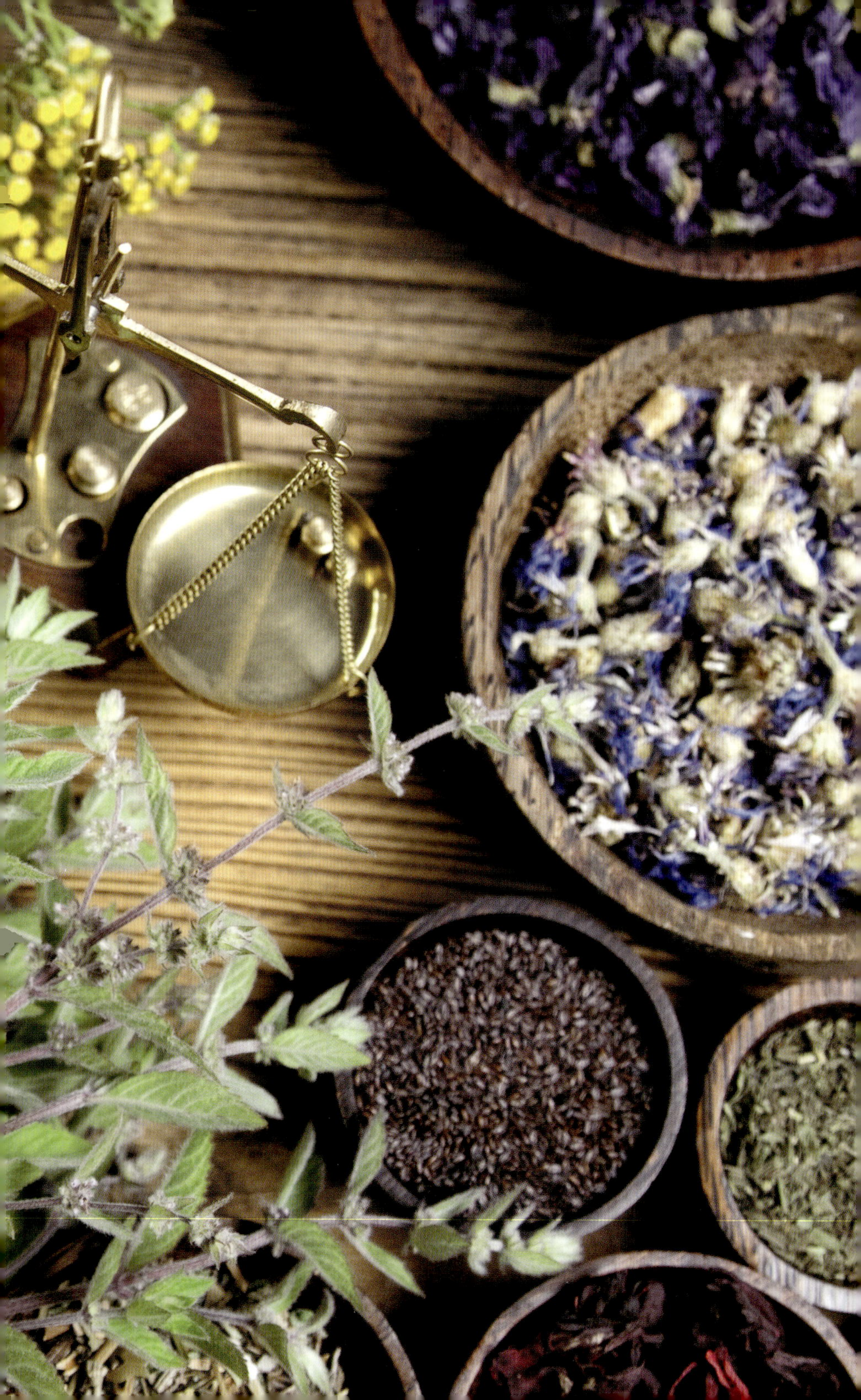

Immunkraft stärken – sich selbst etwas Gutes tun

Die Natur ist die beste Apotheke.

Sebastian Kneipp

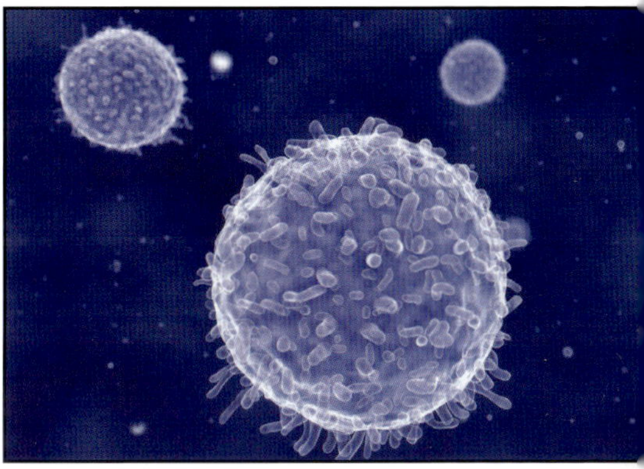

Lymphozyten erkennen Fremdstoffe im Blut.

Wenn wir es haben, dann fühlen wir uns gut: ein starkes Immunsystem. *Immunis* kommt aus dem Lateinischen und bedeutet »unberührt, frei«. Wer ein starkes Immunsystem besitzt, dem machen Krankheitserreger, die in unserer Umgebung stets vorhanden sind, nichts aus. Denn ein komplexes Zusammenspiel aus Molekülen, Zellen und Organen verhindert, dass wir uns von ihnen aus unserer inneren Ordnung ziehen lassen. Erstaunlich: Der menschliche Körper besteht in etwa aus 100 Billionen Zellen. Das ist immerhin eine Zahl mit 14 Nullen! Wenn man diese Zellen in einer Reihe aneinanderlegen würde, dann reichte die Kette über 100 Mal um die Erde.[1] Und diese Bausteine müssen perfekt zusammenspielen und sich stets erneuern. Dazu sterben pro Sekunde (!) rund 50 Millionen Zellen ab. Es ist eine unvorstellbare Leistung unserer Körperintelligenz, dieses Gesamtkunstwerk aus Knochen, Fleisch und Blut, das wir bewohnen, im Gleichgewicht zu halten. Dabei muss

1 www.spektrum.de/frage/wie-viele-zellen-hat-der-mensch/620672

klar zwischen körpereigenen und fremden Strukturen unterschieden werden, welche das System stören – und daher beseitigt werden – oder fördern und uns als Helfer zur Seite stehen.

Wichtige Protagonisten in diesem Spiel sind:

- ***der Darm***
- ***das Knochenmark als Produktionsort der weißen Blutkörperchen (Lymphozyten)***
- ***die Lymphknoten***
- ***die Haut und Schleimhäute***
- ***die Thymusdrüse, Milz und Mandeln***

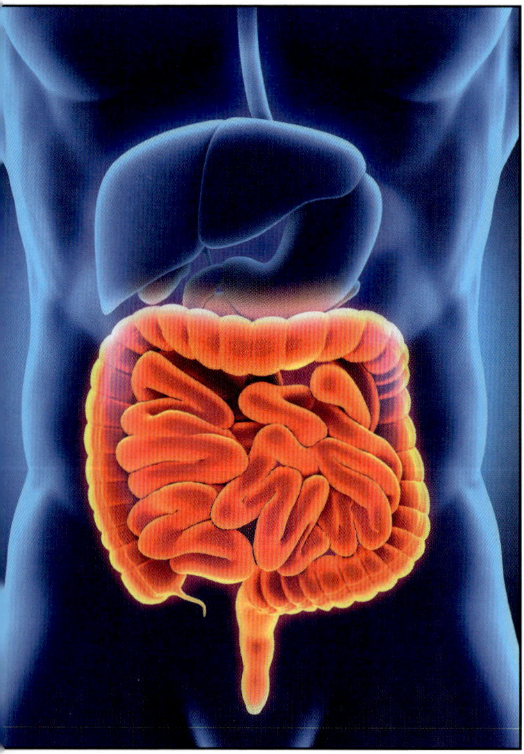

Unser Immunsystem lässt sich grob in sogenannte »angeborene« Abwehrsysteme (wie die Haut, Hustenreflex, Magensäure) und »erworbene« Mechanismen teilen. Letztere werden erst durch das Zusammentreffen mit einem Erreger aktiviert, etwa wenn Lymphozyten gezielt Antikörper gegen einen Schädling bilden. Beide Systeme ergänzen sich perfekt. Am Anfang unseres Lebens bekamen wir zusätzlichen Schutz von der Mutter, erst über die Nabelschnur, später über die Muttermilch. Doch spätestens seit dem Abstillen bilden wir unsere Antikörper selbst. Das heißt, unser Immunsystem aktualisiert sich laufend.

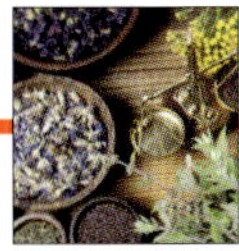

Was stärkt unsere Konstitution, was schwächt sie? Studien zeigen, dass Kinder, die viel mit Erde und Tieren spielen, eine robustere Gesundheit aufweisen als solche, die sich in klinisch sauberen Wohnungen aufhalten. Seit dem 19. Jahrhundert weiß man ebenso, wie wichtig das Sonnenlicht für unser Immunsystem ist. Daher wurde das tägliche »Bad« in der Sonne zum festen Bestandteil der Tuberkulosetherapie. Außerdem spielt Bewegung an der frischen Luft eine entscheidende Rolle und natürlich die Ernährung.

Der Bestseller von Giulia Enders[2] »Darm mit Charme« hat es uns klar vor Augen geführt: Ein gut funktionierender Darm ist die Basis unserer Gesundheit. Etwa 100 Billionen Mikroorganismen besiedeln eine gesunde Darmflora (heute als Mikrobiom bezeichnet). Lustig: Damit beherbergen wir etwa 10 Mal mehr »fremde« Bakterien als eigene Zellen in unserem Körper. Diese Darmbakterien sind unsere »Haustiere«, ohne sie könnten wir gar nicht überleben. Denn mithilfe von Enzymen schlüsseln die kleinen »Helferlein« für uns den Speisebrei auf und bieten damit unseren Zellen wertvolle Nährstoffe und Vitamine an.

Ein Großteil des Mikrobioms sitzt im letzten Teil des Dickdarms, bevor er in den Enddarm mündet. Leider kommen aufgrund einseitiger Ernährung (viel Zucker und Weißmehl, wenig Ballaststoffe) oft zu wenige Nahrungsteile bis dorthin. Damit bleiben die hier ansässigen Bakterienstämme »hungrig«. Ernährungsexperten aller Lager sind sich einig darüber, dass wir möglichst natürlich und ballaststoffreich essen sollten, um auch den Bakterien am Ende des Dickdarms Stoff zum Verarbeiten zu liefern. »Präbiotika« sind Nahrungsmittel, die gezielt diese hilfreichen Bakterienstämme im Darm aufbauen, also essen Sie unverdauliche Kohlenhydrate wie Inulin (z. B. enthalten in Topinambur, Schwarzwurzeln, Pastinaken und Chicorée), aber eben-

2 Enders Giulia: Darm mit Charme: Alles über ein unterschätztes Organ, Ullstein Verlag, Berlin 2014

so Liliengewächse (Zwiebel, Lauch, …). Der Gehalt von natürlichen Präbiotika im Essen sollte am besten langsam gesteigert werden, um Blähungen zu vermeiden. Zusätzlich gibt es die allgemein bekannteren »Probiotika«, also fermentierte Lebensmittel mit aktiven Mikroorganismen (beispielsweise probiotischer Joghurt oder Frischkost-Sauerkraut). Diese stärken auch die Darmflora. Nachhaltig wirken sie allerdings nur, wenn ihnen im Darm ein passendes Milieu geboten wird. An dieser Stelle kommen wieder die Präbiotika ins Spiel.

Unser Mikrobiom, dieses lebendige System aus unterschiedlichsten Bakterienstämmen, ist nicht nur für unsere Ernährung zuständig. Es produziert ebenfalls lebenswichtige Immunzellen zur Bekämpfung von krank machenden Keimen. Man bedenke, dass sich rund 80 % unserer Immunabwehr im Darm befindet! Eine gezielte Pflege dieses sensiblen Organs kann daher besonders bei chronischen Krankheiten, Allergien, Unverträglichkeiten oder Neurodermitis »Wunder« bewirken. Besonders wichtig ist die Sanierung der Darmflora nach einer Antibiotikakur, die leider gute und schlechte Bakterien gleichermaßen dezimiert.

Unser Mikrobiom reagiert nicht nur sehr sensibel auf unsere Ernährung, sondern auch auf unsere Lebensumstände und die Psyche – allen voran auf Stress. Beim sogenannten »Stressdurchfall« erhöht sich die Aktivität des Darms. Noch unverdaute Nahrungsbestandteile werden vom System möglichst schnell ausgeschieden, um in Krisenzeiten »über alle Berge« flüchten zu können. Das gegenteilige Phänomen kennen viele Menschen vom Reisen: Auf fremden Toiletten fällt das vertrauensvolle Loslassen oft schwer, was zu Verstopfung führen kann.

Darm und Psyche sind stärker verbunden, als wir uns oft bewusst machen. Ein Netz an dichten Nervensträngen umhüllt unseren Verdauungstrakt. Nicht umsonst sprechen wir traditionell vom »Bauchhirn« und davon, stressige Situationen erst mal »verdauen« zu müssen.

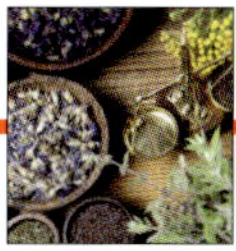

Die Nervenstränge des »Bauchhirns« münden in den Vagusnerv, der entlang der Speiseröhre bis zum »Kopfhirn« führt. Beide »Hirne« sind also miteinander verbunden und verwenden zur Kommunikation die gleichen Botenstoffe und Rezeptoren. Tatsächlich wird 95 % des körpereigenen Serotonins im Darm produziert. Ein hoher Serotoninspiegel sorgt bei uns für gute Laune und regt gleichzeitig die Darmtätigkeit an. Patienten mit chronisch entzündetem Darm wiederum leiden überdurchschnittlich oft an Depressionen und Angst. Experimente mit Mäusen zeigten, dass sich Versuchstiere nach Austausch ihrer Darmmikroben plötzlich deutlich anders verhielten. Je nach eingesetzter »Mikrobenmannschaft« wurden sie mutiger oder auch ängstlicher.[3] Wir sehen: Es zahlt sich aus, den eigenen Darm zu pflegen. Einige Pflanzen in diesem Kartenset sind genau darauf spezialisiert, etwa Yucca, Konjakwurzel und Flohsamen.

Die moderne Welt des 21. Jahrhunderts bombadiert uns mit unzähligen immunschwächenden Faktoren. Auf der anderen Seite haben wir durch die Globalisierung Zugang zu einer Fülle an wunderbaren Heil- und Nahrungspflanzen. Wie großartig es ist, aus diesem breiten Spektrum das Optimale auswählen zu dürfen, erfuhr ich letztes Jahr am eigenen Leib:

Als meine Haut »Stopp« sagte

Angefangen hatte alles mit einem eigenartigen Gefühl in der Lunge. Es war Herbst und ich befand mich mitten in der Arbeit zum Kartenset über Bäume. Ein starker Husten setzte plötzlich ein, der sich nicht wie eine normale Erkältung anfühlte. Mein bewährtes Standardprogramm half diesmal nicht: Salbei-Tee trinken, Brusteinreibungen und Gurgeln mit Salzwasser, offensichtlich waren andere Krankheitserreger am Werk. Nach zwei erfolglosen Wochen nahm

3 Mehr dazu bei Enders Giulia: Darm mit Charme: Alles über ein unterschätztes Organ, Ullstein Verlag, Berlin 2014, S. 136

ich MMS[4] ein. Dieses Mittel hat schon vielen Menschen bei Infektionen geholfen, obwohl es kein offiziell anerkanntes Medikament ist. Mein Husten war tatsächlich binnen kurzer Zeit weg. Doch dann entdeckte ich einen kleinen roten Fleck an der rechten Taille. »Das macht der Stress!«, dachte ich mir. In den Tagen zuvor hatte ich eine emotional belastende Situation durchlebt, mit der ich noch immer haderte, und warf mir vor, nicht gut genug auf meine eigenen Bedürfnisse geachtet zu haben. Wie auch immer, der rote Fleck juckte nicht und so ging ich zur Tagesordnung über.

Weihnachten kam, der rote Fleck, von mir nicht weiter beachtet, hatte inzwischen die Größe eines Ampellichts. In aller Deutlichkeit signalisierte er: »Stopp!«. Dazu stellten sich Gliederschmerzen ein, mir schwante nichts Gutes. Also suchte ich den Ganzheitsmediziner Clemens Bauer auf. Er diagnostizierte Borrelien sowie ein paar weitere Erreger, die beim Biss von Zecken übertragen werden. Borreliose ist eine ernst zu nehmende Erkrankung, bei der es wichtig ist, sich in Behandlung eines erfahrenen Arztes zu begeben. Nachdem ich mich über verschiedene mögliche Vorgehensweisen informiert hatte, entschied ich mich gegen die übliche Antibiotikagabe und wir fingen sofort mit Frequenzbehandlungen[5] an. Dabei wurde ich sehr müde, aber die Gliederschmerzen ließen erfreulicherweise nach.

4 Mehr Informationen zu MMS (angesäuertes Natriumchlorit) unter: www.gesundheitlicheaufklaerung.de/mms-eine-ganzheitliche-therapie oder in „Das MMS-Handbuch: Gesundheit in eigener Verantwortung“ von Antje Oswald, Daniel-Peter-Verlag, Schnaittach 2013

5 Bei Infektionskrankheiten durch Parasiten, Bakterien, Viren und Pilze werden über einen Frequenzgenerator (Digetron) schwache Stromimpulse ins Körperfeld eingebracht. Diese können auf vier Kommastellen genau eingestellt werden, um die Eigenfrequenz des krank machenden Keimes exakt zu treffen und diese unschädlich zu machen. Das Immunsystem des Patienten muss sich dann nur noch mit den frei gewordenen Antigenen auseinandersetzen. Dr. Hulda Clark und Dr. Rife haben dazu über 5000 spezifische Frequenzen erforscht. Mehr Informationen zum Thema im Buch „Sanftes Heilen mit harmonischen Schwingungen“ von Alan E. Baklayan, Michaels-Verlag 2013. Die Behandlungsmethode mittels Frequenzgenerator ist in der Schulmedizin umstritten, jeder Anwender handelt daher in Eigenverantwortung.

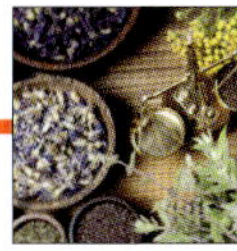

Weiter begann ich jene Pflanze einzunehmen, die schon vielen Menschen mit Borreliose geholfen hat: die Karde. Diese Distelart mit königlicher Statur (siehe Karte) wirkt antibakteriell und ist eine Meisterin der Ausleitung von Neurotoxinen, die absterbende Borrelien im Zellwasser hinterlassen. Welch guter Zufall, dass mein Bruder und seine Frau erst im Herbst mehrere Karden auf ihrer Schafweide entdeckt und aus ihren Wurzeln eine Tinktur angesetzt hatten. Neben der Karde nahm ich ein weiteres Mittel zur Entfernung von im Körper gespeicherten Giften ein.

Zu Beginn der Therapie führten wir ein langes Gespräch. Der Arzt redete Klartext mit mir: »Du musst jetzt dein Immunsystem stärken, um deine Gesundheit zu stabilisieren! Das geht nur, wenn du bereit bist, deinen Alltag umzustellen.« Ehrlich gesagt war ich der Meinung, dass ich bereits ein vorbildlich gesundes Leben führte – zumindest verglichen mit dem Durchschnittsbürger. Aber was nutzte der Vergleich, offensichtlich brauchte mein Körper mehr Unterstützung. Borreliose ist eine heimtückische Erkrankung, die bei unzureichender Behandlung leicht chronisch werden kann. Die Erreger »verstecken« sich im Zellinneren, sind dann labortechnisch nicht mehr nachweisbar und kommen Monate später unvermutet wieder hervor. Ein starkes Immunsystem ist also die beste »Gesundheitsversicherung«, die ich haben kann. Also schauten wir, was ich in den verschiedenen Bereichen meines Lebens verbessern könnte. Und dafür fingen wir bei der Ernährung an.

Seit Längerem war mir bekannt, dass mein Verdauungssystem keine Milchprodukte mag. Daher verköstige ich mich vegan und achte dabei auf möglichst frische, ökologisch kultivierte Pflanzen. Doch der Biotensor[6] des Arztes zeigte deutlich: Auch Gluten muss weg! Das

6 Der Biotensor ist ein bewährtes Arbeitsmittel in der Ganzheitsmedizin, um die Verträglichkeit von Nahrungsmitteln oder Behandlungsmethoden für den Patienten auszutesten. Durch den Tensor werden die feinen, durch das Unterbewusstsein (die Intuition) gesteuerten Reaktionen der Hand verstärkt und sichtbar gemacht. Wichtig ist beim Gebrauch von radiästhetischen Hilfsmitteln (Tensor, Rute oder Pendel), dass der Therapeut möglichst frei von Wunschdenken ist, um das Ergebnis nicht zu verfälschen.

betrifft all unser gängiges Getreide! Kein leckeres Brot mehr vom Biobäcker, keine Mehlspeisen … Welch ein Opfer! Doch im Nachhinein kann ich sagen, dass es sich bezahlt gemacht hat. Meine Verdauung hat sich seitdem enorm verbessert. Und ein gesunder Darm ist bekanntlich die beste Grundlage für ein kräftiges Immunsystem.

Zusätzlich riet mir der Arzt zu Vitamin-C-reichen Acerola-Tabletten (siehe Kartenset *Natürlich heilen*[7]) und zur Einnahme von apfelsaurer Eisentinktur und Heilerde. Auch das wirkte sich stabilisierend auf die Verdauung aus. Des Weiteren nahm ich mehrmals täglich »Borrelia C30«-Globuli. Wie bei der Homöopathie üblich, enthalten diese die Krankheitserreger in so hoher Verdünnung, dass der materielle Anteil verschwindet und nur mehr die Information enthalten ist. Dadurch bekamen meine weißen Blutkörperchen fortlaufend eine Erinnerung, nach welchen Störenfrieden sie suchen sollten.

Als Nächstes besprachen wir das Thema Entspannung und Bewegung. Verbesserungsmöglichkeiten gibt es immer. Ich beschloss, fortan zweimal in der Woche Yogakurse zu besuchen und meine Meditationen regelmäßiger zu praktizieren. Auch hier kann ich nur bestätigen, wie gut mir das tat. Bei all den Erfordernissen des Alltags braucht der Mensch scheinbar immer wieder Krankheiten, um die wahren eigenen Bedürfnisse zu erkennen und umzusetzen. So war es jedenfalls bei mir.

Und »last but not least« gab es die seelische Ebene: Noch einmal beschäftigte ich mich mit jener Situation, die mein Leben zur Zeit des Zeckenbisses überschattet hatte. Dazu zog ich mir aus meinem soeben erschienenen Kartenset »Bäume für die Seele« intuitiv eine Karte. Es kam der Walnussbaum, der für »Verlust annehmen« steht. Manche Ereignisse im Leben müssen wir akzeptieren, wie sie sind. Wir haben keinen Spielraum, keine Chance auf Veränderung, daher liegt der Ausgang der Situation auch nicht mehr in unserer Verantwortung. Jetzt ist Loslassen angesagt, dann werden wir innerlich wieder frei. Das tat ich und dachte dabei an ein chinesisches Sprichwort:

7 Mehr Informationen siehe „Seelenapotheke“ am Ende des Buches

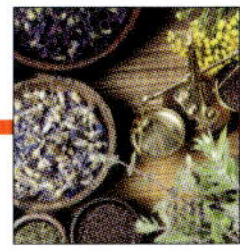

***Jedes Ding hat drei Seiten,
eine, die ich sehe,
eine, die du siehst,
und eine, die wir beide nicht sehen.***

機會

Ein knappes Jahr ist seit dem Insektenbiss vergangen und ich habe durch die Erkrankung eine Menge über mich selbst gelernt. Gesundheit ist kein einfach zu beschreibender Zustand, sondern umfasst das ganze Leben. Die WHO (World Health Organization) definierte sie 1948 mit den berühmten Worten: »Gesundheit ist ein Zustand völligen psychischen, physischen und sozialen Wohlbefindens und nicht nur das Freisein von Krankheit und Gebrechen.«

Gesundheitsförderung bedeutet für mich, dass wir erkennen, dass jeder Mensch anders ist und auch etwas anderes braucht, um sein inneres Gleichgewicht herzustellen. In den oft Jahrtausende alten traditionellen Heilsystemen anderer Kulturen gilt es als selbstverständlich, eine Therapie auf die Konstitution des Patienten zuzuschneidern. Ob nun die drei Doshas (Vata, Pitta, Kapha) im Ayurveda oder die fünf Elemente in der TCM (traditionelle chinesische Medizin), immer wird der einzelne Mensch in seiner spezifischen Grundenergie wahrgenommen. Darauf bauen die Kräutermedizin, die Ernährungs- und Bewegungstherapie sowie seelische Ratschläge auf. In der westlichen Medizin haben wir Teilaspekte der Heilkunde zur Perfektion gebracht (Akutmedizin, chirurgische Eingriffe), während wir das alltägliche Leben des Patienten weitgehend ignorieren. Dabei sagte schon Hippokrates, der Stammvater unserer abendländischen Ärztekunst:

»Eine natürliche Ernährung, ausreichende körperliche Aktivität und Maßhalten in allen Dingen des Lebens sind das beste Rezept, um in Gesundheit alt zu werden.«

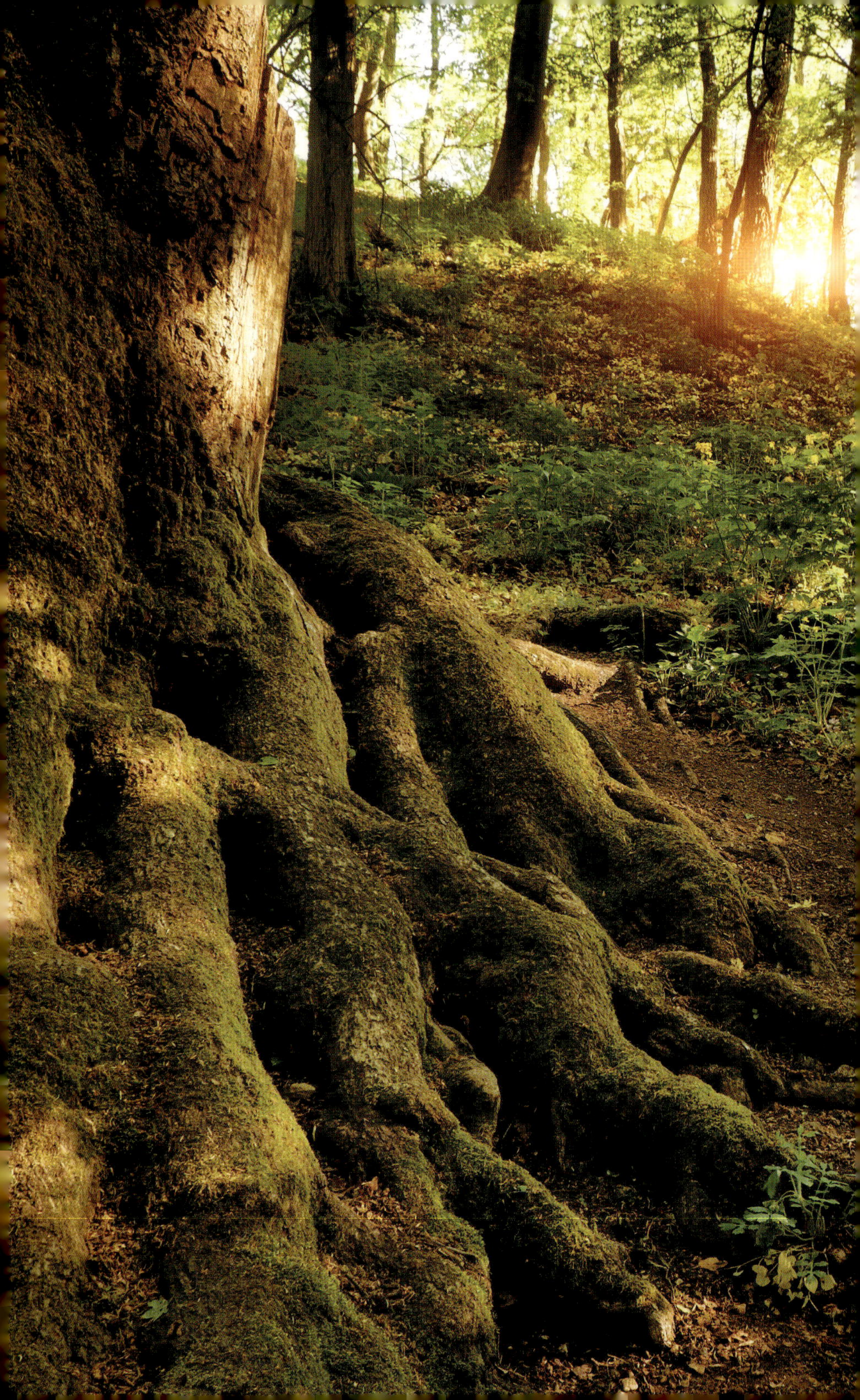

Willkommen im Informationszeitalter

Wer in der modernen Welt mithalten und die Vorteile für sich nutzen will, muss mit der Informationsflut umgehen können, die tagein, tagaus auf uns einprasselt. Schwingungen aller Art, von Radio, Fernsehen über Handys und Computer, umgeben und durchdringen uns. Auch unser Essen und unsere Heilmittel tragen eine Menge Informationen in sich. Viel zu oft bleiben wir jedoch an der materiellen Oberfläche hängen. Glauben wir tatsächlich, dass die pralle Tomate aus dem Glashaus dieselben gesundheitsförderlichen Aspekte in sich trägt wie eine bei Wind und Wetter gewachsene Frucht aus dem eigenen Garten? Dass die perfekt geformte Banane uns guttun kann, obwohl sie zuvor mit hochgiftigen Chemikalien traktiert wurde, die den Plantagenarbeitern schlimme Hauterkrankungen bescherte? Dass es ein Fortschritt für die Menschheit ist, wenn wir jetzt billiges Brot beim Discounter einkaufen können, das dank unzähliger, nicht deklarationspflichtiger Zusätze im Plastikbeutel überdurchschnittlich lang saftig aussieht? Dass es auf dasselbe hinausläuft, ob wir Früchte essen, wie es unsere Vorfahren seit Tausenden von Jahren taten, oder Junk Food mit zugesetzten Vitaminen?

Jedes Nahrungs- und Heilmittel trägt eine Fülle an Informationen in sich, die es im Laufe seiner Entstehung aufgenommen hat. Informationen über seine Pflanzenfamilie, den Mutterboden, das Wachstum, das Klima, die Ernte, den Transport, die Lagerung und die Zubereitung.[8] Manche dieser Informationen sind wissenschaftlich erforschbar, beispielsweise die materiellen Inhaltsstoffe. Hierzu zählen unter

8 Mehr Informationen zu den gängigen Lebensmitteln im Kartenset *Heilkraft aus der täglichen Nahrung,* siehe „Seelenapotheke" am Ende des Buches

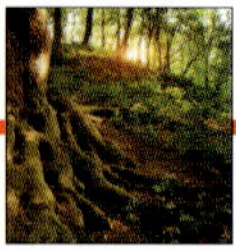

anderem Vitamine, Mineralstoffe, Spurenelemente und die große Gruppe der sekundären Pflanzenstoffe. Letztere sollten eigentlich primäre Gesundheitsstoffe heißen, weil sie so wichtig für uns sind.

Laufend werden neue sekundäre Pflanzenstoffe entdeckt und ihre großartigen Gesundheitsvorteile für uns: Polyphenole senken den Blutdruck, fördern die Verdauung und hemmen Krebszellen. Saponine und Flavonoide wirken entzündungshemmend. Phytoöstrogene helfen in den Wechseljahren. Phenolsäuren bekämpfen Bakterien … In jeder im Kartenset beschriebenen Pflanze werden Ihnen solch hilfreiche Stoffe begegnen. Warum bilden Pflanzen diese Substanzen? Manche halten ihnen Bakterien, Viren, Pilze oder Fressfeinde vom Leib. Andere verleihen ihnen bunte Farben oder einen verführerischen Duft. Mit diesen locken sie bestäubende und samenverbreitende Tiere an.

An der Grenze des naturwissenschaftlich Erforschbaren finden wir das Feld der Biophotonen. Fritz-Albert Popp, ein deutscher Biophysiker, ist ihnen seit Jahrzehnten auf der Spur. Mit seinem Biophotonen-Verstärker konnte er wissenschaftlich nachweisen, dass von jeder lebenden Zelle ein schwaches Leuchten ausgeht. Es stammt von Biophotonen, die wiederum von durch Sonnenlicht angeregten Elektronen erzeugt werden. Doch die Forschung steht hier noch am Anfang. Biophotonen sind letztlich ein Phänomen der Quantenphysik und diese sieht unser ganzes materielles Universum auf Informationsmustern aufgebaut. Der Stuhl, auf dem Sie sitzen, ist nicht so fest, wie er scheint. Er besteht aus Atomen, die wiederum aus winzigeren Teilchen bestehen, die man auch als Wellen ansehen kann. Je tiefer man in die Materie hineinblickt, desto mehr lösen sich alle Strukturen im großen leeren Raum auf, dem »wissenden« Feld oder Bewusstsein.

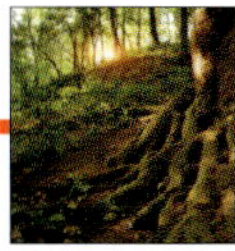

Dreißig Speichen treffen die Nabe,
die Leere dazwischen macht das Rad.
Lehm formt der Töpfer zu Gefäßen,
die Leere darinnen macht das Gefäß.
Fenster und Türen bricht man in Mauern,
die Leere damitten macht die Behausung.
Das Sichtbare bildet die Form eines Werkes,
das Nicht-Sichtbare macht seinen Wert aus.

Laotse, Das Sein des Nichts

Zurück zu dem Biophotonen-Forscher Fritz-Albert Popp. Er macht deutlich, dass sich alle Lebewesen letztlich von »Ordnung« ernähren. Den höchsten Zustand von Ordnung und Energie finden wir im Sonnenlicht, es ist daher unsere elementare Nahrungsquelle. Popp untersuchte im Laufe der Jahre verschiedenste Lebensmittel mithilfe seines Biophotonen-Verstärkers. Er maß die Lichtabstrahlung und fand bei äußerlich identischen Produkten große Unterschiede, etwa bei Eiern aus der Legebatterie und jenen von Freilandhühnern. Auch lange gelagertes Gemüse zeigte deutlich weniger Leuchtkraft als frisch geerntete Blätter. Popps Lichtmessung kann daher Aussagen über die Qualität von Lebensmitteln liefern, wo eine herkömmliche Inhaltsanalyse versagt.

Natürlich haben wir Konsumenten keinen Biophotonen-Verstärker in der Handtasche, um die Frische eines Supermarkt-Apfels beurteilen zu können. Doch wir haben ein weitaus effizienteres und praktischeres Instrument zur Verfügung: unsere Intuition! Sobald wir wissen, welch himmelschreiende Unterschiede im Lebens- und Heilmittelbereich zu finden sind, werden wir uns vom äußeren Schein nicht mehr täuschen lassen. Statt wie hypnotisiert den Werbeversprechungen großer Konzerne zu folgen, beginnen wir, unsere Macht und Freiheit als Konsument in Anspruch zu nehmen.

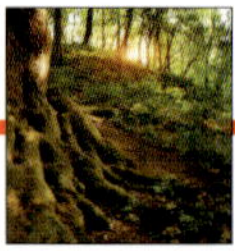

Niemand kann uns daran hindern, in unseren Küchen Pflanzen zu verarbeiten, die viele Biophotonen enthalten. Das bedeutet, dass wir regional, saisonal und ökologisch einkaufen beziehungsweise das ein oder andere Gemüse selbst anpflanzen. Auch auf einem kleinen Balkon lassen sich schmackhafte Kräuter ziehen. Und ein Keimglas für Sprossen passt in jede Miniküche. Wenn in so einem Keimglas die ersten grünen Blättchen zu beobachten sind, macht das nicht nur Kindern Spaß. Hinzu kommen Wildkräuter, die unseren Speiseplan bereichern können. Viele wachsen unbemerkt in unserer Nähe, wir müssen nur wissen, wonach wir Ausschau halten sollen (mehr dazu in dem Kartenset mit Buch *Wildkräuter* siehe S. 222, von Pelzl/Gruber – Anm. des Verlags).

Fazit: Jeder Mensch ist anders und braucht spezifische Impulse für seine Gesundheit. Es geht immer um ein Zusammenspiel vieler Faktoren: Ernährung, gutes Trinkwasser, natürliche Heilmittel, Bewegung, sinnstiftende Arbeit, bereichernde Beziehungen, einen eigenen Lebensrhythmus finden, ... Gerade bei der Ernährung brauchen Sie sich durch die vielen, teils widersprüchlichen Diätratschläge, die durch Hochglanzmagazine geistern, nicht ins Bockshorn jagen zu lassen! Wenn wir jene Menschen ansehen, die wirklich alt werden, dann können wir folgende Richtlinien erkennen:

- ***wenig und einfach speisen (dafür gerne schön anrichten)***
- ***möglichst pflanzliche und vollwertige Zutaten verwenden***
- ***ohne Mikrowelle und unnötige Chemie, dafür***
- ***mit Liebe selbst kochen***
- ***sich Zeit zum Essen und Genießen nehmen***

Zum regionalen und saisonalen Essen kann natürlich als Draufgabe das ein oder andere exotische Superfood auf den Teller kommen, wenn es uns guttut, und Anregungen dazu finden Sie in diesem Kartenset viele. Für Nahrungs- und Heilmittel gilt: besser die Vitalstoffe in

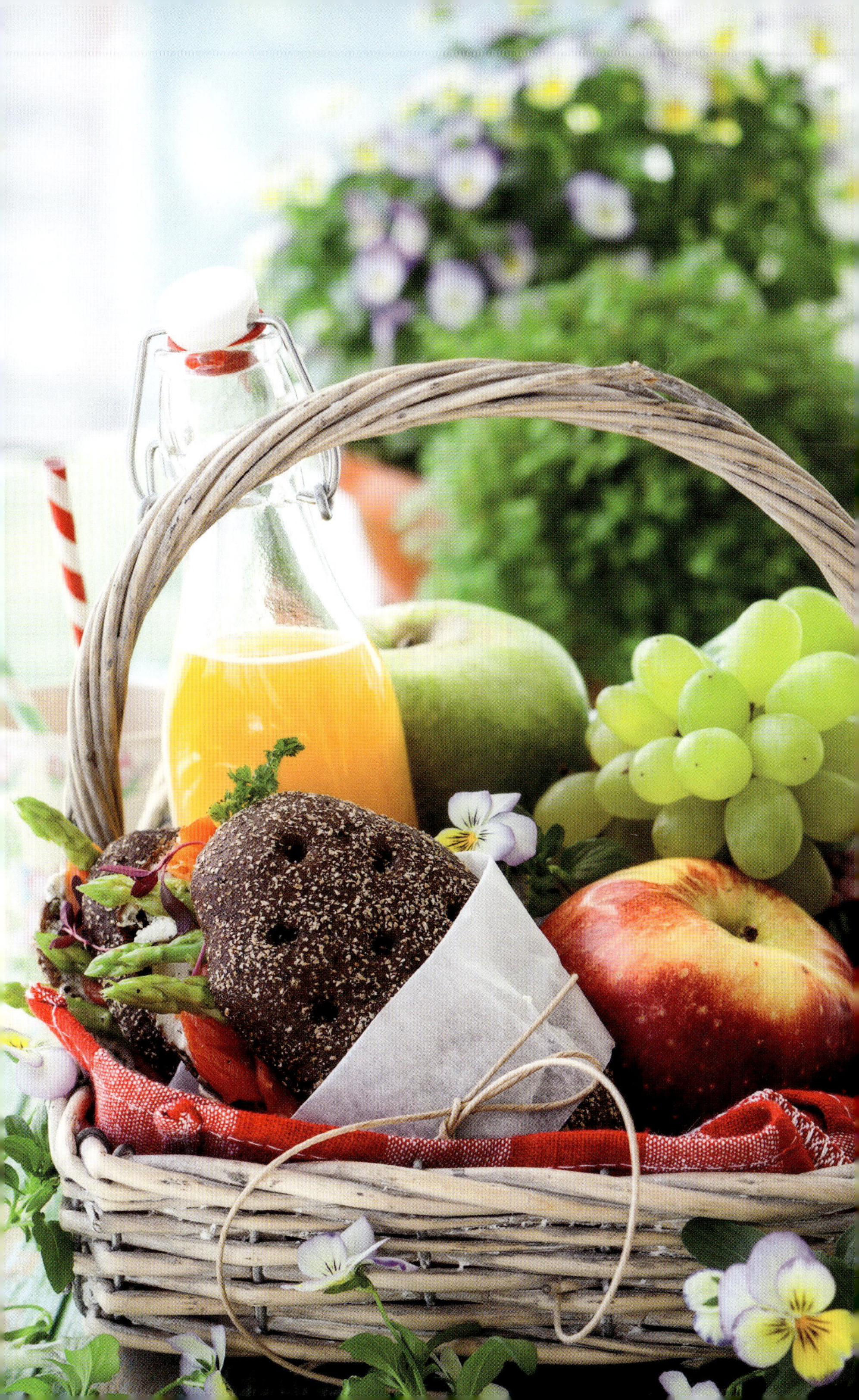

natürlichem Verbund einnehmen als hoch konzentrierte und synthetisch hergestellte Einzelinhaltsstoffe. In ganzen Pflanzen kommen die heilenden Substanzen nämlich in ausgewogener Form vor und werden vom Menschen deutlich besser vertragen.

Die Biophotonenforschung zeigt uns, dass alles, was wir uns zuführen, möglichst viel Ordnung übertragen sollte. Gerade wenn wir an Krebs oder Autoimmunerkrankungen denken, ist es offensichtlich, dass die innere Ordnung des Patienten gestört ist – oft lange bevor Erkrankungen tatsächlich sichtbar werden. Degenerierte Zellen wuchern hemmungslos, kommunizieren nicht mehr miteinander oder greifen das eigene Immunsystem an. Hier braucht es Heil- und Nahrungsmittel, die wieder in eine innere Zentrierung führen. Eine Vielzahl an Pflanzen kann uns dabei helfen. Da gibt es jene, die gezielt Bakterien, Viren oder Pilze abtöten (Kapuzinerkresse, Preiselbeere, …), die freie Radikale neutralisieren, unsere Zellen vor Krebs schützen und Alterungsprozesse verlangsamen (Moringa, Chaga, Acai, …). Die meisten Pflanzen bieten praktischerweise gleich mehrere positive Eigenschaften im »Multipack« an.

Seit jeher in der Volksmedizin beliebt sind sogenannte adaptogene Heilpflanzen. Sie therapieren nicht ein spezifisches Symptom, sondern sind »Allrounder«. Sie unterstützen unser Gesamtsystem, damit wir mit dem stressigen Alltag besser umgehen können. Aus der Kälte Sibiriens kommt beispielsweise die Taigawurzel zu uns, aus China die Schisandra-Beere und aus dem indischen Raum Ashwagandha und Kalmegh. Im Vorgängerwerk *Natürlich heilen*, siehe S. 222, habe ich bereits Echinacea, Rhodiola und Ginseng vorgestellt. Dann gibt es Heilpflanzen, die das Immunsystem indirekt stärken, indem sie zum Beispiel den Darm sanieren (Yucca, Flohsamen, Chia), beim Abnehmen helfen (Konjakwurzel, Indische Buntnessel), die Sexualität anfeuern (Erdstachelnuss), oder beim Entgiften (Chlorella, Karde, …) unterstützen.

Dank Homöopathie und Bachblütentherapie ist es bereits vielen Menschen geläufig, dass Pflanzen auch seelische Informationen übertragen können, die unser Wohlbefinden und unsere Gesundheit verbessern. In dem vorliegenden Kartenset habe ich wieder 40 wunderbare Helfer aus dem »grünen Volk« und ihre seelische Bedeutung beschrieben – von der Acaipalme aus dem Amazonasbereich über die Indische Buntnessel bis zur europäischen Zistrose. Jedes Kraut, jeder Baum kann uns einen spezifischen Impuls übermitteln, wenn wir unsere Seele dafür öffnen. Über 200 Pflanzen sind es somit geworden, die ich in den letzten Jahren aufgeschlüsselt habe. Eine Übersicht über die ganze Hausapotheke für die Seele finden Sie am Ende des Buches und auf der Website www.seelenkarten.com.

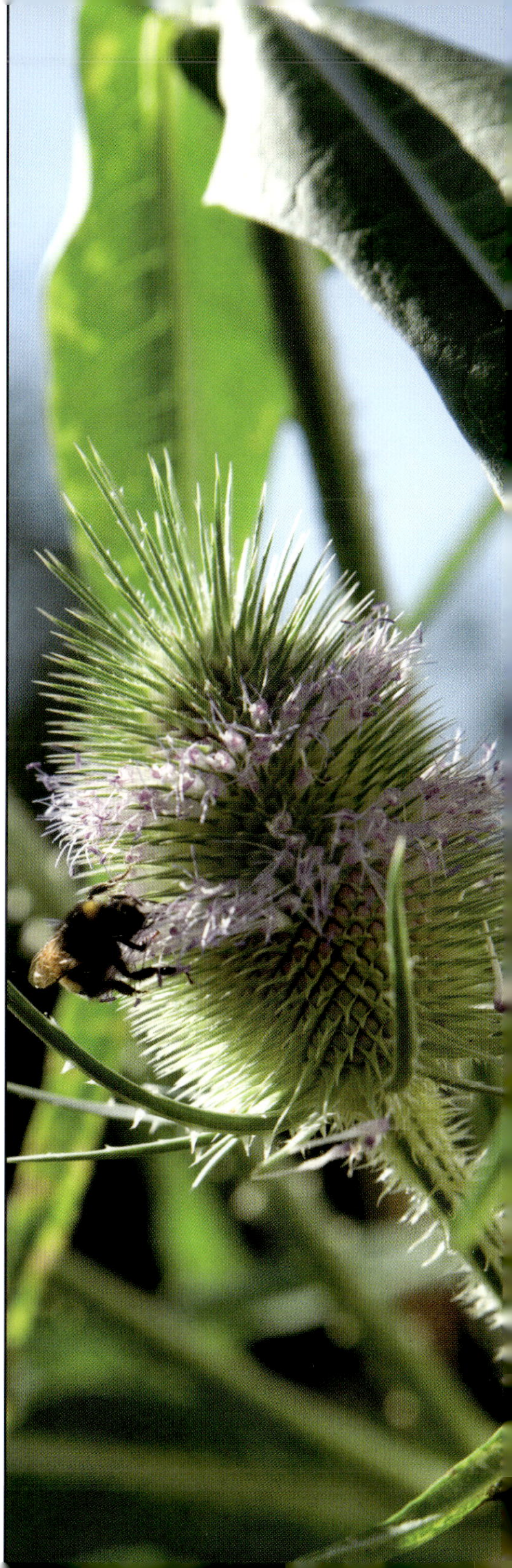

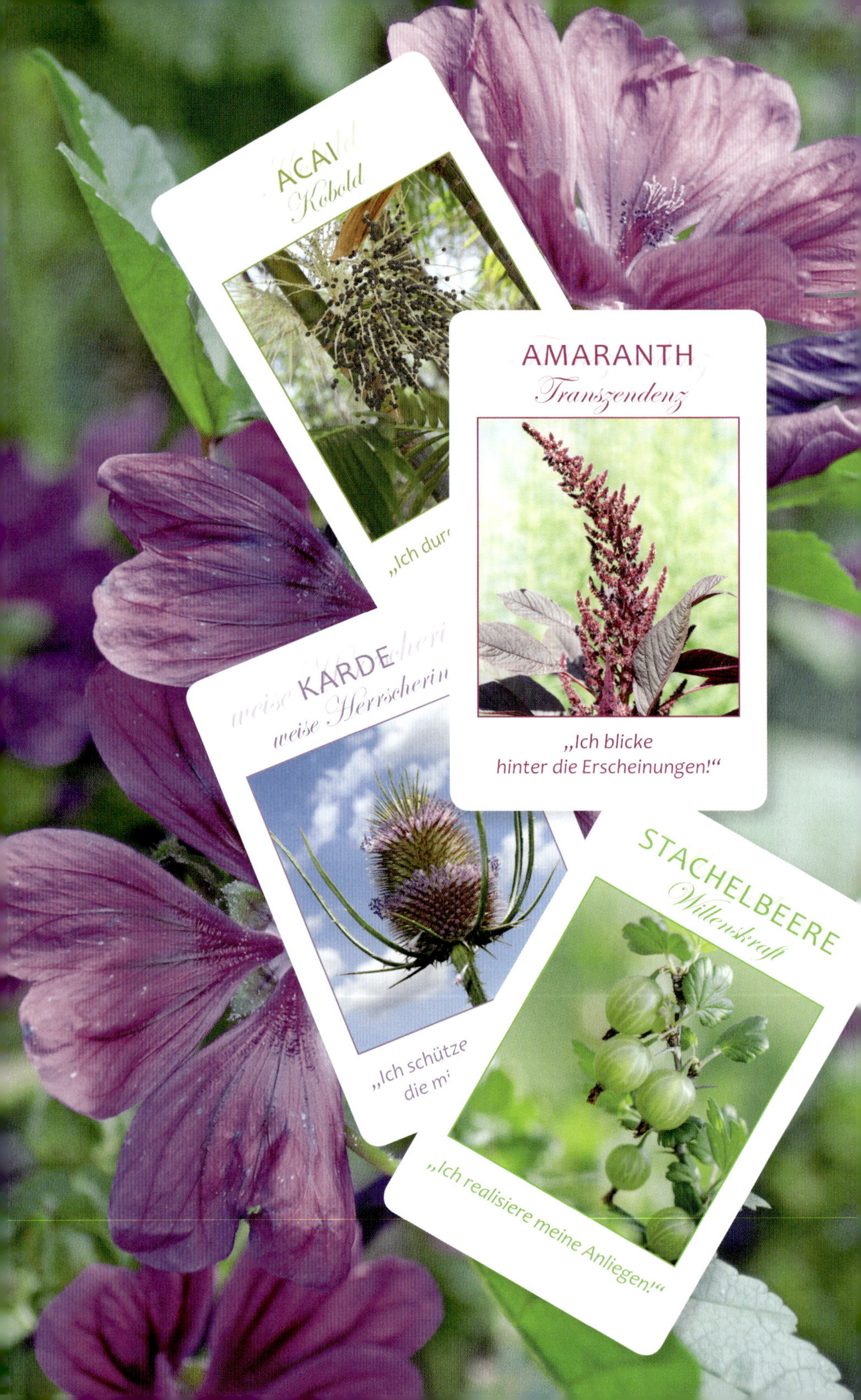
ACAI
Kobold
„Ich dur
AMARANTH
Transzendenz
„Ich blicke
hinter die Erscheinungen!“
KARDE
weise Herrscherin
„Ich schütze
die m
STACHELBEERE
Willenskraft
„Ich realisiere meine Anliegen!“

Zur Anwendung des Kartensets

Das Kartendeck bringt Ihnen das Wesen von 40 Gesundheitshelfern aus dem Pflanzenreich näher. Anhand der Bilder und meditativen Texte erhalten Sie ganz spezifische Impulse für Ihre Seele. Wenn Sie eine Karte ziehen, ist es wichtig, alle Meinungen darüber beiseitezulassen, was Sie in der jetzigen Situation wollen oder brauchen könnten. Denn auch gut gemeinte Vorstellungen entspringen vergangenen Erfahrungen. Sie repräsentieren das, was Eltern, Lehrer, die Gesellschaft und wir selbst als »gut« oder »schlecht« abgespeichert haben. Tatsache ist jedoch, dass jeder Moment des Lebens neu und frisch ist. Weil wir so oft durch die »Brille« der Vergangenheit blicken und darin festhängen, blockieren wir unsere Entwicklung. Es schränkt unsere Kreativität ein, hält uns in Gedankenschleifen gefangen und kann unnötiges Leiden produzieren.

Daher mein Ratschlag: Treten Sie beim Ziehen von Karten ganz bewusst »aus Ihrem Verstand«. Atmen Sie tief durch und lassen Sie Ihre Intuition ans Steuer. Sie hat den direkten Kontakt zu Ihrem inneren Wesen. Natürlich hilft hier Übung wie in jedem Lebensbereich.

Je häufiger Sie im Alltag, beispielsweise beim Einkaufen, Ihre Intuition entscheiden lassen, umso kräftiger und klarer werden Sie sie erkennen können. Es wird Ihnen stetig besser gelingen, die Stimme Ihrer Seele und die der alten Glaubensmuster auseinanderzuhalten.

Eigentlich ist die Unterscheidung hier recht einfach: Die Seele folgt immer der Freude! Leider wird diese Freude oft durch diffuse oder konkrete Ängste überlagert. Dann gilt es, sehr genau hinzuschauen. Doch keine Sorge – jede und jeder kann den Kontakt mit der eigenen Intuition wiederfinden. Ein gutes Übungsfeld dazu ist das »Spiel« mit den Heilpflanzenkarten. Jedes Mal, wenn Sie sich mit einer Karte innerlich auseinandersetzen, gewinnen Sie ein Stück Terrain Ihrer Seele zurück.

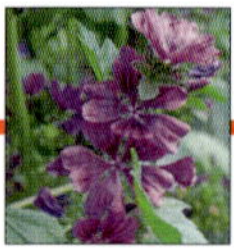

Je bewusster und genauer Sie sich kennen, desto besser können Sie sich im Alltag um sich selbst kümmern. Es wird einfacher, jene Entscheidungen zu fällen, die Ihrem Wesen entsprechen.

Um eine Karte zu ziehen, legen Sie das Set am besten aufgefächert vor sich hin, schließen die Augen und atmen tief durch. Es gibt die Möglichkeit, um eine Unterstützung für den heutigen Tag zu bitten, um Hilfe für eine Entscheidung, um Klärung einer Situation oder mehr über sich selbst zu erfahren. Wählen Sie einen Fokus, dann lassen Sie alle Gedanken dazu los und greifen spontan zu:

- ***Welche Assoziationen steigen in Ihnen auf?***
- ***Wie wirkt das Bild auf Sie?***
- ***Was spricht Sie am Text besonders an?***

Vielleicht mögen Sie sich dazu ein paar Notizen machen. Gerade bei Themen, die uns länger beschäftigen, kann es sinnvoll sein, ein Tagebuch anzulegen. Manchmal tut es gut, sich mit Freunden darüber auszutauschen oder in einer gemeinsamen Runde Karten zu ziehen. In anderen Fällen ist es besser, gar nichts nach außen zu tragen und den »Samen« im Inneren zu schützen, bis er bereit ist, »aufzugehen« und sich zu zeigen. Sehen Sie sich Ihre Karte genau an:

- ***Wo finden Sie die Qualität der Heilpflanze in Ihrem Leben?***
- ***Brauchen Sie mehr davon? Wenn ja, was können Sie konkret dafür tun? Geht es um eine Änderung in Ihrem Verhalten, im Tagesablauf? Vielleicht mögen Sie die Pflanze sogar öfter in Ihren Speiseplan einbringen?***
- ***Oder ist gerade dies ein Charakterzug, den Sie schon sehr gut verkörpern können? Dann gilt es, das bereits Vorhandene zu würdigen und sich selbst Anerkennung dafür zu schenken.***
- ***Die dritte Möglichkeit ist, dass diese Qualität in einem ungesunden Übermaß in Ihrem Leben vorhanden ist. Was können Sie tun, um das Gleichgewicht wiederherzustellen?***

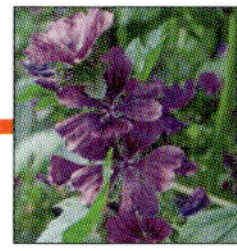

Die Karten bieten sich als treue Begleiter durch den Alltag an. Sie lenken unsere Gedanken auf Aspekte des Lebens, die zuvor vielleicht verborgen waren. Oder sie lassen uns Gefühle spüren, die wir verdrängt haben. Dabei kann auch Schmerzhaftes hochkommen, gemäß den Worten von Marcel Proust: »Man kann von einem Leiden nicht genesen, wenn man es nicht in ganzer Stärke durchlebt.« Lassen Sie sich dadurch nicht verunsichern, sondern nehmen Sie die ungeliebten Gefühle wie verbannte Waisenkinder liebevoll auf. Denn alle authentischen Gefühle, ob bezaubernde oder schwere, aufrührende oder entspannende – bringen uns tiefer in Kontakt mit uns selbst. Sie machen uns empfänglicher und durchlässiger für das Wunder des Lebens.

Darüber hinaus finden Sie in dem Buch, das Sie gerade in den Händen halten, weitere Informationen zu »Ihrer« Heilpflanze: über botanische Merkmale, ihre Herkunft und Geschichte, ihre Wirkung auf den menschlichen Körper und Rezepte zum Ausprobieren.[9]

Vielleicht möchten Sie das Heilkraut sogar in Ihrem Garten anbauen? Manche Pflanzen aus dem Set kommen aus fernen Ländern, doch können bei uns trotzdem bestens gedeihen. (Schließlich stammen auch Pfirsich, Apfel und viele andere Früchte ursprünglich aus Ostasien.)

Weiter möchte ich Sie auf die Rituale hinweisen, die jeder Pflanze im Buch zugeordnet sind. Sie geben Ihnen die Möglichkeit, noch tiefer in das seelische Thema einzusteigen.

Ich wünsche Ihnen viel Freude und eine gute Reise ins Reich der Heilpflanzen!

Ihre Julia Gruber

9 Die empfohlenen Richtlinien zur Einnahme von Heilpflanzen beziehen sich auf einen durchschnittlichen Erwachsenen, wobei die passende Dosierung je nach Körpergewicht, Geschlecht, Gesundheitszustand und persönlicher Sensibilität stark variieren kann. Generell ist in der Schwangerschaft, Stillzeit und bei Kindern besondere Vorsicht geboten. Heilpflanzen oder Nahrungsergänzungsmittel sind kein Ersatz für eine abwechslungsreiche, ausgewogene Ernährung. Um eventuelle Wechselwirkungen mit anderen Medikamenten auszuschließen, fragen Sie Ihren Arzt, Apotheker oder Heilpraktiker.

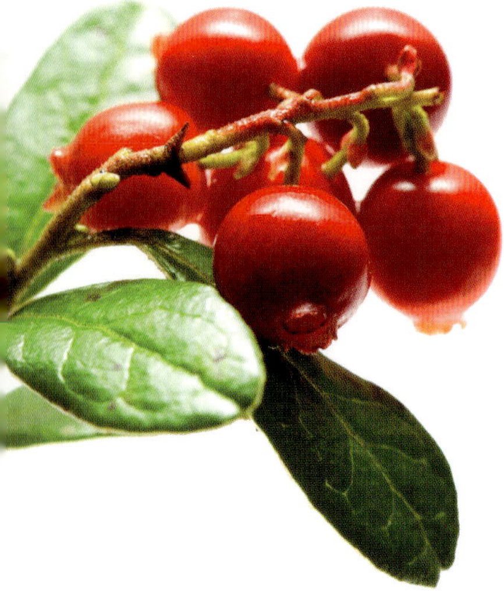
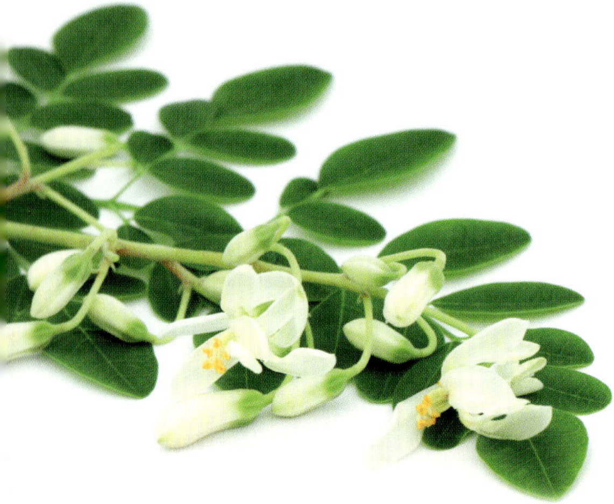
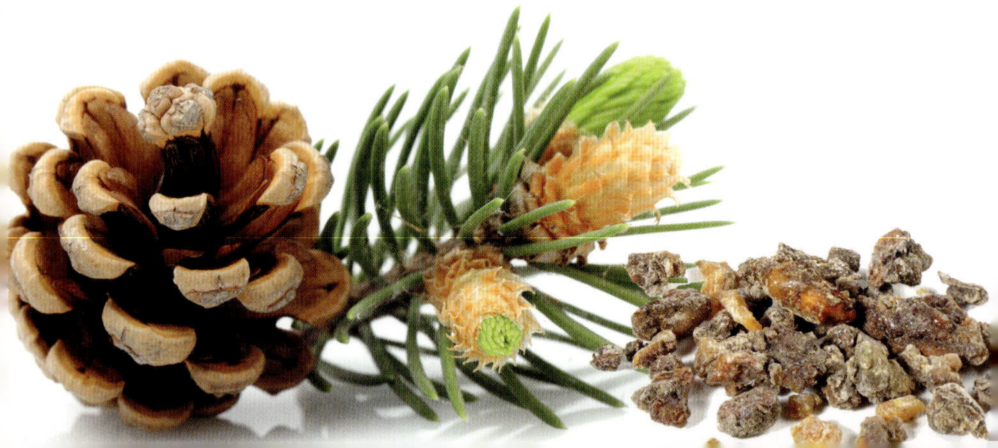

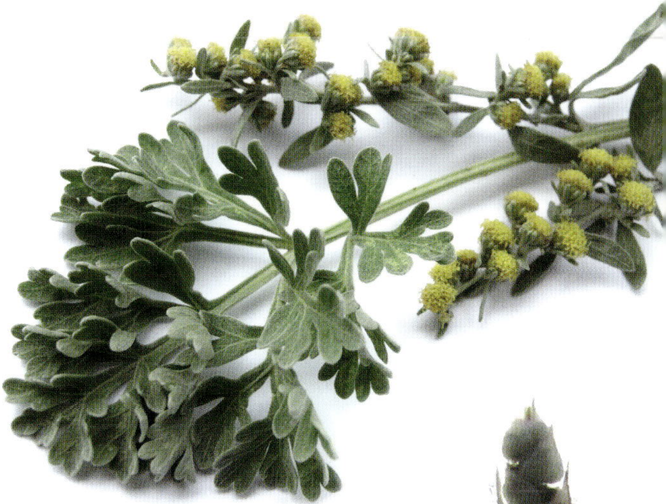

Informationen zu den 40 Heilpflanzen

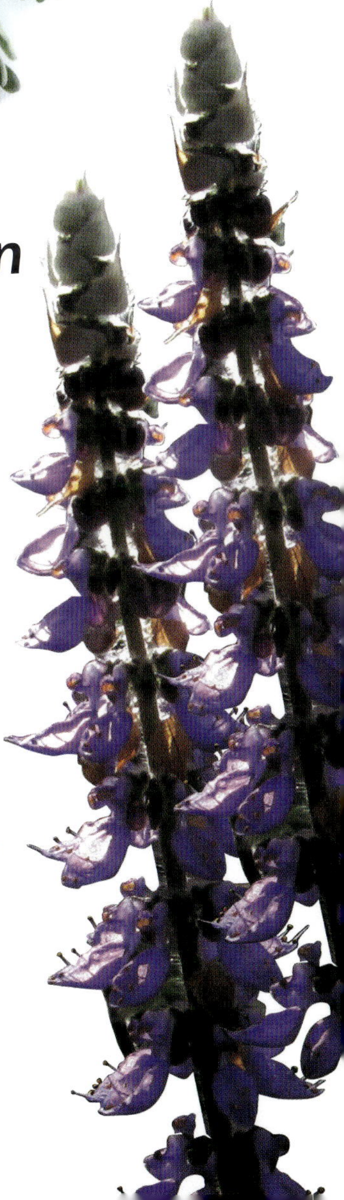

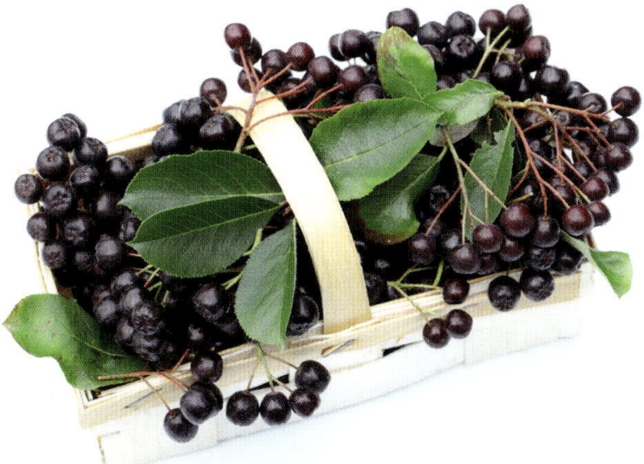

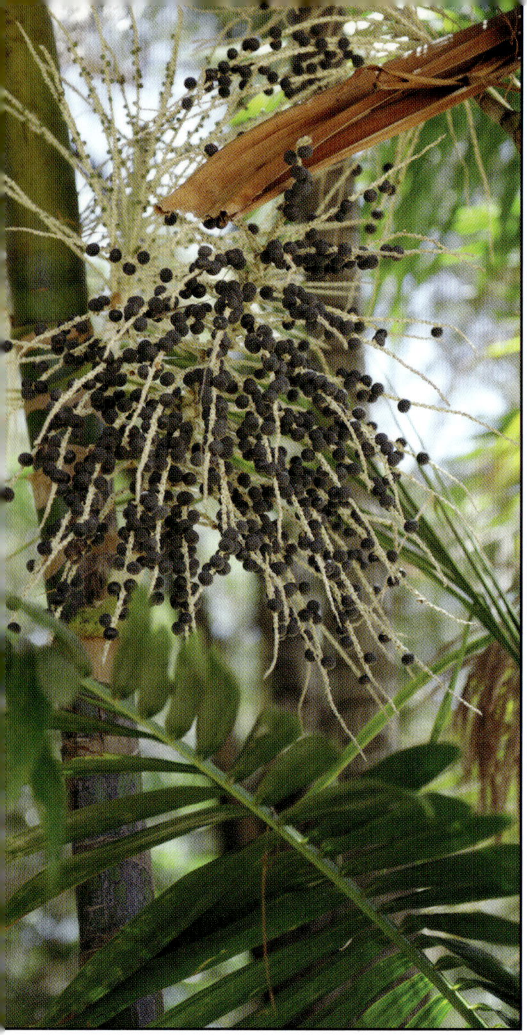

Acai

Die Acaibeere (açaí wird im Brasilianischen assa-í ausgesprochen) ist die Frucht der *açaizeiro*-Palme, die im Deutschen auch als Kohlpalme bekannt ist. Ihren lateinischen Namen *Euterpe oleracea* erhielt sie im 17. Jahrhundert von einem deutschen Forscher *(Euterpe* = die Erfreuende, *oleracea* = Gemüse, Kohl). Sie ist eine schlanke Palme mit vielen Stämmen, die bei enger Pflanzung bis zu 25 m hoch werden kann. Unter der buschigen Krone sitzen die vielrispigen Blütenstände, die später heidelbeerähnliche, dunkelblaue Früchte produzieren. Pro Palme können in etwa 24 kg Obst im Jahr geerntet werden.

Geschichte

Die Acaipalme wächst in den warmen Überschwemmungsgebieten Süd- und Mittelamerikas. Für die Bewohner ist sie eine traditionelle Nahrungsquelle, wie 3000 Jahre alte Funde im Amazonasbecken zeigen. Selbst heute ist der Brei aus den Beeren ein wichtiges Grundnahrungsmittel, vergleichbar dem Brot der Deutschen oder dem Reis der Chinesen. Durch die Mehrstämmigkeit der Pflanze können zudem die Palmherzen geerntet werden, ohne dass diese dabei abstirbt. Das Herz gilt als Delikatesse (daher der Name »Kohlpalme«) und wird in

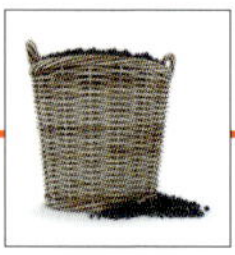

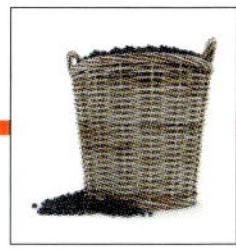

Fabriken zu Konserven verarbeitet. Holz und Blätter dienen als Bau- und Flechtmaterial, sodass die Palmen wirklich vollständig verwertet werden können. Erst vor wenigen Jahren wurde die Acaibeere in Brasilien von amerikanischen Surfern entdeckt und als Superfood in die moderne Welt eingeführt.

Körperliche Wirkung

Die Acaibeere ist traditionell bekannt dafür, Energie, Ausdauer und das ganzheitliche Wohlbefinden zu stärken. Besonders zu erwähnen ist ihr extrem hoher Anteil an Antioxidantien (Anthocyane). Der ORAC-Wert (antioxidative Gesamtwirkung) ihres gefriergetrockneten Marks liegt bei 102 700. Das ist der höchste Wert eines in größeren Maßen genossenen Lebensmittels. Damit ist die Acaibeere die Frucht mit der stärksten antioxidativen Wirkung aller Obst- und Gemüsesorten![10]
Durch ihren hohen Anteil an mehrfach ungesättigten Fettsäuren (Omega-6 und -9) ist sie, ähnlich der Avocado, zusätzlich sehr nährend. Die günstige Zusammensetzung ihrer Aminosäuren fördert den Muskelaufbau. Auch Ballaststoffe sind in hohem Maß vorhanden, die beim Abnehmen und bei der Regulierung der Darmflora helfen.
Die Acaibeere besteht zu etwa 90 % aus Samen. Dieser »Abfall«, der bei Gewinnung des Fruchtmarks anfällt, steckt jedoch selbst voll erstaunlicher Inhaltsstoffe. Seine antioxidative Wirkung dürfte in zukünftiger Forschung an Bedeutung gewinnen.

10 https://www.superfoods-abc.de/naehrstoffe/orac-antioxidative-gesamtkapazitaet; Infos zu ORAC-Werten allgemein: http://www.orac-info-portal.de/orac_produkte/orac_vergleichslisten/

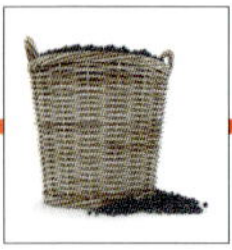

Hausapotheke und Rezepte

Acaibeeren gibt es bei uns in gefriergetrockneter Form, als Saft, Mark, Pulver und Tablette. Mixen Sie Acai in Ihren Smoothie, Müsli oder in Rohkostkuchen (5 g Pulver entsprechen ungefähr 35 g frischer Beeren). Bitte unbedingt auf die schonende Herstellung und faire Anbaubedingungen achten! Es gibt große Schwankungen der Inhaltsstoffe. Kontrollierte Wildsammlung und Bio-Anbau sind immer vorzuziehen! In manchen Fertigprodukten wird der Acai-Anteil durch Füll- und andere Hilfsstoffe gestreckt. Illegale Rodungen zur Gewinnung von Palmherzen gefährden die Bestände, sorgsamer Anbau kann hingegen zur Sicherung der Regenwaldbestände beitragen.

Acai-Müsli

Geben Sie gepoppten Amaranth und frisches Obst der Saison in eine Schale. Streuen Sie 1 TL Acai-Pulver darüber und gießen Sie mit Mandel- oder Reis-Drink auf.

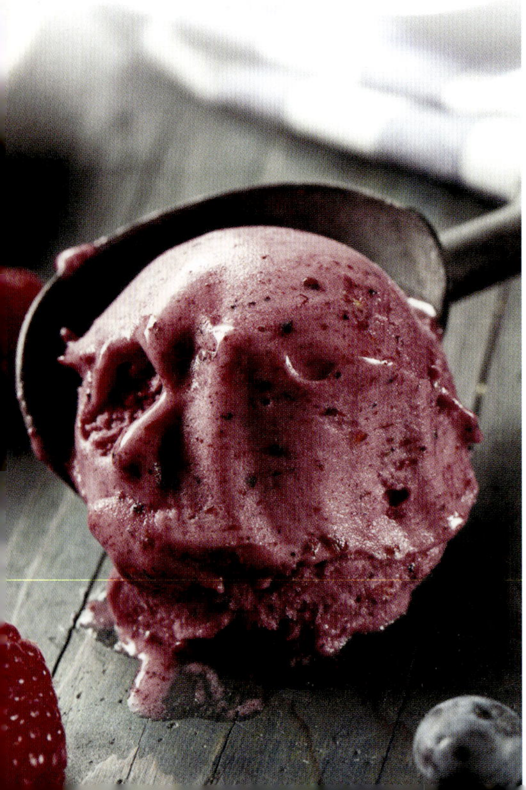

Melonen-Himbeer-Softeis

400 g Wassermelone (ohne Schale, mit Kernen), 200 g gefrorene Himbeeren, 1 grob geschälte Zitrone und 1 EL Acai-Pulver mit 2 Tassen Eiswürfeln in den Mixer geben. Nach Geschmack mit Agavendicksaft süßen und sofort servieren.

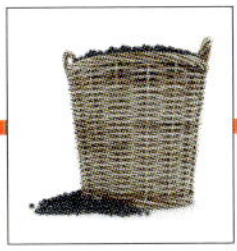

Seelische Wirkung

Kobold: ***»Ich durchkreuze deine Pläne!«***
Die Acaibeere zwingt das »Gewohnheitstier« in uns, sich auf Unvorhersehbares einzustellen. Das bringt frischen Wind, durchbricht alles Starre und hält uns jung.

Ritual: neue Wege

Steig heute auf dem Weg zur Arbeit oder zum Einkaufen eine Station früher aus und gehe den Rest der Strecke zu Fuß. Bring diese kleine Irritation in deine Alltagsroutine und beobachte dabei, welche neuen Erfahrungen dir begegnen.

Oder lege heute deinen rechten Arm in eine Schlinge. Nun erlebe, auf welch kreative Ideen du kommen wirst, um dein Tagesprogramm mit der linken Hand zu erledigen (Linkshänder vice versa).

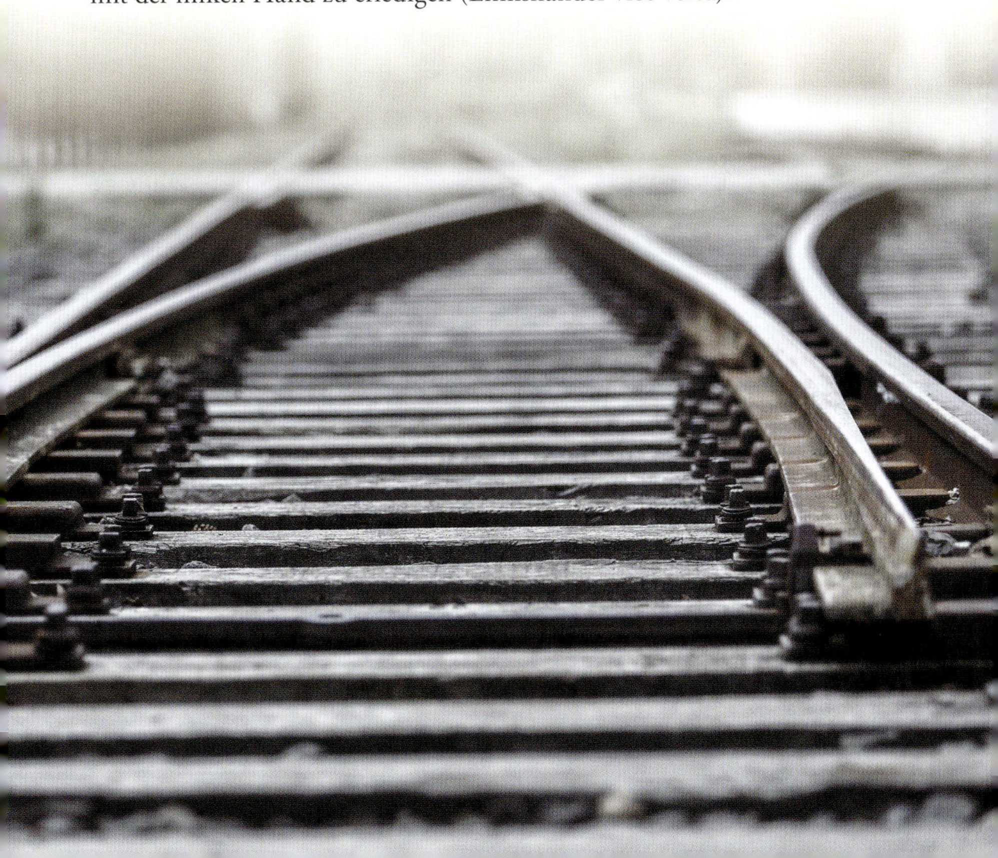

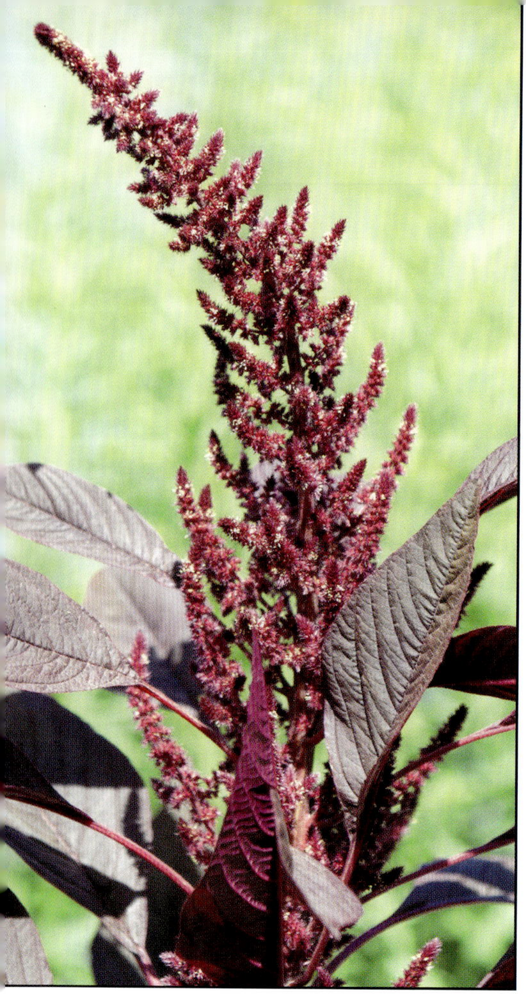

Amaranth

Als Amaranth werden die kleinen kugelförmigen Samen des Garten-Fuchsschwanzes *(Amaranthus caudatus)* bezeichnet, der als sogenanntes Pseudogetreide nicht zu den Süßgräsern gehört. Der Name stammt aus dem Griechischen und bedeutet »der Unvergängliche«. Amaranth ist eine meist einjährige krautige Pflanze von 60 bis 80 cm Höhe. Seine dekorativen Blütenähren hängen wie ein Fuchsschwanz herab und können pro Pflanze bis zu 50 000 Samen produzieren. Amaranth kommt in etwa 60 verschiedenen Arten in allen wärmeren Gebieten der Erde vor. Die meisten Sorten gibt es in Amerika. Nach Europa wurde er in den letzten 200 Jahren eingeschleppt und verbreitet sich hier als Beikraut vor allem im Mais- und Weinanbau.

Geschichte

Amaranthkörner wurden schon in 9000 Jahre alten Gräbern in Mexiko gefunden. Er gilt somit als eine der ältesten Nutzpflanzen der Menschheit. Bei den Azteken, Inka und Maya war er ein Grundnahrungsmittel und ein wichtiger Bestandteil ihrer religiösen Feste. Im 16. Jahrhundert stellten die spanischen Kolonialherrn seinen Anbau unter Todesstrafe, um die Kultur und Identität der Ureinwohner

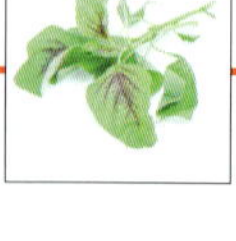

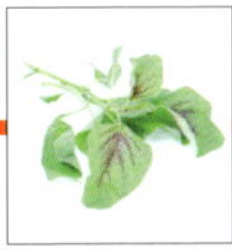

nachhaltig zu brechen. Dadurch geriet er in Vergessenheit und wurde erst vor wenigen Jahren durch die neue Gesundheitswelle wieder entdeckt.

Körperliche Wirkung

Da Amaranth glutenfrei ist, macht es ihn zu einem ausgezeichneten Getreide-Ersatz bei Zöliakie (Gluten-Unverträglichkeit). Im Vergleich zu konventionellen Getreidesorten hat er einen deutlich höheren Anteil an Mineral- und Ballaststoffen. Sein Gehalt an Eisen, Calcium und Magnesium ist besonders in der Rekonvaleszenz, bei Anämie und in der Schwangerschaft eine wertvolle Unterstützung. Amaranth enthält 15 – 18 % hochwertiges Eiweiß (mehr als die Sojabohne) und darunter viele essenzielle Aminosäuren wie Lysin. Dieses ist zum Aufbau von Bindegewebe, Haut und Knochen unerlässlich und wirkt obendrein krebshemmend. Auch Gehirn und Nerven werden durch das enthaltene Lezithin gestärkt. Weil Amaranth besonders gut verdaulich ist, wird er bevorzugt in der Ernährung von Babys, Sportlern und älteren Menschen eingesetzt.

Hausapotheke und Rezepte

Die Blätter des Amaranth können wie Spinat als Gemüse gegessen werden. Die jungen Blütenstände und Samen schmecken angenehm nussig. Wurzel (klein gerieben) und Keimlinge sind ebenfalls essbar. Amaranth eignet sich zum Mahlen, Schroten, Poppen und Keimen. Beim Backen muss er im Verhältnis 1 : 2 mit anderen Mehlsorten gemischt werden, da ihm das Klebereiweiß fehlt (oder Sie verwenden Chia-/Flohsamen als Backzusatz). Die Körner eignen sich gekocht als neutrale Beilage für Gemüsegerichte. Dazu die Samen zunächst in einem Haarsieb mit heißem Wasser waschen. Mit der 2-fachen Menge Wasser ca. 25 Min. leicht köcheln und danach noch kurz ausquellen lassen.

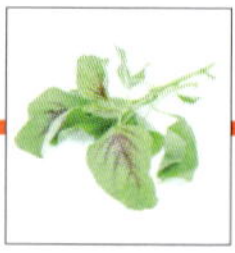

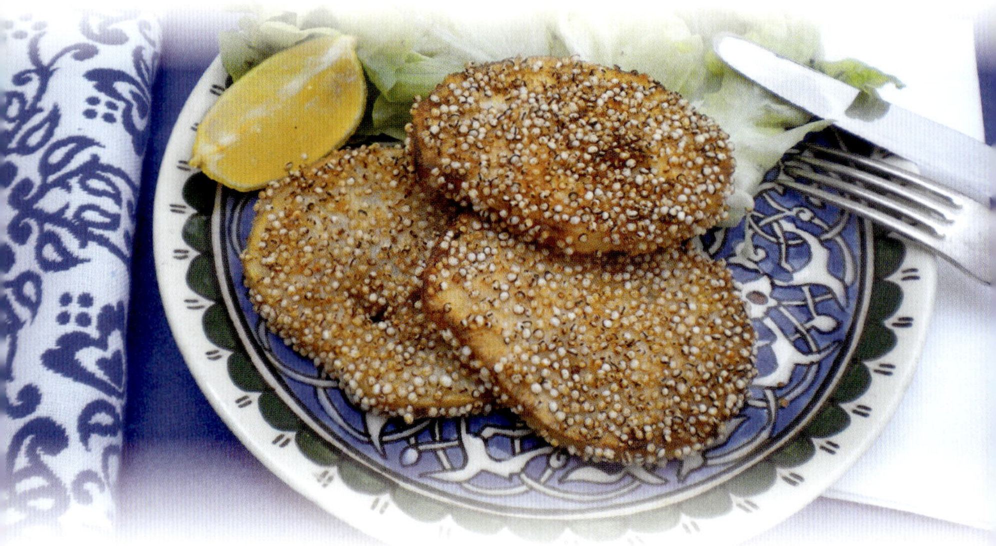

Kohlrabischnitzel mit Amaranthkruste

Kohlrabi (Kohlrübe) schälen und in ca. 8 mm dicke Scheiben schneiden. Kurz in Salzwasser bissfest garen. Gepoppten Amaranth (fertig aus dem Bioladen) in eine flache Schüssel füllen. 3 EL Speisestärke, etwas Senf, Salz, Pfeffer und Paprikapulver mit 6 EL Wasser in einem kleinen Schraubglas verschütteln und danach in eine zweite Schüssel füllen. Kohlrabischeiben zunächst in der Speisestärke-Mischung wenden und dann mit Amaranth panieren. In heißem Kokos- oder Rapsöl beidseitig goldbraun braten und mit Zitronenscheiben servieren.

Amaranth im eigenen Garten

Die Pflanze lässt sich problemlos ziehen und sieht auch dekorativ aus. Dazu Mitte April die Samen an einem sonnigen Ort aussäen. Junge Blätter können den Sommer über laufend für Gemüsegerichte geerntet werden. Die Samenstände im Frühherbst abschneiden und über einem Papier trocknen lassen. Die herausfallenden Körner auf der Unterlage sammeln, mit der Hand ausreiben und sieben.

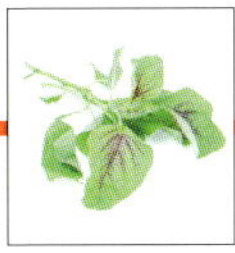

Seelische Wirkung

Transzendenz: ***»Ich blicke hinter die Erscheinungen!«***
Amaranth galt schon bei den südamerikanischen Ureinwohnern als heilig. Er lässt uns aus dem Alltäglichen heraustreten und verbindet uns mit dem Zeitlosen, Ewigen.

Ritual: den Schleier lüften

Schalte alle Ablenkungen aus (Handy, ...) und setze dich in dein Wohnzimmer. Nimm eine aufrechte Körperhaltung ein und beobachte das Fließen deines Atems. Dann schau dich mit weichem Blick in deinem Raum um. Du siehst Gegenstände, die dir viel über dich erzählen können: Wer du bist, was du alles getan hast. Nun schließe die Augen und frage dich: Was bin ich – jenseits all der Rollen, die ich spiele? ... Was bleibt, wenn alle Äußerlichkeiten abfallen? ... Ruhe eine Zeit in deiner Mitte. In deinem Zentrum, das keine Grenzen kennt. ... Dann komme mit einem bewussten Atemzug wieder ganz in deine Alltagswelt zurück.

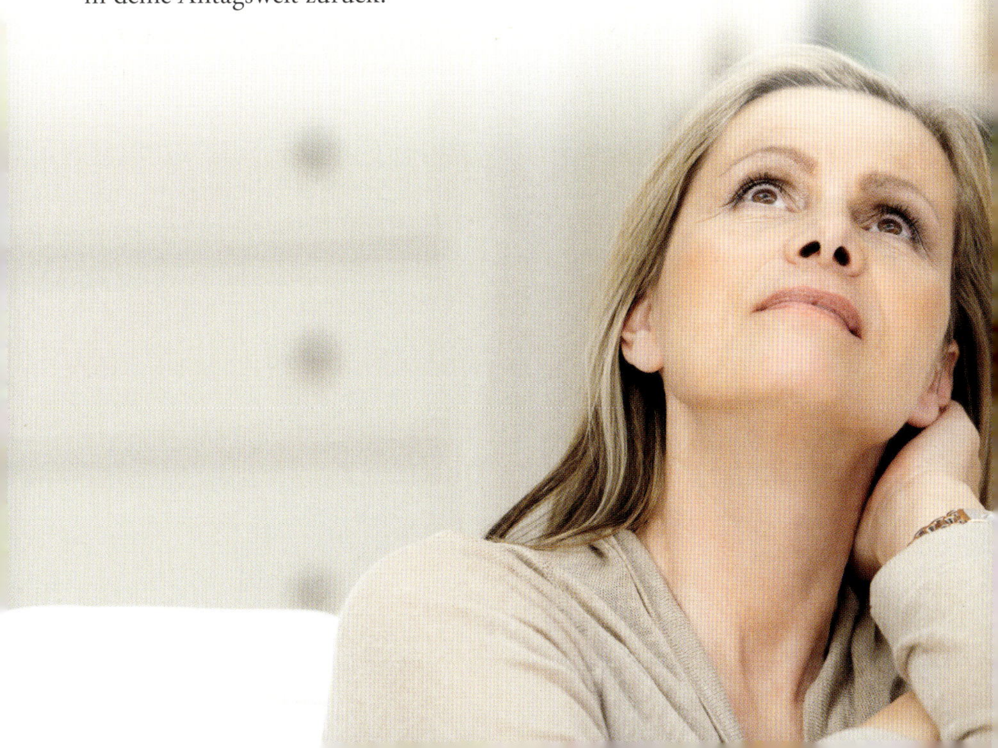

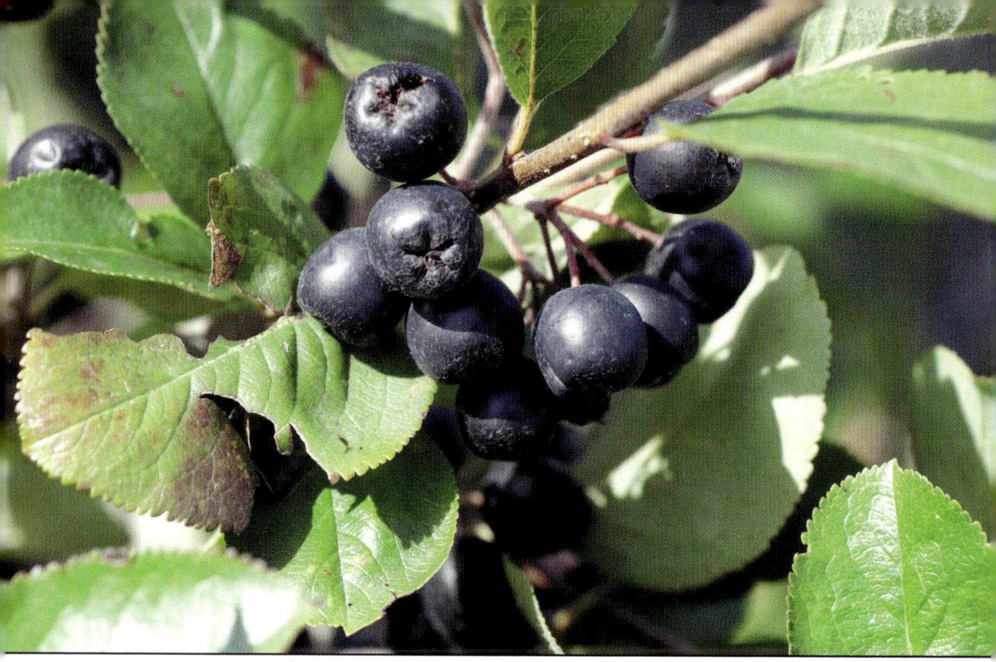

Aronia

Die Aronia, auch Apfelbeere genannt, gehört zur Familie der Rosengewächse und ist ein sommergrüner Strauch von 1 bis 2 m Höhe. Die elliptischen Laubblätter sind ca. 5 cm lang, am Rand fein gesägt und fühlen sich ledrig an. Die leuchtend weißen Blüten bestehen aus je 5 Kronblättern und stehen in schirmrispigen Blütenständen zusammen. Bis zum Herbst entwickeln sich daraus erbsengroße, apfelförmige Früchte. Je nach Sorte sind sie glänzend oder matt, rot, bläulich oder schwarz.

Geschichte

Ursprünglich stammt die Aroniabeere aus dem Nordosten der USA, wo sie von Kanada bis Florida wild wächst und von den Ureinwohnern sehr geschätzt wurde. Anfang des 20. Jahrhunderts begann ein russischer Obstzüchter erstmals die Pflanze zu veredeln und mit Ebereschen und Mispeln zu kreuzen. Bald erkannte man den hervorragenden ernährungsphysiologischen Wert der Früchte und die

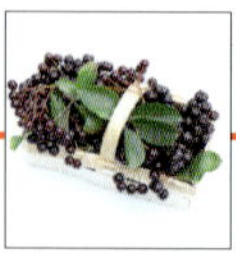

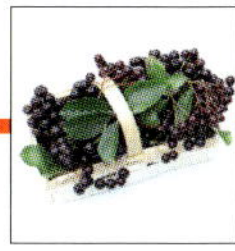

Apfelbeere stieg in Russland zur wichtigen Heilpflanze auf. Durch ihre hohe Flavonoid-Konzentration ist sie selbst gut gegen Krankheiten, Parasiten und übermäßige UV-Strahlung geschützt. Ihr Anbau ist demnach sehr einfach und wird inzwischen auch in Mitteleuropa betrieben. Am beliebtesten ist dabei die ertragreiche Sorte »Schwarze Colorado« *(Aronia melanocarpa).*

Körperliche Wirkung

Aronia versorgt den Körper mit einer hohen Dosis wertvoller Antioxidantien: viele verschiedene Vitamine, Folsäure, Zink und Eisen. Besonders beeindruckend ist ihr Gehalt an sekundären Pflanzenstoffen. Sie enthält mehr Anthocyane als fast alle anderen Lebensmittel, sogar fünfmal mehr als Rotwein oder roter Traubensaft! Daher wirkt Aronia als effektiver Radikalfänger, verbessert die Abwehrkräfte des Körpers und ihre Einnahme wird bei Operationen oder Chemotherapie als entlastende Begleitmaßnahme geschätzt. Dazu entspannt sie die Gefäßwände und verbessert den Blutfluss bei Arterienverkalkung. In Russland ist sie ein traditionelles Mittel gegen Magenschleimhaut- und Harnwegsentzündungen.

Hausapotheke und Rezepte

Aroniabeeren erinnern optisch an Heidelbeeren, schmecken jedoch frisch vom Strauch recht sauer und herb. Am besten werden sie schonend getrocknet und zum Knabbern für zwischendurch oder gemahlen als Bestandteil vitaminhaltiger Smoothies verwendet. Man kann sie auch zu Marmelade verkochen (eventuell gemischt mit anderem Obst), Gelee oder Saft. Ebenso werden Wein und Likör aus Aronia hergestellt. In der Lebensmittelindustrie dient die knallige Beere als gesundes Färbemittel u. a. für Früchtetees.

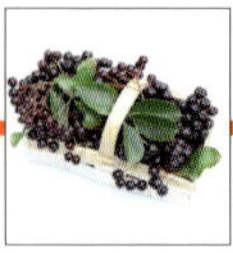

Selbst gemachter Aroniasaft

Apfelbeeren im Dampfentsafter erhitzen oder in einen Topf mit wenig Wasser geben und langsam erwärmen. Die warmen Beeren mit einem Stößel zerdrücken und den Saft absieben. Für eine lange Haltbarkeit muss der Saft mit Zucker aufgekocht und dann heiß in saubere Flaschen gefüllt werden. Der übrig gebliebene Trester kann noch einmal mit kaltem Wasser aufgegossen werden. Am nächsten Tag abgeseiht und mit etwas Agavendicksaft gesüßt erhalten Sie eine köstlich erfrischende Limonade.

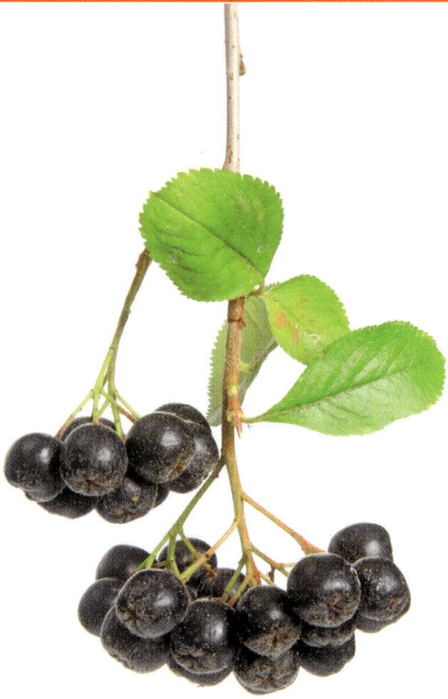

Wildbeeren-Schoko-Ecken

40 g Kakaobutter in eine Schale geben und im Wasserbad langsam schmelzen lassen. 1 EL Kokosöl, 5 EL Kakaopulver und 1 EL Kokosblütenzucker einrühren. In eine mit Backpapier ausgelegte flache Form füllen und mit Trockenbeeren (Aronia, Erdbeeren, Cranberrys, …) bestreuen. Alternativ können Sie auch fein gehackten Ingwer, Nüsse oder Chili ausprobieren. Bis zum Servieren im Kühlschrank aushärten lassen.

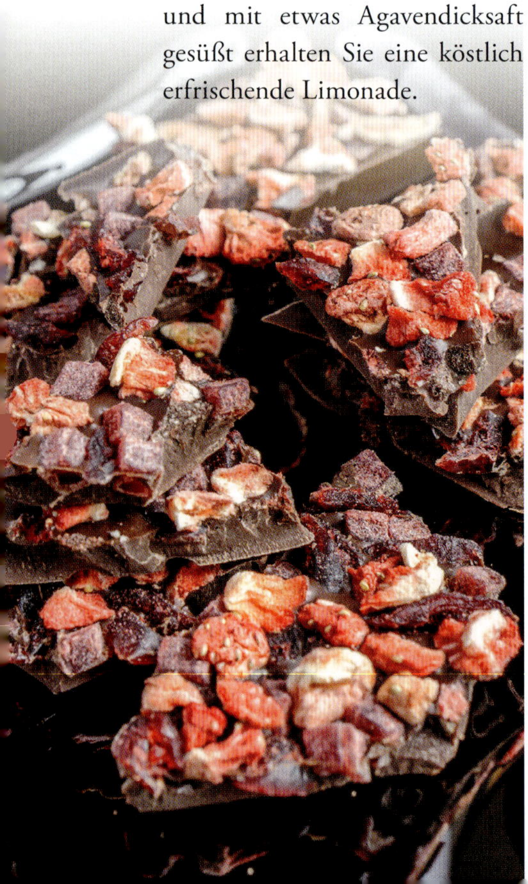

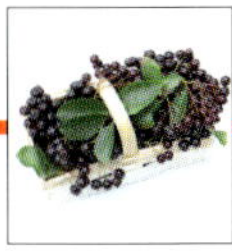

Seelische Wirkung

Mut: ***»Ich fasse mir ein Herz und tu es jetzt!«***
Aronia gibt uns sowohl auf seelischer als auch körperlicher Ebene die Energie, anstehende Themen und »heißes Eisen« anzupacken. Wir setzen uns für das ein, was jetzt Priorität hat.

Ritual: Zaubertrank

Wenn Sie die Gewohnheit haben, eine lästige Angelegenheit immer wieder vor sich herzuschieben, dann hilft Ihnen vielleicht ein »Zaubertrank« – ganz wie bei Asterix dem Gallier. Besorgen Sie sich ein Fläschchen Aroniasaft im Reformhaus und gießen Sie sich davon eine kleine Portion in ein besonders schönes Glas. Nun ist es soweit: Trinken Sie ganz bewusst Ihren »Zaubertrank« und tun Sie jetzt gemeinsam mit der Apfelbeere, was zu tun ist!

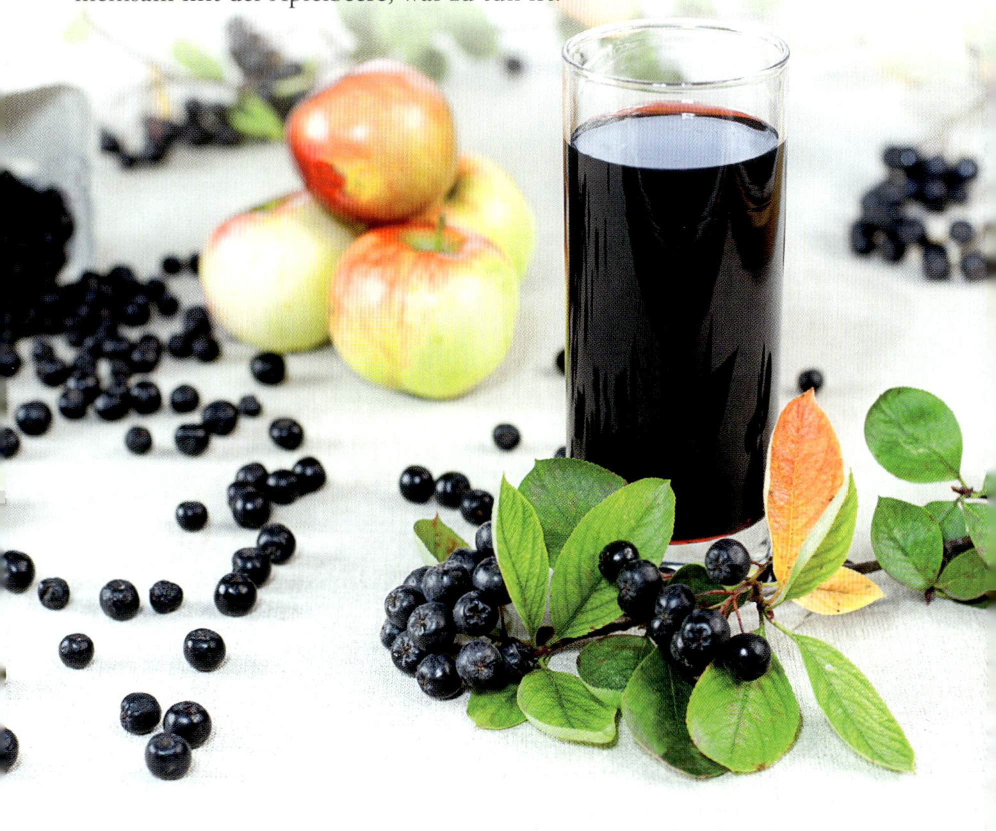

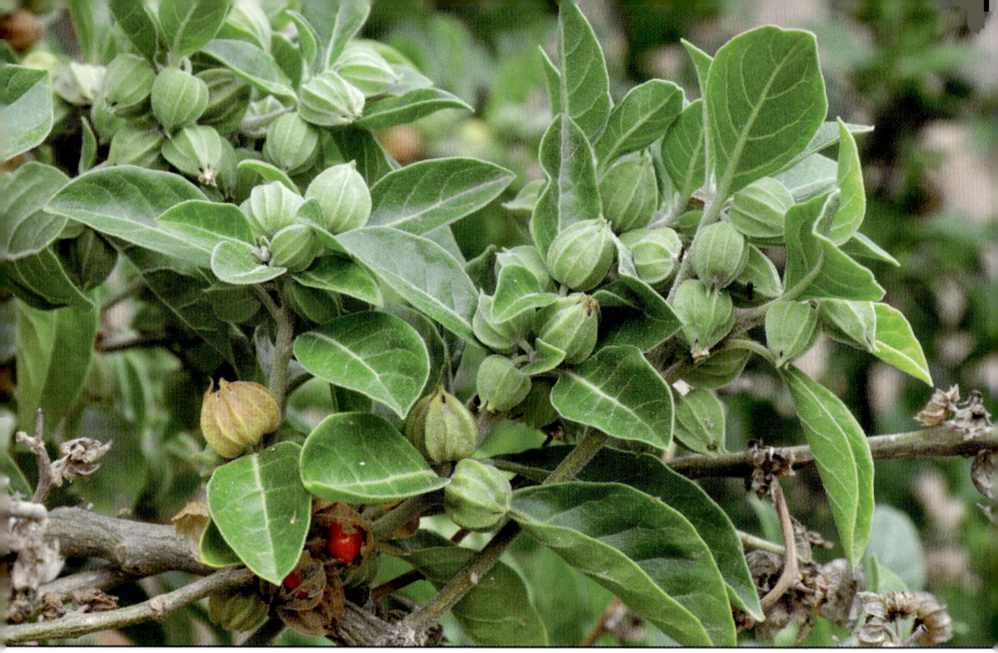

Ashwagandha

Die Schlafbeere oder Winterkirsche, in der ayurvedischen Medizin als Ashwagandha bekannt *(Withania somnifera)*, gehört zur Familie der Nachtschattengewächse wie ihre Verwandten Tomate und Kartoffel. Sie ist eine mehrjährige buschige Pflanze und wird bis zu 1,5 m hoch. Ihre ovalen Laubblätter besitzen eine ausgeprägte Mittelrippe und sind an der Unterseite behaart. Die Blüten sind glockenförmig und gelblich-grün gefärbt. Ähnlich wie bei der Physalis bilden sich daraus filigrane Lampions, in denen die kugeligen, knallroten Beeren heranreifen. Ashwagandha wächst in Afrika, China, Indien, Vorderasien und im Mittelmeerraum.

Geschichte

Schon die alten Ägypter wussten die Heilwirkung von Ashwagandha zu nutzen. Man fand sie beispielsweise im Totenschmuck des Pharaos Tutanchamun. Unter anderem schätzte man die schlaffördernde, berauschende und aphrodisierende Wirkung der Wurzel. Besonderes

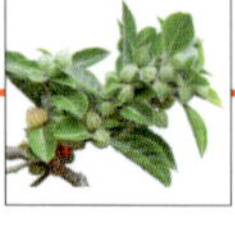

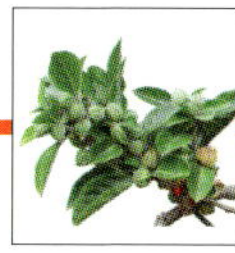

Gewicht hat die Pflanze seit alters in der indischen Heilkunde, wo ihre belebende, verjüngende Wirkung bei einer Vielzahl von Symptomen eingesetzt wird, daher ihr Beiname »Indischer Ginseng«. Blätter und Wurzel werden sowohl äußerlich aufgetragen (bei Geschwüren, ...), als auch innerlich eingenommen. Außerdem sind Zauber-Amulette mit Ashwagandha beliebt. In Europa ist die Schlafbeere seit dem 16. Jahrhundert bekannt.

Körperliche Wirkung

Die Pflanze enthält eine Fülle interessanter sekundärer Pflanzenstoffe, etwa Withaferin, das sich in Tierversuchen als entzündungshemmend herausgestellt hat. Durch ihre adaptogene Wirkung kann sich der menschliche Körper wesentlich besser an fordernde Umweltbedingungen anpassen. Ashwagandha entspannt die Nerven bei Schlaflosigkeit und Stress. In Indien wird sie daher von ruhelosen Managern gerne als Nerventonikum und gesündere Alternative zu Valium eingenommen. Gleichzeitig wirkt sie stimulierend, zum Beispiel bei Impotenz, Appetitlosigkeit und Altersgebrechen. Auch soll sie den Blutdruck senken, Schleim reduzieren, Rheuma und Asthma entgegenwirken.

Hausapotheke und Rezepte

Ashwagandha-Wurzelextrakt ist eines der beliebtesten Heilmittel im Ayurveda und sehr gut verträglich (jedoch Vorsicht bei Kindern und in der Schwangerschaft). Zur allgemeinen Stärkung werden als Dosierung 2 x 300 mg des Extrakts pro Tag empfohlen. Für eine Anregung der Libido und Potenz kocht man in Indien traditionell 3 g Wurzelpulver in Milch und süßt dann mit Honig. Auch ein Tee lässt sich aus dem Pulver zubereiten. Gegen Zahnschmerzen wird die Wurzel oft einfach gekaut, gegen Asthma das Kraut geraucht. Eine Kombination mit Hanf soll die entspannende und aphrodisierende Wirkung von Ashwagandha noch verstärken. In Indien dienen die roten Beeren als Seife und die darin enthaltenen Samen zur Milchgerinnung bei der Käsebereitung (statt tierischem Lab).

Ashwagandha als Zimmerpflanze

Die Pflanze lässt sich gut aus Samen ziehen (bei 25 °C im Haus oder im Glashaus zu Frühlingsbeginn). Sie braucht viel Licht, eher trockenes, basisches Erdreich und muss im Winter frostfrei gestellt werden. Die kleinen Lampions sehen übrigens auch in Trockensträußen schön aus.

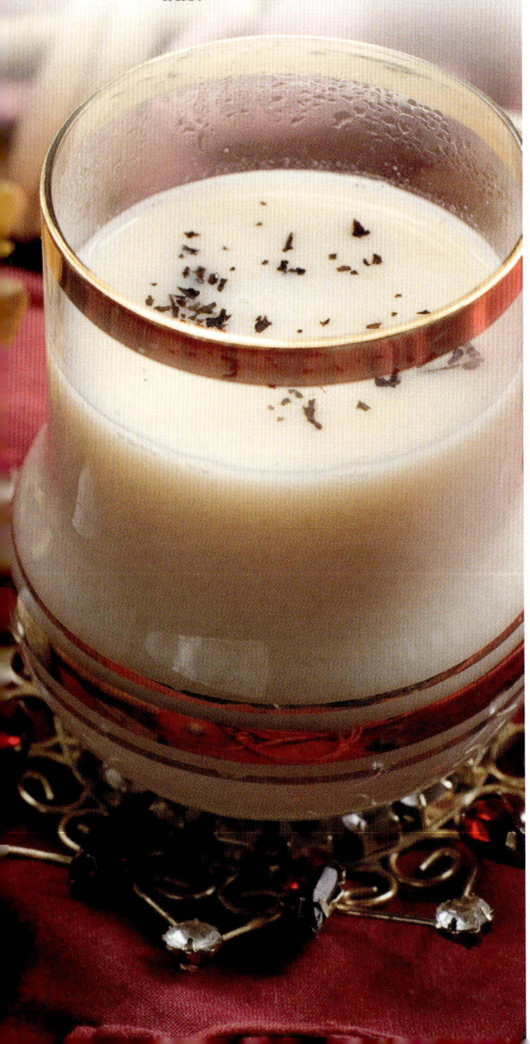

Gute Nacht-Trunk

0,4 l Reismilch, 1 TL Ashwagandha-Pulver und 1 Messerspitze geriebenen Kardamom auf kleiner Flamme köcheln lassen, bis sich die Flüssigkeitsmenge halbiert hat. Dann abseihen und nach Geschmack mit Agavendicksaft oder Reissirup süßen. In kleinen Schlucken vor dem Zubettgehen getrunken, beruhigt der Gute-Nacht-Trunk angespannte Nerven und fördert erholsamen Schlaf.

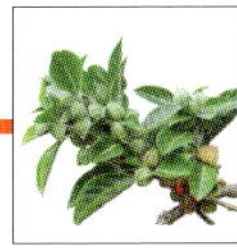

Seelische Wirkung

mind-blowing: ***»Meine Gedankenkonzepte lösen sich auf!«***
Ashwagandha entspannt die Nerven und verschafft uns neuen geistigen Freiraum.

Ritual: Whirling

Der Sufi-Drehtanz ist eine alte Methode, sich geistiger Begrenzungen zu entledigen. Zieh deine Schuhe aus und lege dir eine meditative Musik auf (zum Beispiel Oshos CD »Whirling«). Stehe aufrecht mit seitlich aufgespannten Armen, eine Hand zur Erde gewandt und eine zum Himmel. Nun beginne dich langsam gegen den Uhrzeigersinn zu drehen. Spüre, wie alles in Bewegung gerät, dein ganzes Umfeld, dein ganzer Körper, … alles bis auf das, was immer unbewegt bleibt. Ruhe in diesem Zentrum, während du gleichzeitig wie ein Rad um deine Achse wirbelst … Nach einigen Minuten lass dich zu Boden gleiten (Vielleicht bist du auch schon während des Drehens zu Boden gegangen?) und rolle dich auf deinen Bauch. Fühle, wie dein Atem dich mit Mutter Erde verbindet.

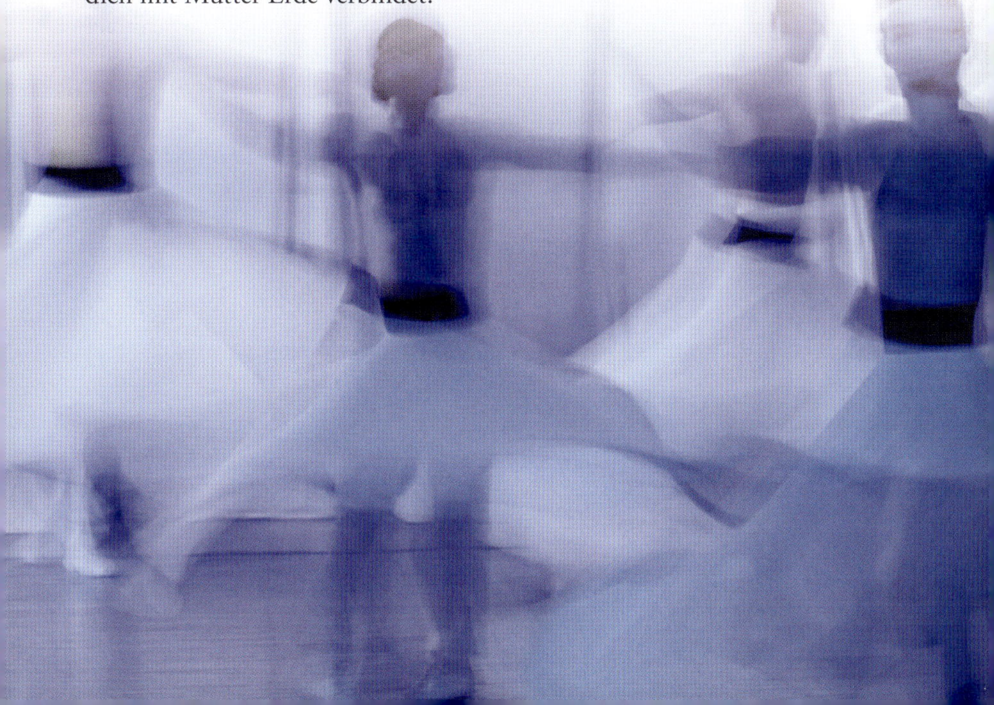

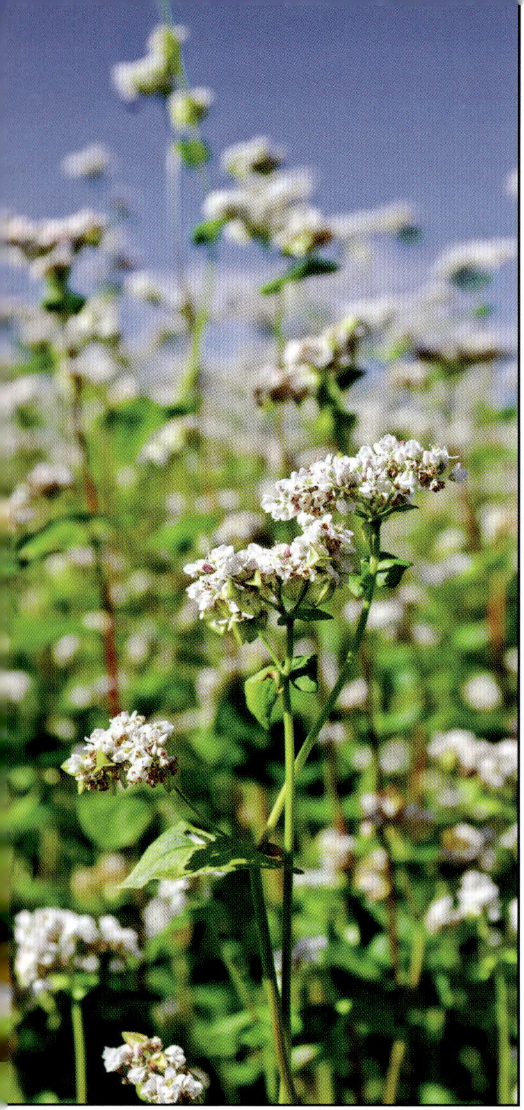

Buchweizen

Der Echte oder Gemeine Buchweizen *(Fagopyrum esculentum)* ist ebenso als Heiden, sarazenisches Korn oder türkischer Weizen bekannt. Er gehört zur Familie der Knöterichgewächse, ist also kein Getreide, sondern ein Verwandter von Sauerampfer und Rhabarber. Die einjährige krautige Pflanze wird bis zu 70 cm hoch. Der aufrechte Stängel ist zunächst grün, wechselt seine Farbe jedoch später zu rot. Die dreieckigen Blätter sind wechselständig angeordnet. Aus den traubigen, weißlich-rosa Blüten bilden sich dreikantige Nüsschen. Ihre Form erinnert an Bucheckern, das hat der Pflanze ihren Namen eingebracht. Vor Genuss muss die Schale entfernt werden.

Geschichte

Ursprünglich stammt der Buchweizen aus Zentralasien, wo er schon seit Jahrtausenden kultiviert wird. Zu uns dürfte er über die Türkei gekommen sein, dort ist er seit dem 12. Jahrhundert nachgewiesen. Weil er zudem auf kargen Böden gedeiht, wurde er in Europa bald zu einem wichtigen Nahrungslieferant. Erst durch den Siegeszug der Kartoffel ging sein Anbau im 18. Jahrhundert schlagartig zurück. In

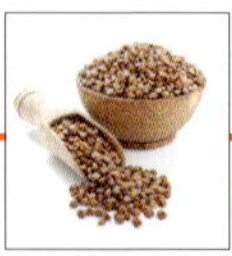

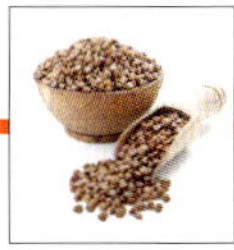

den letzten Jahrzehnten erlebte er durch die Reformhaus-Bewegung eine Renaissance und wird nun im kleinen Rahmen wieder angebaut. Man findet ihn bei uns auch verwildert an Waldrändern und Schuttplätzen, wo er eine gute Futterquelle für Bienen darstellt.

Körperliche Wirkung

Buchweizen enthält – im Gegensatz zum normalen Weizen – kein Gluten und ist somit bei Zöliakie und Darmentzündungen eine wertvolle Alternative zum Getreide. Er enthält alle essenziellen Aminosäuren in gut verdaulicher Form, unter anderem Lysin (gesunde Nerven) und Tryptophan (guter Schlaf). Das Chiro-Inositol im Buchweizen hilft, den Blutzuckerspiegel zu regulieren. Rutin unterstützt bei Gefäßproblemen, wie Venenleiden, verhärteten Arterien und Bluthochdruck. Lezithin reguliert den Cholesterinspiegel, schützt die Leber und unterstützt die Hirntätigkeit. Er bietet dem Körper eine Fülle an B-Vitaminen, Vitamin E, Eisen, Zink, Mangan, Selen, Flavonoide und Ballaststoffe. In der TCM wird Buchweizen als stark »Yang«-betontes Lebensmittel für den Winter empfohlen, um dem Körper Wärme zuzuführen. Besonders gesund ist er in gekeimter Form.

Hausapotheke und Rezepte

In Naturkostläden findet man Buchweizen als Mehl, Flocken oder als geschältes ganzes Korn. Er eignet sich für Aufläufe, Risottos, Füllungen, Suppen und als Beilage. Gerade in der veganen Küche kann er durch seine hohe Bindefähigkeit Ei ersetzen. Als Brei wird er im Verhältnis 1 : 2 mit kaltem Wasser aufgesetzt und bei niedriger Hitze geschmort, bis das Wasser aufgebraucht ist. Auch Fladenbrot lässt sich aus Buchweizenmehl backen. Für klassisches Brot braucht man allerdings Zusätze (wie Chiasamen und Backpulver), um das nötige Volumen zu erzeugen.

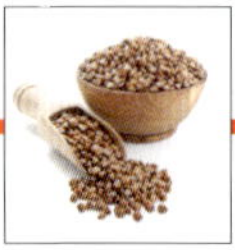

Galettes

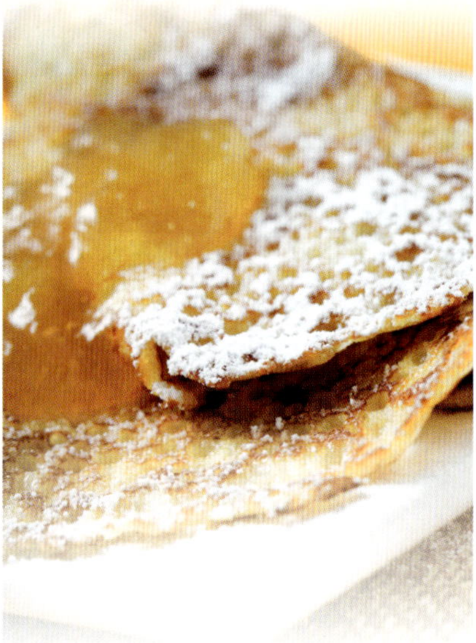

Buchweizen-Pfannkuchen werden traditionell nicht nur in Frankreich serviert, sondern auch in Russland *(Blini, Oladji)*, Polen oder den USA. Für eine einfache und vegane Variante mischen Sie 200 g Buchweizenmehl mit 1 gehäuften TL Backpulver, einer Prise Salz und etwa 220 ml Wasser. Kurz ruhen lassen und dann mit etwas Öl in einer beschichteten Pfanne beidseitig goldgelb ausbacken.
Die runden Pfannkuchen schmecken gut mit einem Klecks Marmelade, Ahornsirup, Apfel- oder Nussmus. Alternativ ist auch eine herzhafte Variante mit Gemüse und Pilzen köstlich.

Buchweizenkeimlinge

Körner gründlich waschen und 1 Stunde in reichlich Wasser einweichen. Dann abseihen und in ein Keimgerät geben. 2 x täglich wässern und dabei die austretende Stärke (schleimig) gründlich abspülen. Die gekeimten Sprossen über Salate und Müsli geben oder als Knabberei für zwischendurch verwenden.

Kur für bessere Durchblutung

1 EL Buchweizenkraut mit ¼ l kochendem Wasser übergießen, 10 Min. ziehen lassen, dann abseihen. Als Kur 3 Tassen täglich 1 Monat lang trinken. Das stärkt die Blutgefäße und hilft bei Krampfadern.

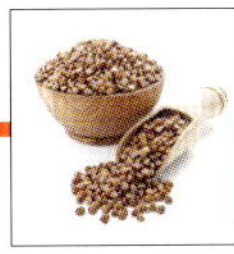

Seelische Wirkung

Energiebündel: ***»Volle Kraft voraus!«***
Auf seelischer und körperlicher Ebene gibt uns Buchweizen Kraft, die anstehenden Aufgaben des Tages anzupacken.

Ritual: die eigene Kraft spüren

Gehe eine Runde joggen und beschleunige dabei dein normales Tempo. Gehe an deine Grenze und spüre, wie die Energie in deinen Muskeln pulsiert. Alternativ kannst du dazu einen Hometrainer verwenden oder das Trampolin deiner Kinder im Garten. Nimm wahr, wie dein Körper wärmer wird, der Atem sich verstärkt, Sauerstoff durch dein System gepumpt wird und der Schweiß zu strömen beginnt. So viel Leistungsfähigkeit steckt in dir!

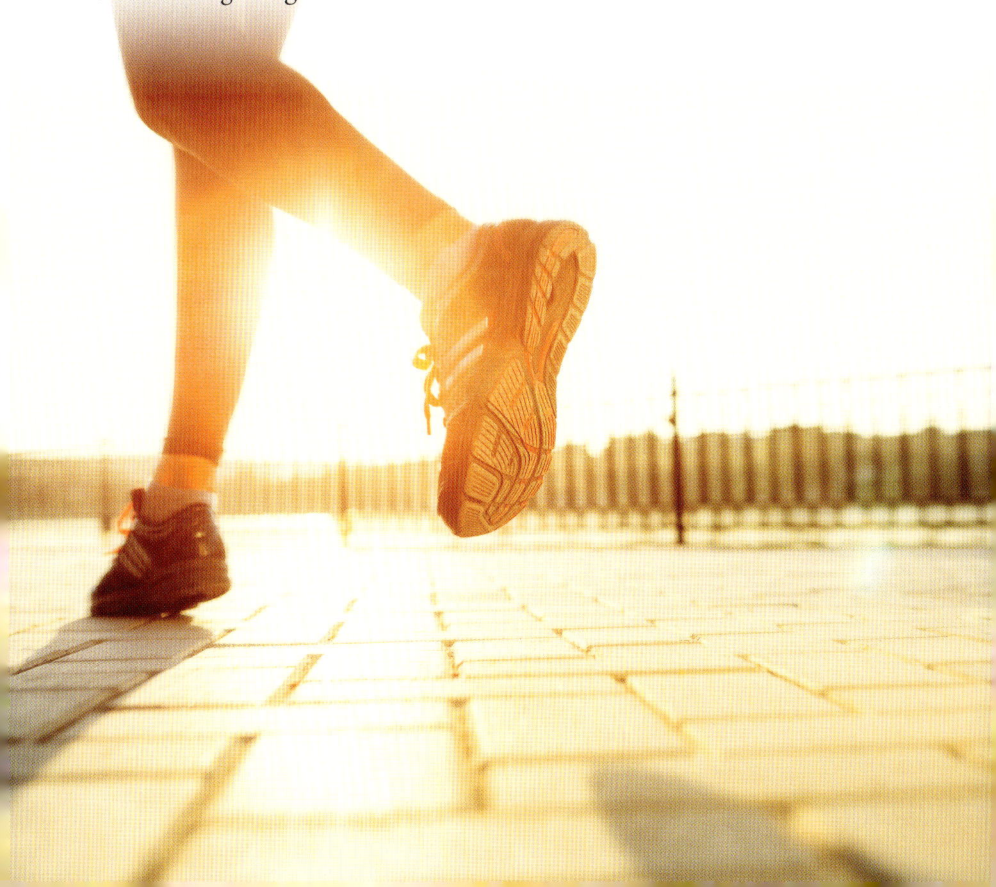

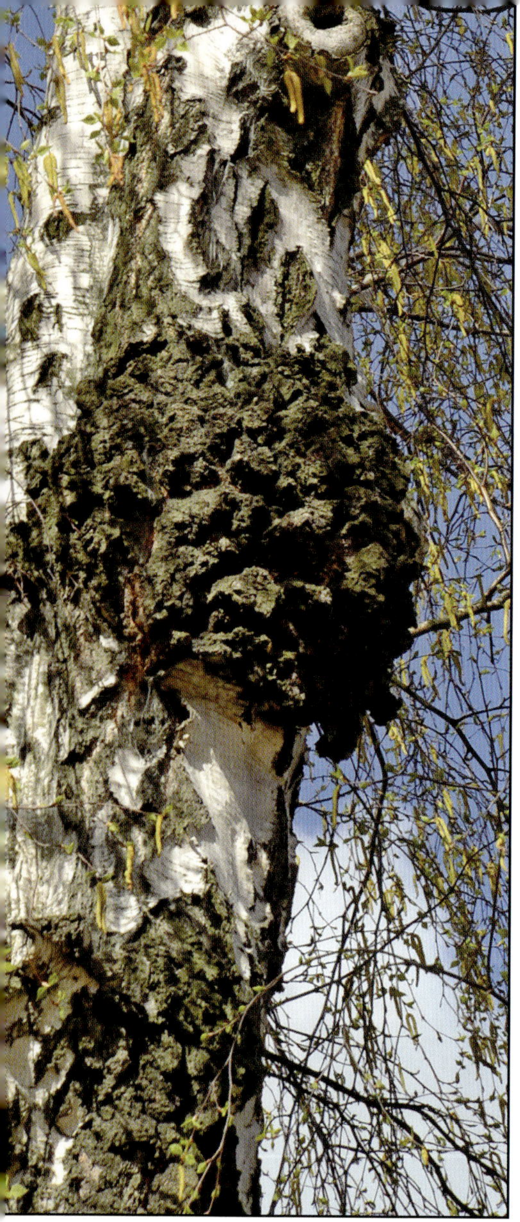

Chaga

Chaga (sprich »Tschaga«), auch Schiefer Schillerporling genannt *(Inonotus obliquus)* ist ein Porenpilz, der als Parasit auf den Stämmen alter Bäume wächst, bevorzugt auf Birken in feuchten Lagen. Man findet ihn im Norden Europas und Asiens. Auch im deutschsprachigen Raum ist er ab und zu anzutreffen. Im Alter sieht er wie »verbrannt« aus – eine schwarze, unregelmäßig zerklüftete Masse. Im Inneren verbirgt sich eine gelbliche, korkähnliche Struktur. Jede Fruchtform kann bis zu 5 kg schwer sein. Um sich zu schützen, produziert der Wirtsbaum eine hohe Konzentration an Antioxidantien, die sich im Pilz sammeln. Mit der Zeit durchwandert das Pilzmycel den ganzen Baum, bis dieser schließlich mitsamt seinem Parasiten abstirbt.

Geschichte

Chaga ist in der russischen und sibirischen Volksmedizin ein seit Langem bekanntes und beliebtes Stärkungsmittel. Angeblich heilte schon der Großfürst von Kiew im 12. Jahrhundert seinen Unterlippenkrebs

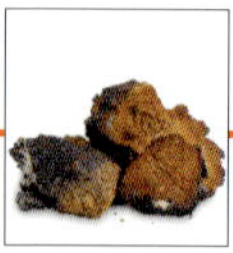

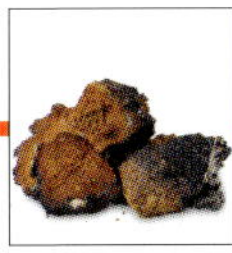

mit ihm. Seit 1858 steht er auf der offiziellen russischen Arzneiliste. Auch sein norwegischer Name *Kreftkjuke* (Krebsporling) verrät etwas von der enormen Heilkraft. Traditionell wird Chaga zur Behandlung von Wunden, Tumoren und Entzündungen aller Art genutzt. Dazu bereitet man aus ihm Aufgüsse zu, vermahlt ihn zu feinem Pulver oder verbrennt ihn zu Asche. Schamanen räuchern ihn, um Krankheiten und Tod zu vertreiben.

Körperliche Wirkung

Chaga enthält eine geballte Ladung an Vitalstoffen, darunter viele verschiedene Mineralien, Flavonoide (Apigenin, Quercetin u. a.), Gerbstoffe, Lektine und organische Säuren. Im menschlichen Körper stärkt er die Abwehrkräfte, den Zellschutz, wirkt leistungssteigernd und vertreibt Hunger und Müdigkeit. Besonders gut hilft er bei Entzündungen des Magen-Darm-Trakts. Bei Krebs kann Chaga die Tumorbildung verlangsamen und das Allgemeinbefinden des Patienten deutlich verbessern. Dazu existieren mittlerweile viele mehrjährige Studien, die vor allem in der Sowjetunion durchgeführt wurden. Chaga verstärkt den Stoffwechsel, reguliert die Herztätigkeit und mindert die Erbgutschädigungen bei radioaktiver Strahlung. Als erfolgreich gilt er ebenso bei Autoimmunerkrankungen, wie Psoriasis, und in der Tierzucht.

Hausapotheke und Rezepte

Sollten Sie den Pilz selbst sammeln wollen, ist es wichtig, eine Erlaubnis vom Besitzer des Waldes einzuholen. Verwenden Sie keine Pilze von bereits vermodernden Stämmen und sammeln Sie nicht in schwermetallbelasteten Gegenden. Den Pilz mit einer Säge abtrennen und in kleine Stückchen zerteilen. Im Dörrapparat bei 40 °C trocknen lassen, dann fein mahlen. Chaga sollten Sie nicht bei chronischer Dickdarmentzündung anwenden.

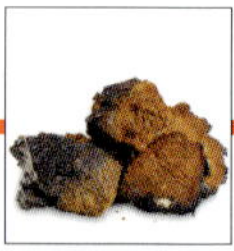

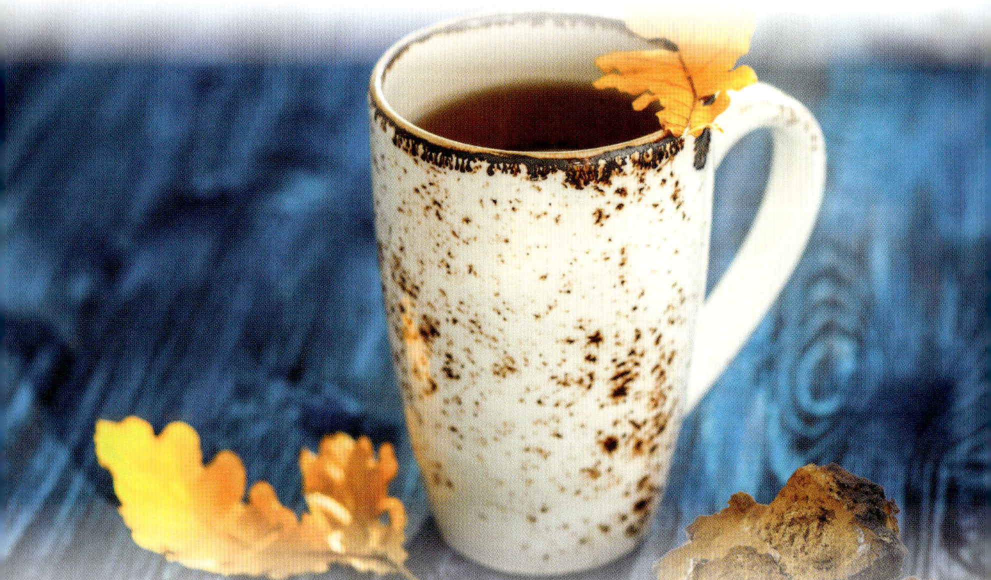

Chaga-Tee

1 TL Pilzpulver[11] in 1 Tasse kaltem Wasser über Nacht ziehen lassen und dann 15 Min. leicht köcheln lassen. Abseihen und über den Tag verteilt trinken.

Traditioneller russischer Chaga-Aufguss

Einige Stückchen getrockneten Chaga in abgekochtem, erkaltetem Wasser einweichen. Nach 4 Stunden abseihen (Wasser aufheben!), den Pilz fein zerreiben und die Masse 1 : 5 mit abgekochtem, lauwarmem Wasser übergießen. 2 Tage ziehen lassen, Sud abseihen und mit der 1. Einweichflüssigkeit mischen. Kühl gelagert 4 Tage haltbar. Davon 3 x täglich ¼ l 30 Min. vor den Mahlzeiten trinken. Als Kur 3 – 5 Monate einnehmen, dabei auf Fleisch, Konserven und fettreiche, sehr würzige und geräucherte Kost verzichten. Nach 4 Wochen Einnahme jeweils 1 Woche Pause einlegen.

11 Bezugsquellen siehe S. 216 f.

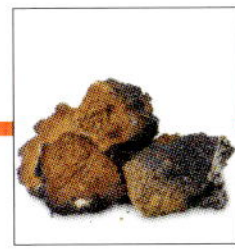

Seelische Wirkung

Zusammenbruch: ***»Ich lasse das Alte gehen!«***

Es geht darum, sich mit dem Thema Verfall, Sterben und Tod auseinanderzusetzen und dadurch Frieden und Kraft zur Regeneration zu finden.

Ritual: Wenn ich einmal nicht mehr bin

Nimm ein Schreibzeug und spaziere zu einem nahe gelegenen Friedhof. Setze dich dort auf eine Bank und stelle dir deine eigene Beerdigung/Kremation vor. Was wird der Priester sagen? Was bleibt von dir übrig? Woran werden sich die anderen erinnern, wenn sie an deine Person denken? Was hättest du noch machen oder zu jemandem sagen wollen? Was blieb unerledigt? Schreib auf, was für dich persönlich wichtig ist, um in Frieden gehen zu können. Dann komme nach Hause zurück und nutze die Zeit, die dir bleibt, dieses umzusetzen.

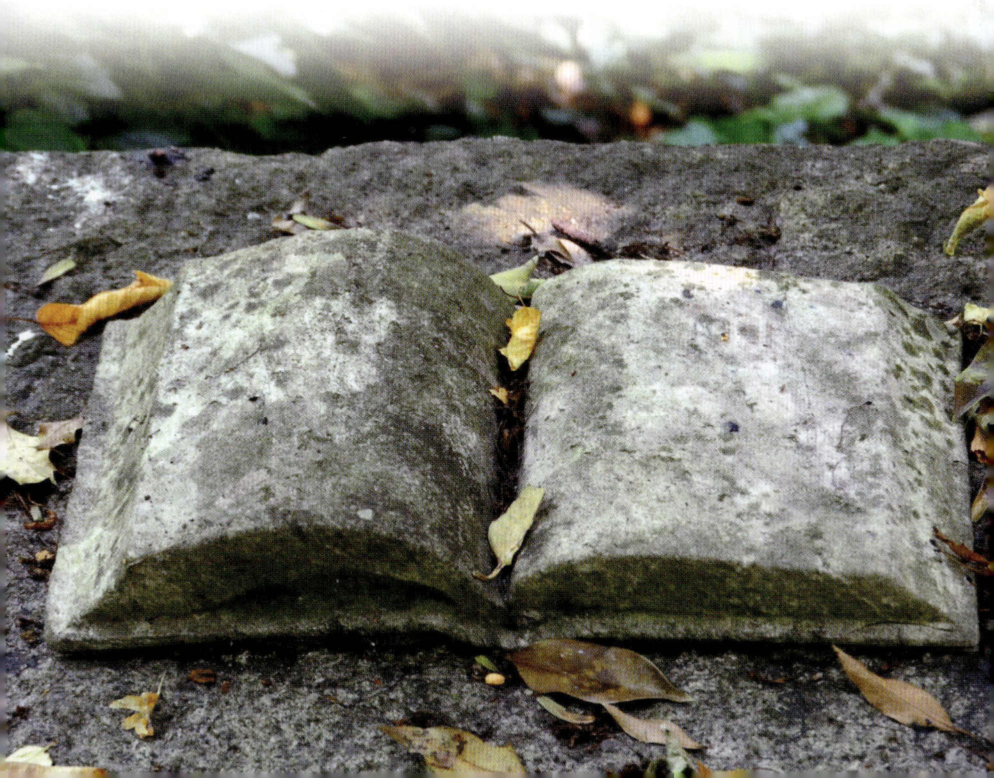

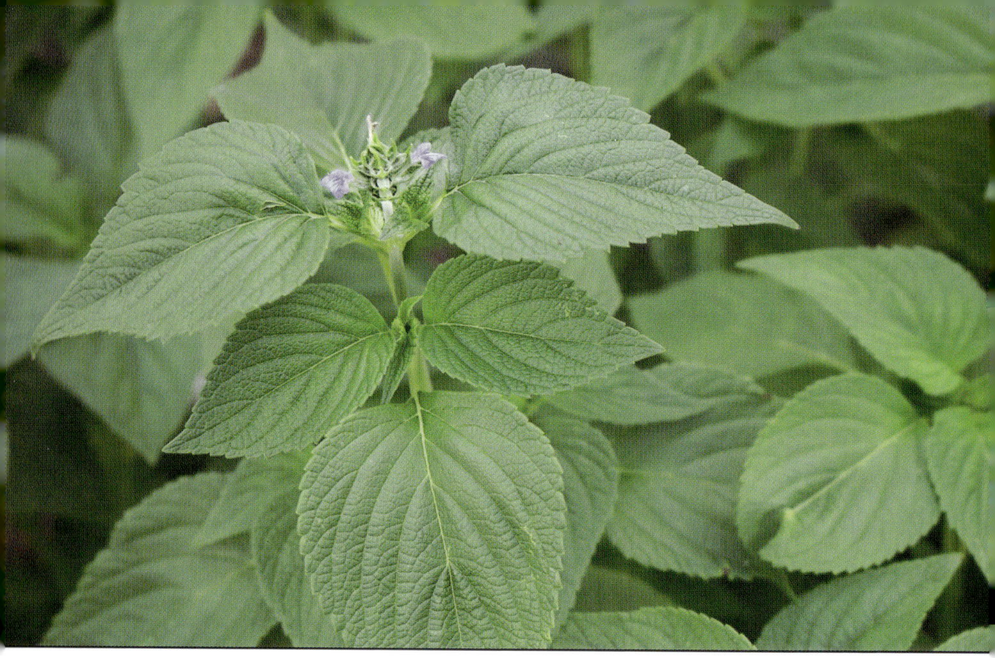

Chia

Mexikanische Chia *(Salvia hispanica)* gehört zur Familie der Lippenblütler und ist, wie ihr lateinischer Name andeutet, mit dem Salbei verwandt. Man findet sie in den tropischen Gebieten Zentral- und Südamerikas sowie in Australien. Die Mexikanische Chia ist eine einjährige krautige Pflanze von 1 bis 2 m Höhe. Sie entwickelt violette Scheinquirle und in der Folge die begehrten weißen oder braunen Früchte. Botanisch gesehen handelt es sich hierbei um sogenannte Klausen (Zerfallfrüchte), die bei uns der Einfachheit halber als Samen bezeichnet werden.

Geschichte

Das kleine Powerkorn ist bei den indigenen Völkern Mittel- und Südamerikas seit mindestens 4000 Jahren ein beliebter Energiespender, der auch gerne auf Reisen mitgenommen wird, um schnell Kraft zu tanken. So bedeutet sein Name, übersetzt aus der Sprache der Maya, auch »Stärke«. Nach den Eroberungsfeldzügen durch die Spanier im 16. Jahrhundert geriet das Korn in Vergessenheit. Erst in den letzten Jahren wurde es dank seiner geballten Inhaltsstoffe bei uns neu als Superfood entdeckt.

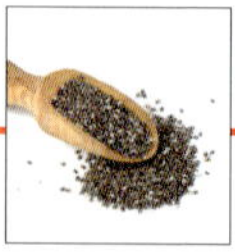

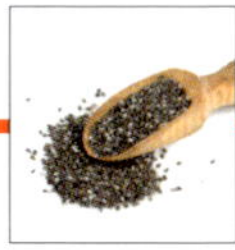

Körperliche Wirkung

Chiasamen sind bekannt für ihren Reichtum an Antioxidantien, Vitaminen, Mineralstoffen, Proteinen und Ballaststoffen. Damit fördern sie die Selbstheilungskräfte und den Zellaufbau. Besonders bemerkenswert ist ihr Omega-3-Gehalt (10 x mehr als Lachs). Die enthaltene Alpha-Linolensäure wirkt sich positiv auf Cholesterinspiegel, Blutdruck, -gerinnung und -zucker aus. Durch die gestärkte Gehirndurchblutung und den erhöhten Serotoninspiegel verbessert sich die allgemeine Leistungsfähigkeit, die Konzentrationsfähigkeit (ADHS) und die Stimmung (Depressionen). Der 20%ige hochwertige Eiweißgehalt macht sie besonders für Veganer zu einer guten Proteinquelle. Da Chiasamen stark quellen, erzeugen sie ein anhaltendes Sättigungsgefühl und helfen gleichzeitig bei der Entgiftung des Körpers, indem sie Säuren und Gifte binden (beides praktisch beim Abnehmen).

Hausapotheke und Rezepte

Chiasamen sind geschmacks- und geruchsneutral und daher gut in Backwaren, Smoothies und zum Binden von Saucen verwendbar. Für einen veganen Ei-Ersatz 1 EL gemahlene Samen 1 : 3 mit Wasser verrühren. Für eine Kur mit Chiasamen liegt die empfohlene Tagesdosis bei 15 – 20 g (1,5 EL). Dabei unbedingt auf reichlich Flüssigkeitszufuhr achten (1 großes Glas Wasser pro EL Chia)!

Chia im eigenen Garten

Im Frühjahr die Samen in Töpfe aussäen oder ab Mai direkt ins Freiland an einen warmen, sonnigen Ort (frostfrei!). Im Herbst die Blütenköpfe abschneiden und die Samen vorsichtig über einer Unterlage ausklopfen. Alternativ können die Samen auch in einer Keimschale zu vitaminreichen Sprossen gezogen werden. Dafür regelmäßig mit frischem Wasser spülen.

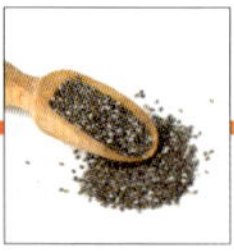

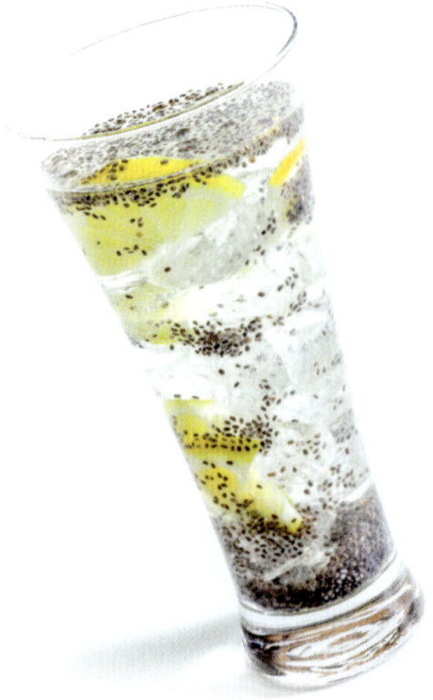

Chia fresca

In Mexiko ist Chia fresca eine beliebte und gesunde Limonadenalternative. Dazu wird 1 EL Chiasamen in ein großes Glas Wasser gegeben, nach Geschmack mit Zitronensaft und Agavendicksaft verrührt und zügig getrunken. Oder man lässt die Samen 30 Minuten in Wasser, Mandel-, Kokosmilch oder Fruchtsaft quellen. Dann entwickeln sie eine gelartige Konsistenz und können wie ein Pudding oder Topping verwendet werden.

Chia-Buchweizen-Brötchen

Mischen Sie 250 g Buchweizenmehl, 1 P. Backpulver, 2 EL ungeschälte Hanfsamen (oder Sonnenblumenkerne) und ½ TL Salz. Dann mit 1 gehäuften EL Chiasamen (gequollen in 6 EL Wasser), 5 EL Öl und 200 ml Wasser zu einem feuchten Teig verrühren. Mit einem Löffel 4 Fladenbrote auf ein Backblech geben und mit Schwarzkümmel oder Sonnenblumenkernen bestreuen. Bei 180 °C Unter/Oberhitze ca. 20 Min. backen. Wer den Geschmack von Buchweizenmehl nicht so mag, kann es auch mit Hirse-, Mais- oder Reismehl mischen.

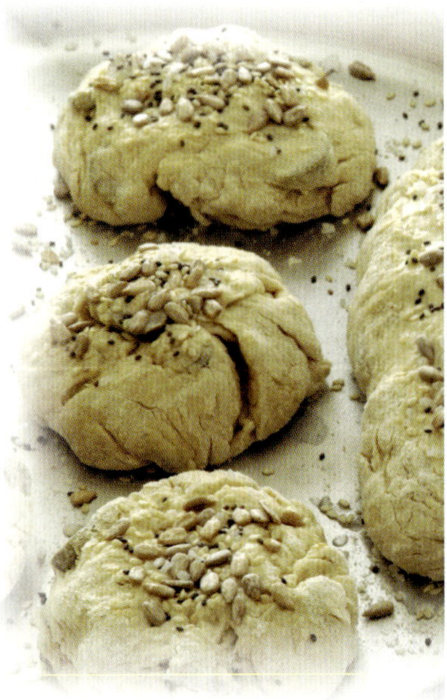

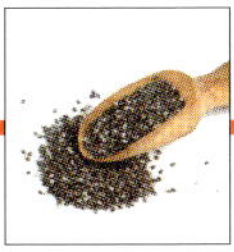

Seelische Wirkung

Naturverbundenheit: ***»Ich bin aus Erde gemacht!«***
Chia hilft, sich selbst wieder als Teil der Natur zu erleben, nicht bloß als Außenstehende. Die eigenen Regenerationskräfte werden geweckt wie bei einer Wanderung im Grünen.

Ritual: Mein Körper als Ökosystem

Setze dich entspannt und in aufrechter Haltung hin. Spüre zunächst, wie der »Wind« deines Atems dein Brustbein hebt und senkt, deinen Bauch in Wellen bewegt … Gehe mit der Aufmerksamkeit zu deinem Hals und nimm wahr, wie Ströme von Blut durch ihn pulsieren … Fühle, dass dein Körper aus Millionen von Zellen aufgebaut ist, kleine Bausteine, jedes mit eigenem Kraftwerk (Mitochondrien) ausgestattet, das dir Wärme und feurige Energie schenkt … Dann spüre deine Knochen, ihre Festigkeit und Erdenschwere. So wie die Natur außen durch die Elemente Feuer-Wasser-Luft-Erde belebt ist, so ist es auch dein Körper. Fühle die Kräfte der Natur in dir.

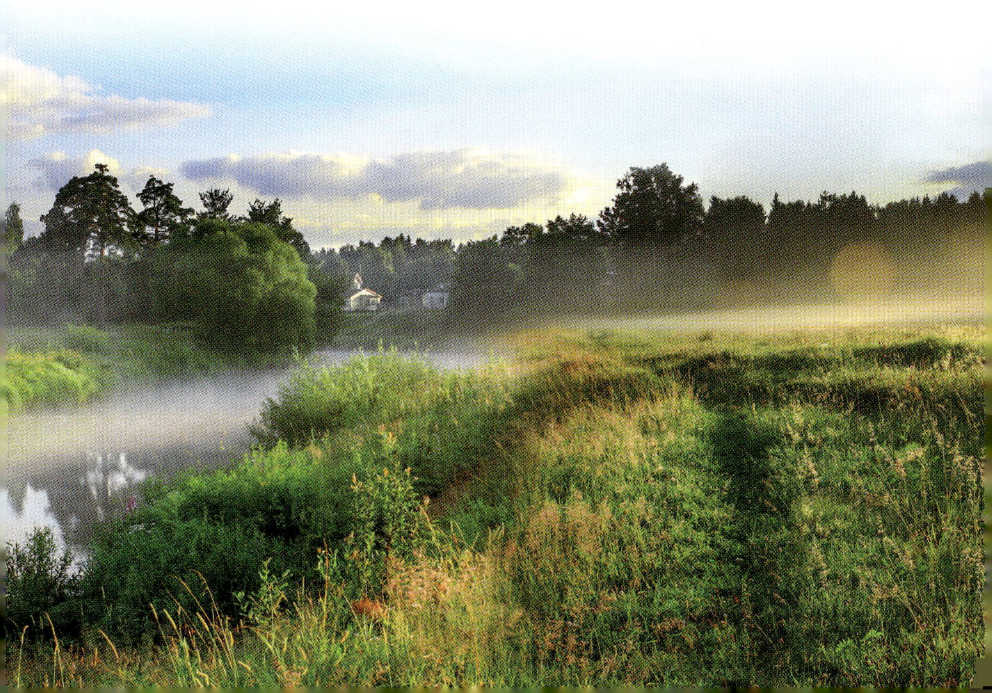

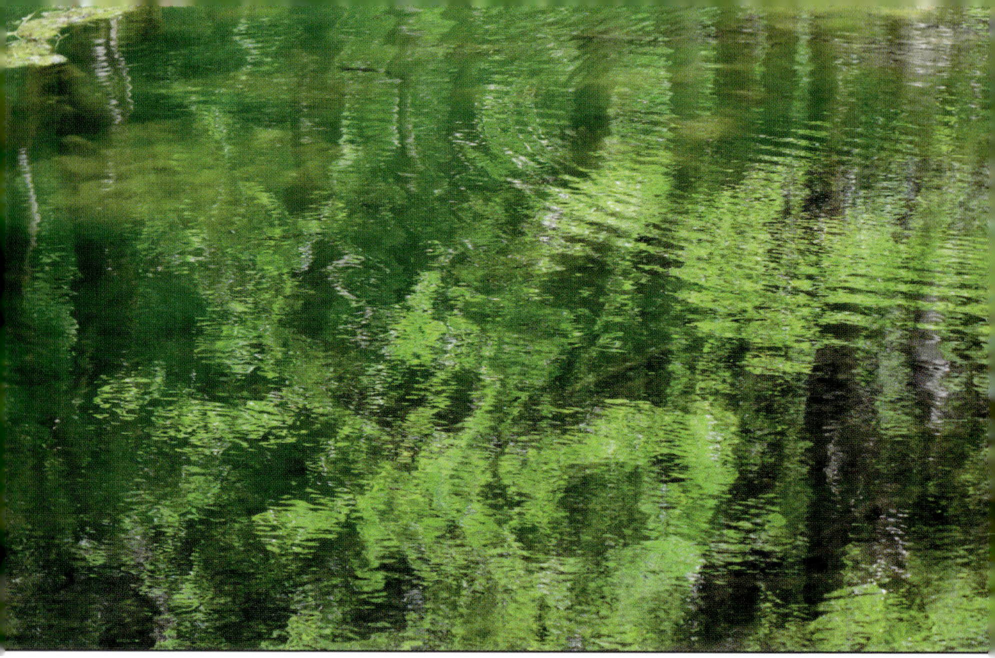

Chlorella

Chlorella *(Chlorella pyrenoidosa* und *C. vulgaris)* zählt zu den ältesten Lebensformen der Welt. Sie existiert schon seit etwa 2,5 Milliarden Jahren. Die Mikroalge besteht aus einer einzelnen, kugelförmigen Zelle mit Zellkern (im Gegensatz zu Spirulina und AFA). Durch den Farbstoff Chlorophyll ist sie intensiv grün gefärbt, das gab ihr den Namen (chloros = griechisch »grün«). Sie ist 2 bis 10 Mikrometer klein und besitzt ein mehrschichtiges Zellulosegerüst. Zur Reproduktion benötigt sie, dank der Fotosynthese, bloß Kohlendioxid, Sonnenlicht, Wasser und einige Mineralstoffe. Sie ist weitverbreitet und wächst schnell. Man findet sie wild in Süßwasserseen, sie kann aber auch gezielt kultiviert werden. In Deutschland steht seit 1999 eine Produktionsanlage mit einem 500 km langen Glasröhrensystem.

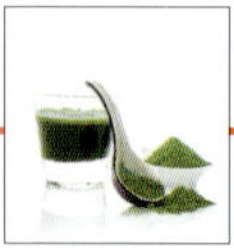

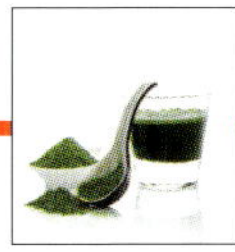

Geschichte

Chlorella trug entscheidend zur Entwicklung unserer sauerstoffreichen Erdatmosphäre bei und hat sich allen Veränderungen auf unserem Planeten bestens anpassen können. Seit der 1. Hälfte des 20. Jahrhunderts erforschen Wissenschaftler die Prozesse der Fotosynthese mithilfe der Chlorella-Alge, darunter der deutsche Biochemiker Otto Heinrich Warburg und der Chemiker Melvin Calvin, der dafür sogar den Nobelpreis erhielt. Nach Kriegsende wiesen vielversprechende Studien darauf hin, dass Chlorella-Wasserfarmen in Zukunft einen wichtigen Beitrag für die Ernährung der Weltbevölkerung leisten könnten bzw. für die Energieversorgung. Tatsächlich blieb Chlorella jedoch bislang ein Nischenprodukt im Gesundheitsbereich.

Körperliche Wirkung

Chlorella hat einen sehr hohen Eiweißgehalt (getrocknet etwa 45 %), viele Mineralstoffe (10 %), Vitamine, Ballaststoffe und sekundäre Pflanzenstoffe (Lycopen, CGF, CVE). Die Inhaltsstoffe haben eine gute Bioverfügbarkeit und ergänzen sich optimal untereinander. (Allerdings müssen dafür die Zellwände der Mikroalge während des Pulver-Produktionsverfahrens aufgebrochen werden!) Chlorella besitzt den höchsten Gehalt an Chlorophyll, der bislang bei einer Pflanze gemessen wurde. Der chemische Aufbau von Chlorophyll ähnelt dem des roten Blutfarbstoffs Hämoglobin, daher wird Chlorophyll oft als das »grüne Blut« der Pflanzen gesehen. Im menschlichen Körper wirkt es blutaufbauend und -reinigend. Sie ist besonders gut dazu geeignet, Schwermetalle aus dem Körper auszuleiten, zum Beispiel nach der Entfernung von Amalgamplomben aus den Zähnen. Chlorella unterstützt die Leber, regeneriert die Zellen, aktiviert den Stoffwechsel und wirkt krebshemmend. Als Süßwasseralge ist sie nahezu jodfrei (wichtig bei Schilddrüsenüberfunktion).

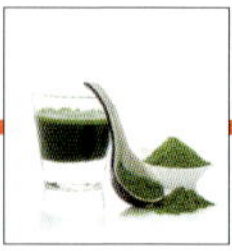

Hausapotheke und Rezepte

Am besten erwerben Sie Chlorella aus kontrolliert biologischen Bedingungen. Wichtig ist der Anbau in bester Wasserqualität fernab von Siedlungen und unter strengen Qualitätskontrollen auf Schadstoffe. Auch die schonende Trocknung spielt eine Rolle, um die Vitalstoffe zu erhalten. Weiter sollten keine Zusatzstoffe, Konservierungsmittel etc. beigefügt sein. Als tägliche Verzehrempfehlung gelten 3 g Algenpulver (vor oder während den Mahlzeiten eingenommen), bei Therapien durchaus mehr (mit Ihrem Arzt oder Heilpraktiker besprechen). Begleitend zu Entgiftungskuren viel Wasser trinken! Chlorella wird allgemein gut vertragen, Allergien sind nicht bekannt.

Chlorella-Chia-Drink

6 getrocknete Aprikosen und 1 EL Chiasamen in 300 ml Wasser einweichen. Nach 20 Min. 1 TL Chlorella-Pulver zugeben und im Mixer pürieren.

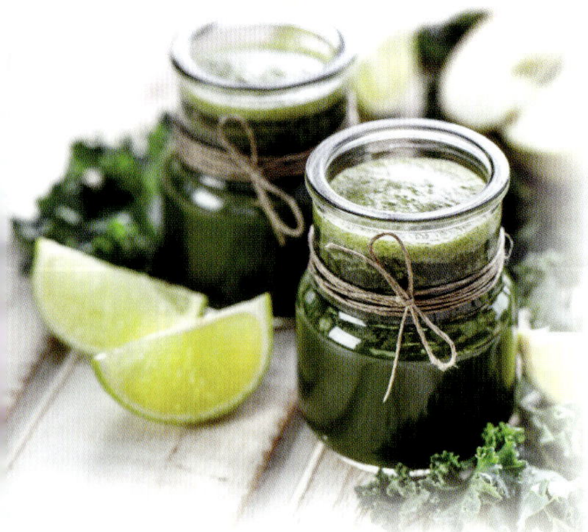

Chlorophyll-Smoothie

2 Handvoll frische Spinatblätter, 1 kleine Handvoll Wildkräuter (Löwenzahnblätter, Brennnesselspitzen, Giersch, ...), ½ Avocado (entkernt), 1 Apfel, 3 getrocknete Datteln (entsteint und in etwas Wasser eingeweicht), Saft einer ½ Zitrone, 1 TL Chlorella-Pulver mit 1 Glas Wasser im Mixer fein pürieren. Schluckweise genießen.

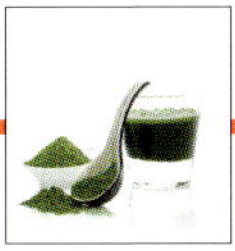

Seelische Wirkung

Leere: ***»Es ist nichts zu tun oder zu wissen!«***
Chlorella verbindet uns mit den Uranfängen, mit dem Sein ohne Worte, ohne persönlichen Willen, ohne Ego.

Ritual: Welle und Ozean

Nimm dir eine kleine Auszeit, setze dich aufrecht hin und schließe deine Augen. Imaginiere dich als Welle auf dem Ozean. Rund um dich ist das weite Meer und du lässt dich treiben. Gischt sprüht auf. Du bist als Welle ganz anders geformt als die anderen Wellen. Du bist einzigartig. Nun gehe mit deinem Bewusstsein tiefer … werde zum Wasser des Ozeans, auf dessen Oberfläche die Welle tanzt. Sei dieser Ozean … in seiner Weite und unergründlichen Tiefe … Nichts ist zu tun … keine Grenzen … nur da sein …

Nach einigen Minuten hole dich mit einem tiefen Atemzug wieder ganz in deine Alltagswelt zurück.

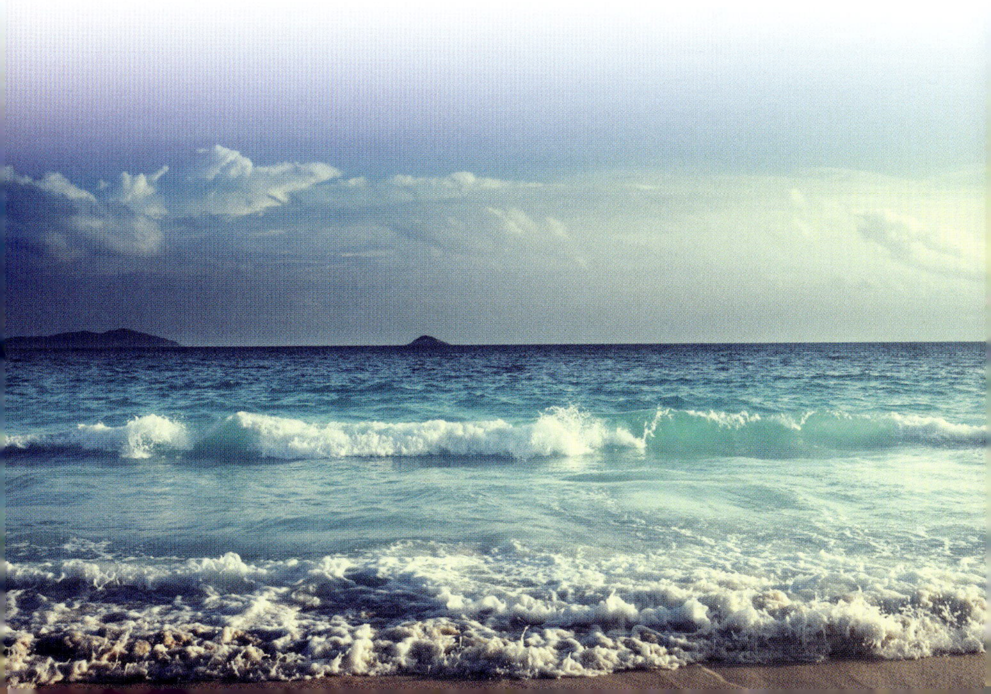

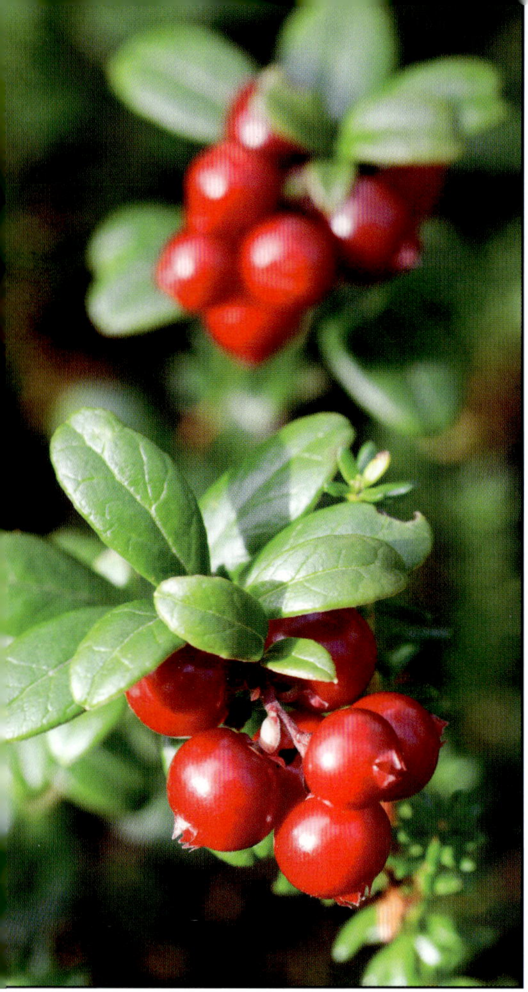

Cranberry

Die Cranberry *(Vaccinium macrocarpon)*, auch Großfrüchtige Moosbeere oder Kranbeere genannt, gehört zur Familie der Heidekrautgewächse und ist eine Verwandte der Preiselbeere. Sie wächst als immergrüner Zwergstrauch mit ledrigen länglichen Blättern und weißlich-rosa Blüten. Die Staubfäden der Blüten bilden eine Art Schnabel, der an einen Kranich erinnert und ihr den Namen verlieh. Moosbeeren gibt es in etwa 130 verschiedenen Sorten. Sie breiten sich kriechend, mit am Boden verwurzelten Zweigen aus und überwachsen ganze Gebiete mit einer rasenähnlichen Struktur. Die knallroten Früchte sind etwas kleiner als Kirschen und leichter als Wasser, da sie Luftkammern im Inneren besitzen. Diese Eigenschaft macht sich die industrielle Landwirtschaft zunutze: Zur Ernte werden die Felder geflutet und alle obenauf schwimmenden Beeren eingesammelt.

Geschichte

Die Ursprungsheimat der amerikanischen Cranberry liegt in den Hochmooren Nordamerikas. Heute wächst sie als Neophyt auch in Deutschland, den Niederlanden und in den baltischen Ländern. Zusätzlich gibt es in Europa die Gewöhnliche Moosbeere *(Vaccinium*

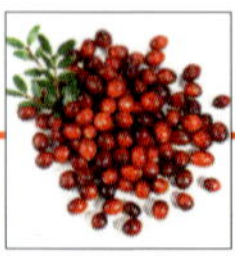

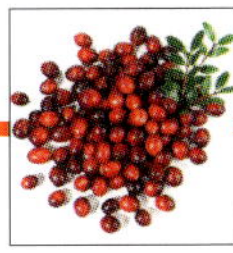

oxycoccos). Sie wächst vornehmlich in Naturschutzgebieten und gilt in Deutschland als gefährdet. Schon die indigenen Völker Nordamerikas nutzten die Cranberry als entzündungshemmendes Mittel, unter anderem als Wundauflage.

Körperliche Wirkung

Neben ihrem Reichtum an Vitamin C, Mineralstoffen und Pektin enthält die Cranberry eine Reihe hochwirksamer Antioxidantien, zum Beispiel Flavanole wie Proanthocyanidin Typ A. Studien legen nahe, dass diese Inhaltsstoffe verhindern, dass sich Bakterien *(Escheria coli)* an den Oberflächen der Harnwege anlegen. Die Früchte wirken somit vorbeugend gegen wiederkehrende Blasen- und Harnwegsinfektionen, aber auch gegen Bakterien an der Magen- und Darminnenwand. Cranberrys sollen ebenso Zahnbelag verringern, das Zahnfleisch stärken und Mundinfektionen entgegentreten. Eine mögliche krebshemmende Wirkung wird derzeit intensiv beforscht. Unter Laborbedingungen reduziert Cranberry die Metastase-Aktivität und fördert den kontrollierten Zelltod. Vermutet wird zudem eine positive Wirkung auf Blutdruck und Zuckerstoffwechsel.

Hausapotheke und Rezepte

Frische Cranberrys sind recht sauer und ergeben gemixt mit etwas Öl und Gewürzen eine pikante Salatsauce. Für eine süßere Variante mit anderen Früchten und Agavendicksaft vermischen. Im Kühlschrank sind frische Cranberrys bis zu 3 Wochen haltbar. Als Snack für zwischendurch empfehlen sie sich in getrockneter Form (ähnlich wie Rosinen). Die Früchte können auch als Tee, Kompott oder Saft verarbeitet werden und sind in der nordamerikanischen und skandinavischen Küche sehr beliebt. Gleich den Preiselbeeren werden sie zu Wildbraten oder zum traditionellen »Thanks Giving Turkey« gereicht.

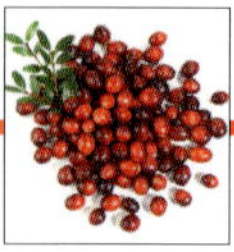

Cranberrys im eigenen Garten

Die Pflanze ist frosthart und leicht zu ziehen. Sie wächst gerne auf sonnigem Standort, in saurer Erde und in der Nähe von Heidelbeeren und Rhododendren. Es empfiehlt sich, die Umgebung der Pflanze mit einer Rindenmulchschicht abzudecken und dadurch feucht zu halten. Im Herbst erfreut sie uns durch ihr rotes Laub, das sie bis in den Winter behält. Cranberrys gibt es mittlerweile in vielen Gartencentern zu kaufen, sie können auch über Stecklinge vermehrt werden.

Cranberrys gegen Blasenentzündungen

Als Prophylaxe vor immer wiederkehrenden Blasenentzündungen morgens und abends je 1 Glas (200 ml) Cranberrysaft trinken.

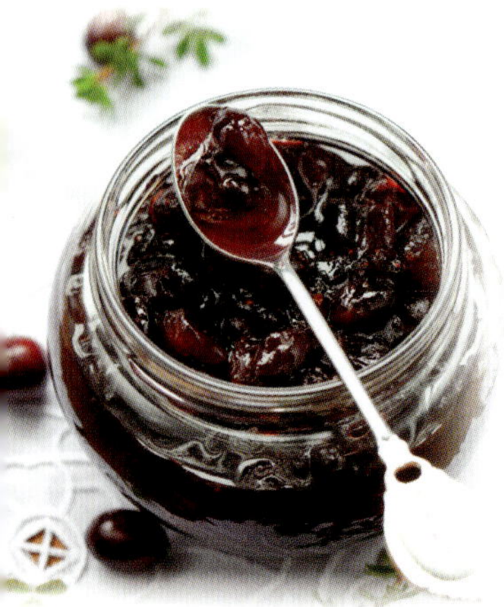

Cranberrysauce

200 ml Orangensaft mit 150 g braunem Rohrzucker bei mittlerer Hitze erwärmen (in einem beschichteten Topf – kein Alu!), bis sich der Zucker gelöst hat. 250 g frische Cranberrys zugeben und immer wieder rühren, bis die Früchte aufplatzen. Etwas geriebene Muskatnuss zugeben und alles in eine Schüssel füllen, das enthaltene Pektin dickt die Sauce beim Abkühlen ein. Wird in Nordamerika traditionell zu Truthahn gereicht, passt aber auch zu gebratenem Tofu.

Mohnkuchen mit Cranberrys

1 kg Äpfel entkernen und mit Schale in einem starken Mixer zu Mus pürieren. 200 g Blaumohn und 180 g Hirse mahlen. Alle Zutaten in einer Schüssel mit 180 g Rohrzucker, 100 g getrockneten Cranberrys und einem Schuss Rum verrühren. Eine Springform mit Backpapier auslegen und den Teig eingießen. Bei 175 °C ca. 1 Stunde backen (Nadelprobe!). Zum Festwerden einige Stunden kühl stellen, dann mit (Soja)-Schlagrahm servieren.

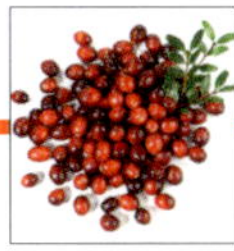

Seelische Wirkung

Entschleunigung: ***»Es gibt Zeit genug für alles!«***
Die Cranberry nimmt Druck heraus. Damit stärkt sie auf seelischer und körperlicher Ebene die Regenerationsfähigkeit und die Selbstheilungskräfte.

Ritual: Wolkenschiffe

Nimm dir eine Decke und lege dich damit auf eine Wiese. Richte den Blick nun gen Himmel und tu das, was in der Schule immer verboten war: ohne denken in die Luft schauen (oder auf Österreichisch: »ins Narrenkastl«). Schau den Wolken zu, wie sie vom Wind – ganz ohne eigene Anstrengung – über den Himmel bewegt werden. Lass dabei alle Spannung in deinem Körper und Geist los. In der kalten Jahreszeit kannst du alternativ Blätter im Wind beobachten oder fallende Schneeflocken durch die Fensterscheibe.

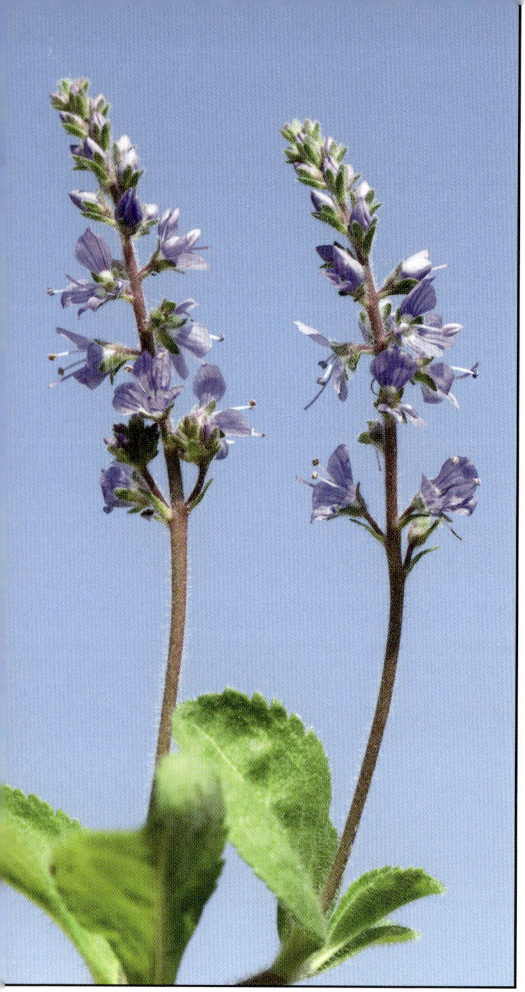

Ehrenpreis

Der Echte Ehrenpreis, auch Wald-Ehrenpreis *(Veronica officinalis)* genannt, gehört zur Familie der Wegerichgewächse. An die 450 verschiedene Arten zählen zur Gattung Ehrenpreis. Sie sind an vielen Orten der Welt zu finden, darunter etliche in Mitteleuropa. Der Echte Ehrenpreis ist eine krautige ausdauernde Pflanze und wird bis zu 20 cm hoch. Der Stängel ist weich behaart und niedergestreckt, der Rand der lanzettlichen Blätter fein gesägt. Ehrenpreis bildet traubige Blütenstände aus, mit blauen, lila oder weißlichen Blüten. Oft wächst er in Form kleiner Teppiche.

Geschichte

Wie der Name *(Veronica* = Siegbringerin) bereits suggeriert, war der Wald-Ehrenpreis in der Naturheilkunde ein hochverehrtes Heilmittel. Im Volksmund hieß er auch »Männertreu«, »Grundheilkraut« oder »Heil aller Welt«. Erstmals wurde er im Kleinen Destillierbuch des Hieronymus Brunschwig erwähnt (1500) unter den Namen »erenbris«, »veronica« und »über arzt gruntheil«. Das Buch berichtet von einer Legende, in der einst ein Jäger einen verletzten Hirsch beobachtete, wie dieser seine Wunde erst an einer Eiche (Gerbstoffe) rieb und dann viel Ehrenpreis fraß. Da das Tier rasch gesund wurde, empfahl

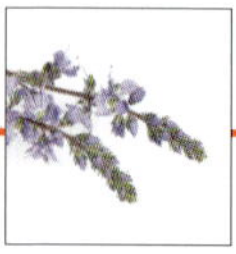

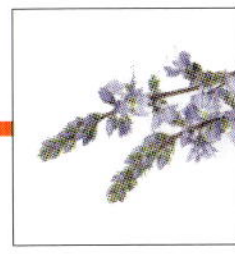

der Jäger den Ehrenpreis dem fränkischen König, der an Aussatz litt. Die Krankheit verschwand rasch und als Dank bekam die Pflanze ihren Namen.

Körperliche Wirkung

Ehrenpreis galt früher als Universalheilmittel und wurde gegen eine Vielzahl an Leiden eingesetzt. In der modernen Phytotherapie hingegen wird er kaum verwendet. Die wenigen Ergebnisse klinischer Studien sprechen ihm eher seine Heilkraft ab. Doch Pflanzen sind mehr als »Chemiebehälter«. Besonders immunstärkende Pflanzen wirken oft durch ihre Ganzheit, nicht durch einzelne, isolierte Inhaltsstoffe. Wie auch immer, Ehrenpreis gilt prinzipiell als entzündungshemmend und antimikrobiell. Er enthält Iridoidglykoside, Flavonoide, Triterpensaponine, Phenolcarbonsäuren und Gerbstoffe. Der traditionelle Einsatz gestaltet sich sehr vielseitig: Atemwegserkrankungen, schlechte Blutqualität, Verdauungsstörungen, Hautleiden (Altersjucken, chronische Ekzeme), Stress, auch Unfruchtbarkeit, Appetitlosigkeit und Rheuma. Heutzutage findet man ihn vor allem in homöopathischen Arzneimitteln zur Behandlung chronischer Bronchitis, von Hauterkrankungen und Blasenkatarrh.

Hausapotheke und Rezepte

Ehrenpreis wird als Naturheilmittel äußerlich und innerlich angewendet. Das Kraut erntet man mitsamt den Blüten im Frühsommer. Man kann es auch als Salat oder Gemüse essen, zu Kräutersäften weiterverarbeiten oder trocknen und als Bestandteil von Hustentees verwenden.

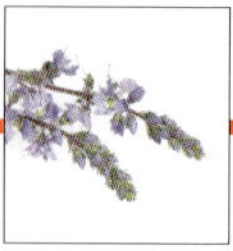

Ehrenpreis-Tee

1 TL des getrockneten Krauts mit 1 Tasse kochendem Wasser übergießen und 10 Min. ziehen lassen. Dann abseihen und mäßig warm in kleinen Schlucken trinken. 2 – 3 x täglich.

Oder bei Entzündungen der Rachen- und Mundschleimhäute als keimtötendes Gurgelwasser anwenden. Ehrenpreis-Tee hilft auch bei Nervosität aufgrund geistiger Überanstrengung. Dazu abends vor dem Schlafengehen 1 Tasse trinken. Als Brusttee zu gleichen Teilen mit Lungenkraut, Huflattichblättern[12] und Spitzwegerich mischen.

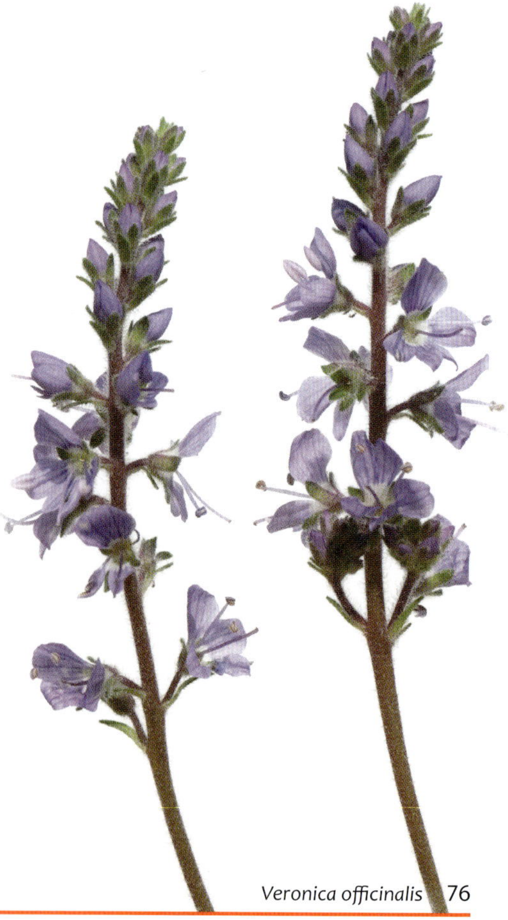

Ehrenpreis-Waschung

Eine Handvoll zerkleinertes Kraut mit 1 Tasse kochendem Wasser übergießen, 20 Min. ziehen lassen und dann abseihen. Bei Ausschlägen oder Hautjucken ein Tuch darin tränken und auflegen.

12 In der Apotheke kann man Huflattich auch ohne Pyrrolizidinalkaloide kaufen.

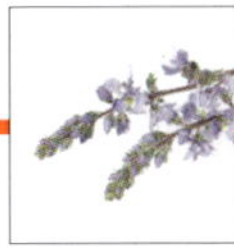

Seelische Wirkung

Idealismus: ***»Ich richte mich auf das Vollkommene in allem aus!«***
Ehrenpreis unterstützt uns dabei, nicht bei den Schwächen und Krankheiten hängen zu bleiben, sondern auf das Heile, Unverletzte, das »Urbild« von uns und anderen zu schauen. Darauf, wie wir ursprünglich gemeint sind.

Ritual: die größere Version deiner selbst

Stelle dich aufrecht hin und lass zunächst zum Auflockern deine Arme nach links und rechts schwingen. Beuge nun deinen Rücken und kauere dich zu einem ganz kleinen Paket am Boden zusammen. Du ruhst gleich dem Samen einer Pflanze konzentriert in dir … Nun lass Kraft aus der Erde durch deine Füße strömen. Diese Kraft bringt dich dazu, dich langsam aufzurichten. Du wächst Zelle für Zelle, wirst immer größer … Spüre, wie dein Scheitel und dein Brustbein Richtung Himmel ziehen. Wie deine Schultern breiter werden … Wie du immer mehr deine dir zugedachte Größe und Form erreichst. Lass dich nicht beirren, wenn Spannungen (Hindernisse) auftauchen. Unaufhaltsam wächst du in eine größere Version deiner selbst hinein, in dein vollkommenes Ebenbild. Genieße es, deinen Raum einzunehmen … Nach einer Zeit beende die Übung und komme in deine Alltagswelt zurück.

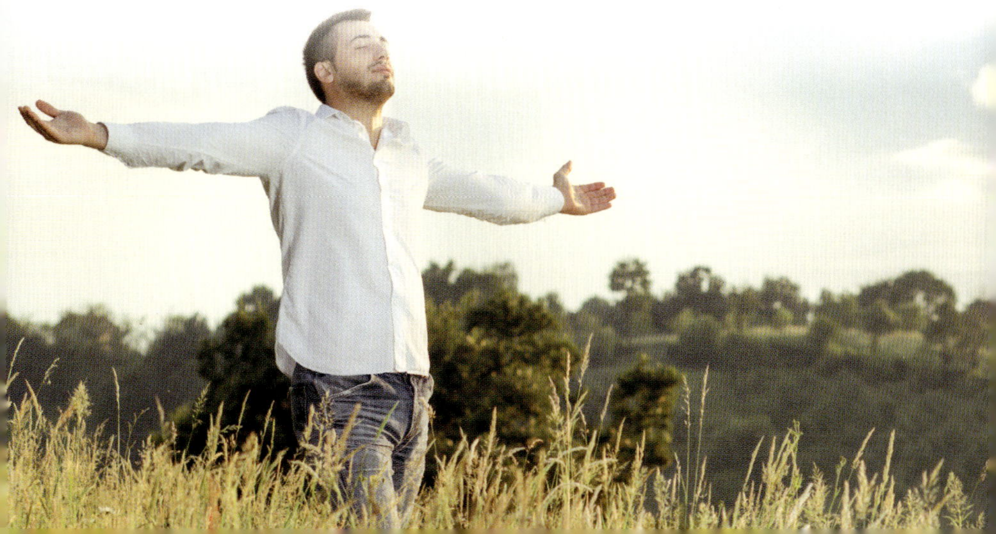

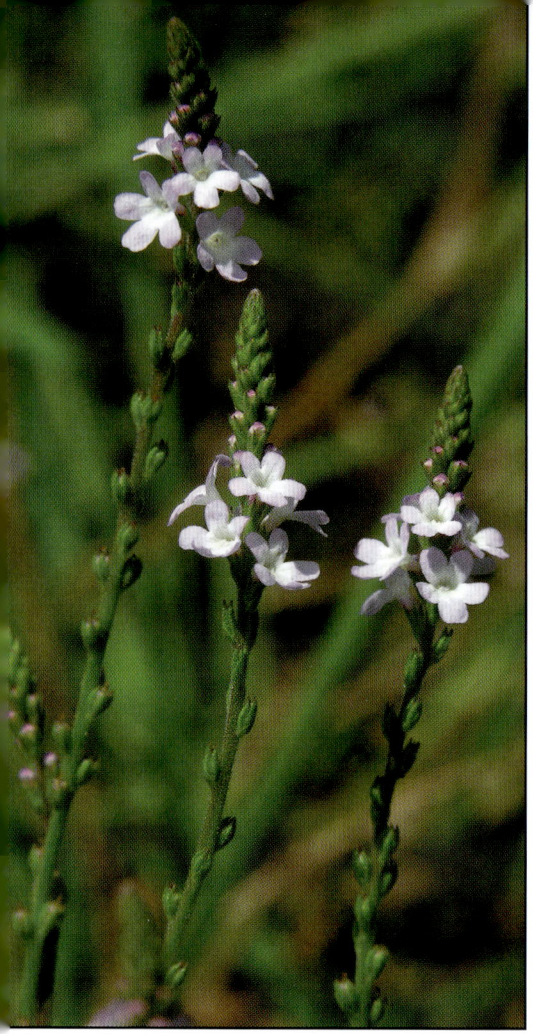

Eisenkraut

Das Echte Eisenkraut *(Verbena officinalis)* gehört zur Familie der Eisenkrautgewächse und ist eine krautige Pflanze von 20 bis 70 cm Höhe. Es hat einen vierkantigen, leicht behaarten und aufrechten Stängel. Die Blätter sind gegenständig und grob gezähnt. Die Blüten stehen in ährigen Blütenständen zusammen und sind weiß, rosa oder bläulich-violett gefärbt. Das Echte Eisenkraut ist eine unauffällige Pflanze, die gerne an Wegesrändern und Schuttplätzen wächst. Es wird weltweit zu den invasiven Pflanzen in gemäßigter oder tropischer Lage gezählt.

Geschichte

Wie die volkstümlichen Namen »Sagenkraut« oder »Wunschkraut« verraten, handelt es sich beim Echten Eisenkraut um eine geheimnisumwobene Kultpflanze. Schon im alten Ägypten wurde es, damals als »Träne der Isis« bekannt, in Zeremonien eingesetzt. Bei den Römern und Griechen fertigte man aus ihm Liebestränke, Glücksbringer und Ritualbesen, mit denen der Altar gekehrt wurde. Es sollte obendrein unverwundbar gegen Eisenwaffen machen. Die keltischen Druiden stellten aus Eisenkraut »Lustralwasser« her, das für magische Akte aller Art verwendet wurde. Bei der Ernte der

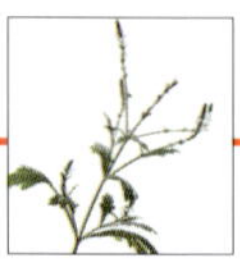

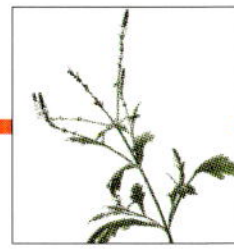

heiligen Pflanze musste ein Kreis mit Eisen um sie gezogen werden. Da ihre Früchte auch durch den Menschen weitergetragen werden (Trittausbreitung), kann ihr Vorkommen auf Standorte alter Burgen oder jungsteinzeitlicher Siedlungen hinweisen. Traditionell wurden mit Eisenkraut Erkrankungen von Gebärmutter und Haut, Schlangenbisse, Rheuma und Fieber behandelt.

Körperliche Wirkung

Wie bei vielen ganzheitlich heilenden Pflanzen tut sich die moderne Phytotherapie beim Eisenkraut schwer, stark wirksame Einzelstoffe zu isolieren. Die pharmazeutische Wirkung scheint daher nicht gesichert. Nichtsdestotrotz ist das Echte Eisenkraut seit dem Altertum ein hochgeschätztes Heilmittel. Es enthält unter anderem Iridoid-Glykoside (Verbenalin, Hastatosid), wirkt entzündungshemmend, fiebersenkend und schmerzlindernd. Es wird gerne in traditionellen Mitteln gegen Erkältungen eingesetzt. Seine Inhaltsstoffe wirken auch schlaffördernd und stärken die Nerven. Hebammen nutzen Eisenkraut seit alters, um den Geburtsvorgang einzuleiten und die Milchproduktion anzuregen.

Hausapotheke und Rezepte

Eisenkraut lässt sich gut im eigenen Garten anbauen. Das Kraut wird während der sommerlichen Blütezeit geschnitten und an einem schattigen, luftigen Ort getrocknet. Man kann es als Tee einsetzen und seine Auszüge sind Teil von Hautpflegeprodukten. Achtung: Die Pflanze nicht mit der verwandten Zitronenverbene *(Aloysia citrodora,* »duftendes Eisenkraut«) verwechseln, die im Gegensatz zum Echten Eisenkraut auffällig nach Zitrusfrüchten riecht. Eisenkraut nicht während der Schwangerschaft anwenden, da es die Wehen fördert.

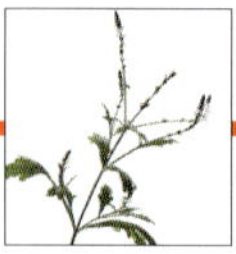

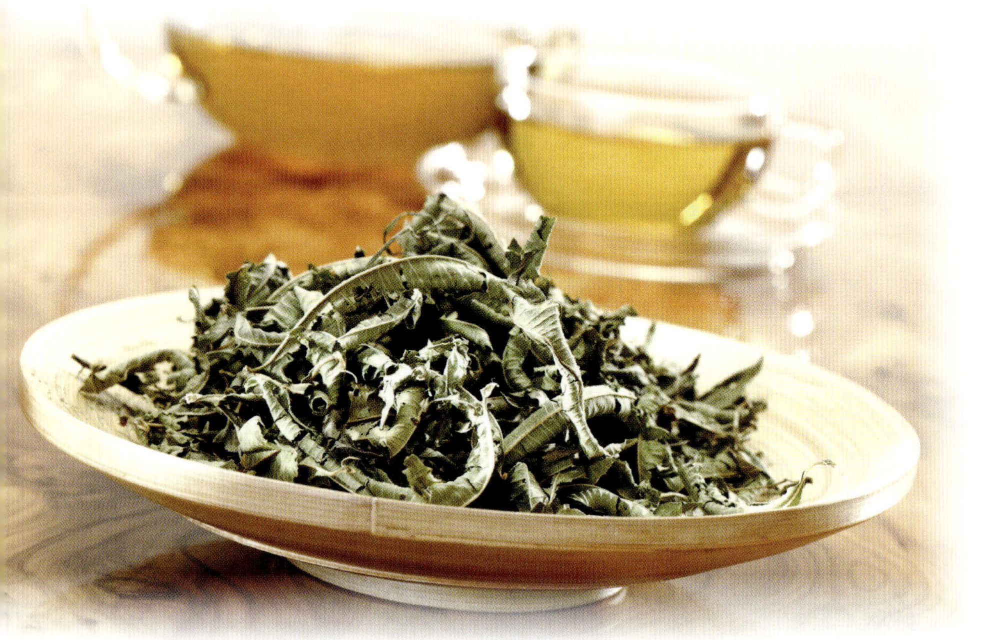

Eisenkraut-Tee

1 TL getrocknetes Kraut mit ¼ l kochendem Wasser übergießen, 5 – 10 Min. ziehen lassen und abseihen. Gut zur Verdauung nach dem Essen oder bei Schnupfen. Als Still-Tee mit weiteren milchbildenden Kräutern mischen (z. B. Anis, Fenchel, Melisse und Brennnessel).

Eisenkraut-Tinktur

300 g frisches Eisenkraut in ein Glas füllen und vollständig mit Alkohol (40%iger Wodka) übergießen. Verschließen und gut schütteln. 2 Wochen kühl und dunkel stellen, dabei das Glas täglich schütteln. Dann abgießen (Kräuter auspressen) und in dunkle Glasflaschen abfüllen. Gut verschlossen 1 – 2 Jahre haltbar. Bei seelischer Niedergeschlagenheit 3 x täglich 15 Tropfen in etwas Wasser trinken.

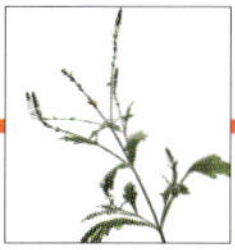

Seelische Wirkung

Ritterlichkeit: ***»Mit meiner Stärke diene ich der Zartheit!«***
Eisenkraut hilft, die eigenen Ideale und Ideen auf sanfte, »zauberhafte« Weise zu erreichen, ohne dass es dabei zu einer Überanstrengung oder Aufopferung kommt (siehe auch Vervain in der Bachblütentherapie).

Ritual: Jungfrau und Ritter

Lade dich selbst in ein Restaurant zum Essen ein. Erforsche dabei die ritterliche Seite in dir und wie sie um die zarte »Jungfrau« wirbt. Lass den Ritter die Türe öffnen und die Jungfrau zu einem Tisch geleiten. Wähle jenen Stuhl, bei dem sich die Jungfrau beschützt fühlt und der Ritter die Lage überblicken kann. Frag sie, was sie gerne essen möchte, aber lass ihn den Kellner rufen. Spüre, wie der Ritter die Schönheit und Reinheit der Jungfrau in Ehren hält. Wie er sich an ihr erfreut und jederzeit bereit ist, für sie in die Bresche zu springen. Beobachte auch, wie die Jungfrau die Begleitung des Ritters genießt, seinen Schutz, seine Wertschätzung und Kraft. Beide sind gleichermaßen Teile deines Wesens und verleihen dir eine große Bandbreite an Gefühl, Ausdruck und Schlagfertigkeit.

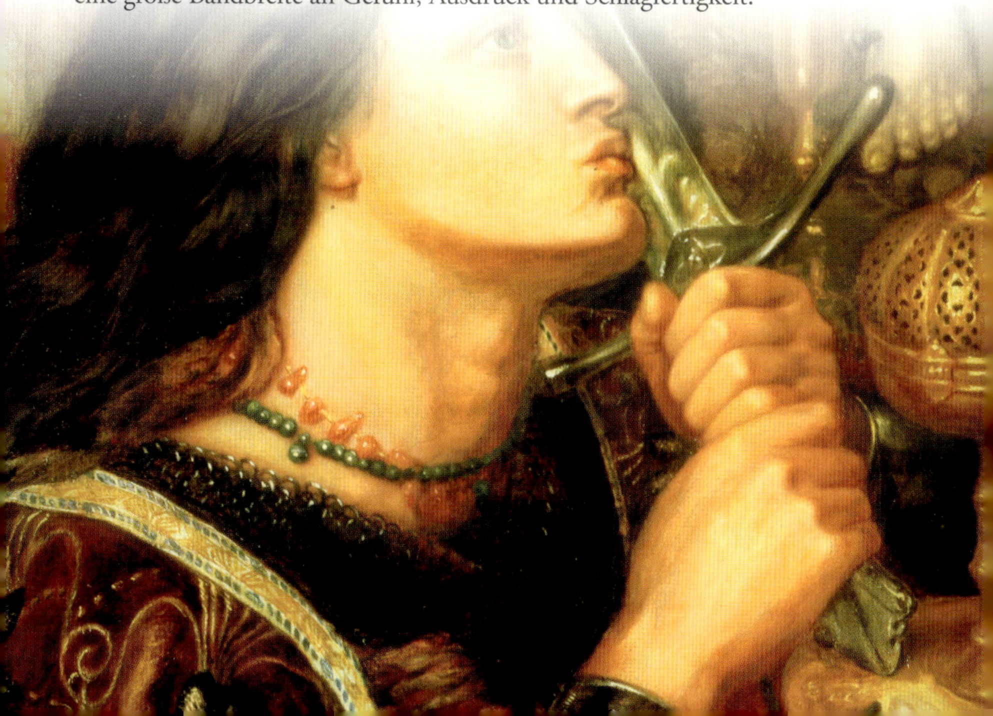

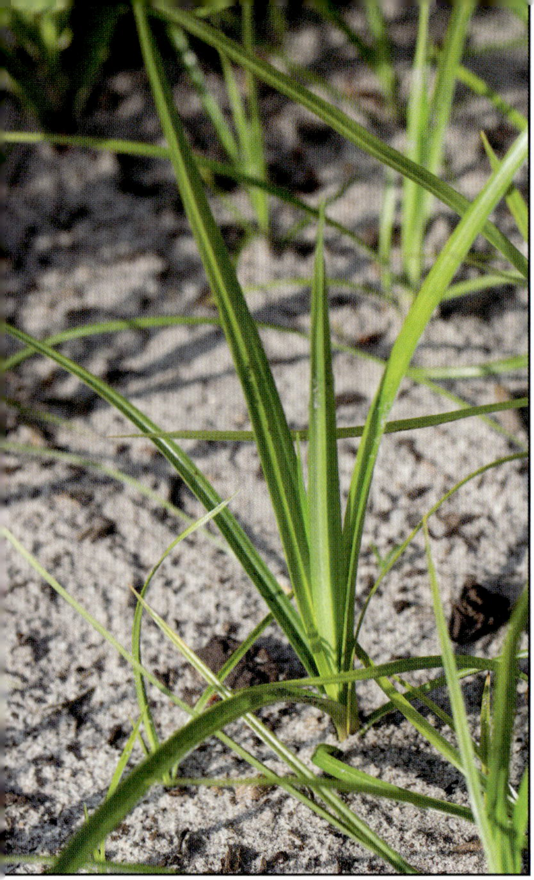

Erdmandel

Die Erdmandel, auch als Tigernuss oder Knollen-Zyperngras bekannt *(Cyperus esculentus)* gehört zur Familie der Sauergrasgewächse. Sie ist eine krautige, bis zu 70 cm hohe Pflanze mit aufrechtem, dreikantigem Stängel, der durch einen weißen Streifen gekennzeichnet ist. Die Laubblätter sind schmal und lauchartig, die weißlichen Blüten sitzen auf bis zu 10 cm langen Ähren. Unter der Erdoberfläche bildet die Erdmandel lange Ausläufer mit braunen, etwa erbsengroßen Verdickungen (Knollen).

Geschichte

Die Erdmandel wird seit Langem in vielen Teilen Afrikas genutzt. Ägyptische Grabbeigaben bezeugen ihre Bedeutung bereits im Altertum. Etwa im 6. Jahrhundert brachten Araber die Pflanze nach Spanien, seitdem wächst sie in den Mittelmeerländern. Auch in Deutschland und den Niederlanden wurde sie bereits gesichtet. Obwohl es dort für sie zu kalt zum Aussamen ist, wachsen kleine Rhizomstücke leicht an, die durch Baumaschinen oder mit Blumenzwiebeln verschleppt wurden. Manche beklagen, dass die Erdmandel damit Teile der heimischen Flora verdrängt. Wie auch immer, Erdmandeln haben die besondere Fähigkeit, Schwermetalle aus dem Boden binden zu können (Cadmium, Blei). Zur Entkontamination belasteter Böden können sie daher gute Dienste leisten (etwa im Abwasserbereich von Färbereien oder auf Schutthalden).

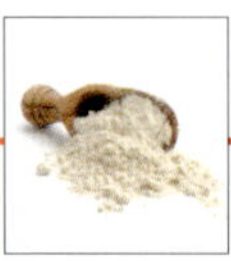

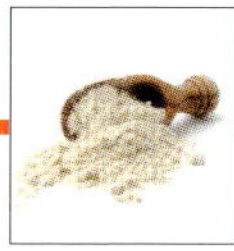

Körperliche Wirkung

Erdmandeln besitzen viele ungesättigte Fettsäuren (Linolsäure), Mineralstoffe, Eisen, das zellschützende Vitamin E, H (Biotin) und leicht verdauliche pflanzliche Proteine. Die enthaltenen Ballaststoffe (15 – 30 %) aktivieren den Darm bei Verstopfung, pflegen die Schleimhäute und schenken gleichzeitig ein angenehmes Sättigungsgefühl (praktisch beim Abnehmen). Der Farbstoff Rutin (ehemals Vitamin P) schützt durch seine antioxidative Wirkung vor freien Radikalen und stärkt die Blutgefäße. Erdmandel unterstützt die Darmgesundheit, das Immunsystem und schenkt rasche Energie (etwa beim Sport). Von einigen Ernährungswissenschaftlern werden sie als »Überlebensnahrung« gesehen: Schon 2 – 3 EL sollen ausreichen, um den Körper mit allen wichtigen Nährstoffen zu versorgen.

Hausapotheke und Rezepte

Erdmandeln gibt es im Reformhaus oder über das Internet. Sie lassen sich aber auch problemlos im eigenen Garten anpflanzen (auspflanzen nach den Eisheiligen, ernten beim ersten Frost). Die Knollen sind getrocknet bis zu zwei Jahre haltbar. Erdmandeln werden gerne als Snack für zwischendurch geknabbert (die Knollen dazu über Nacht in Wasser einweichen), über das Müsli gestreut (Erdmandel-Chips), zu Mehl verarbeitet, als pflanzlicher Drink genossen oder zu Öl gepresst (in der Naturkosmetik). Geschmacklich erinnern sie an Haselnüsse oder Mandeln und können diese beim Backen auch ersetzen (weniger Fett, auch für Nussallergiker geeignet). Aufgrund ihrer angenehm milden Süße sind Erdmandeln bei Kindern und älteren Menschen, bei Figurbewussten und Sportlern gleichermaßen beliebt. Sie eignen sich auch sehr gut für eine gluten- und laktosefreie Diät, Unverträglichkeiten sind nicht bekannt. Einnahmeempfehlung für eine Darmkur: 3 EL/Tag (4 Wochen, dabei viel trinken!).

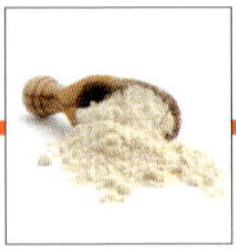

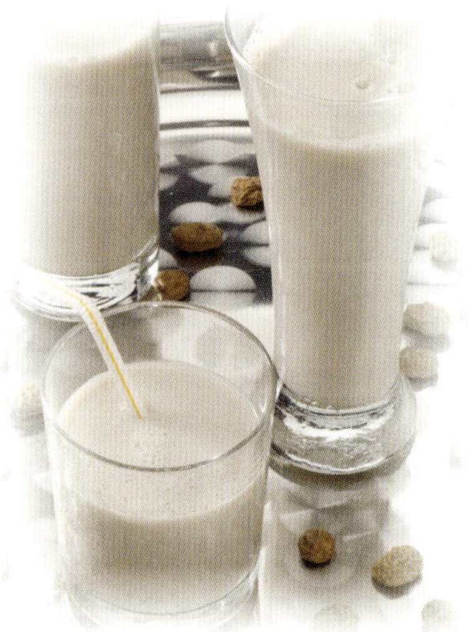

Horchata de Chufa

120 g Erdmandelmehl in ½ l Wasser verrühren. Über Nacht stehen lassen. Dann durch ein feines Sieb laufen lassen und nach Belieben mit Agavendicksaft süßen. An heißen Sommertagen mit »Crushed Ice« servieren.

Sommerfrüchte mit Erdmandel-Crunchy

50 g Rohrohrzucker in 3 EL Wasser unter Rühren erhitzen, bis das Wasser einkocht. Dann 90 g Erdmandelmehl und 1 TL Zimt einrühren. Alles möglichst dünn auf einem Backpapier ausbreiten und über Nacht trocknen lassen. Vanille-Sojajoghurt in Dessertschalen füllen und mit bunten Sommerbeeren und dem Erdmandel-Crunchy bestreuen.

Energiedrops

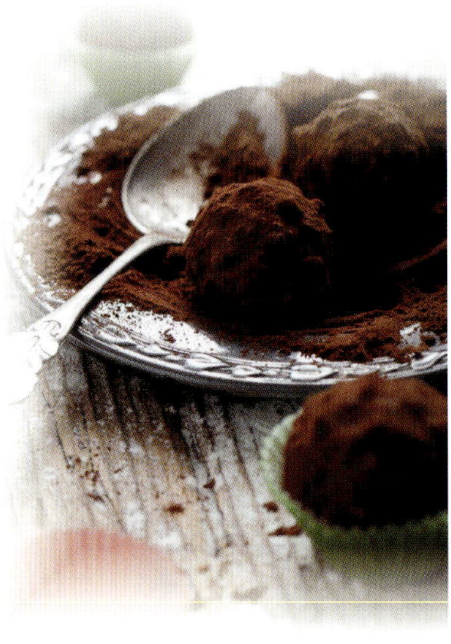

2 EL Kokosfett im Wasserbad sanft erwärmen. 1 Handvoll getrocknete Physalis oder Cranberrys klein hacken. Kokosfett, Früchte und 2 EL Agavendicksaft vermischen. So viel Erdmandelmehl hinzufügen, dass eine dicke Masse entsteht. Kurz im Kühlschrank ruhen lassen. Dann kleine Kugeln rollen und in Kokosraspeln (alternativ: Matcha, Acai, Rohkakao, …) wälzen. Im Kühlschrank lagern.

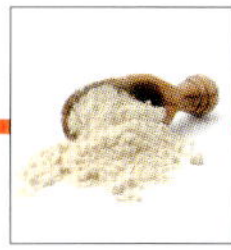

Seelische Wirkung

Unterstützung: ***»Ich mache mich nützlich!«***
Erdmandel geht mit gutem Beispiel voran. Sie gibt uns auf seelischer und körperlicher Ebene die Energie zu tun, was gerade benötigt wird.

Ritual: konstruktiv helfen

Gibt es in deinem Bekanntenkreis jemanden, der deine Unterstützung wünscht? Bevor du in eine Aktion gehst, halte zunächst inne. Atme einige Male bewusst ein und aus. Bitte die Erdmandel, dir eine gute Übersicht über die Situation zu zeigen: Was wird gebraucht? Was kannst du geben, wo liegen deine Grenzen? Versuche wahrzunehmen, wohin »die Energie geht«. Was dir ein Gefühl der Erfüllung und Freude bereitet, obwohl es vielleicht anstrengend ist und dich herausfordert. Dann bleibe bei dem. Auch Neinsagen kann in manchen Situationen eine konstruktive Hilfeleistung sein. Denn dann traue ich dem anderen zu, sein Thema selbstverantwortlich zu lösen. Das eigene Herz zeigt hier den richtigen Weg.

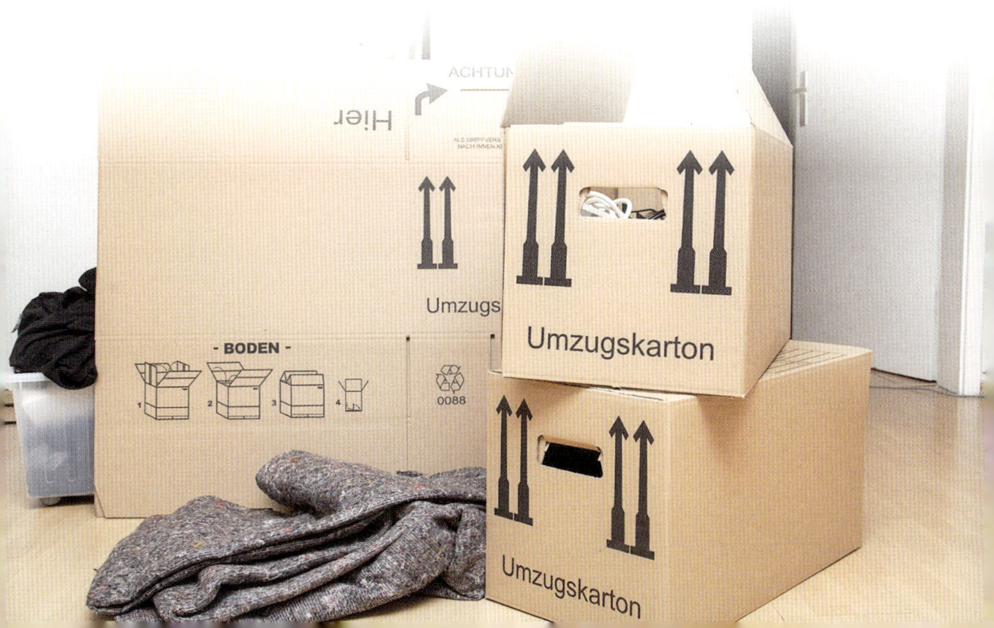

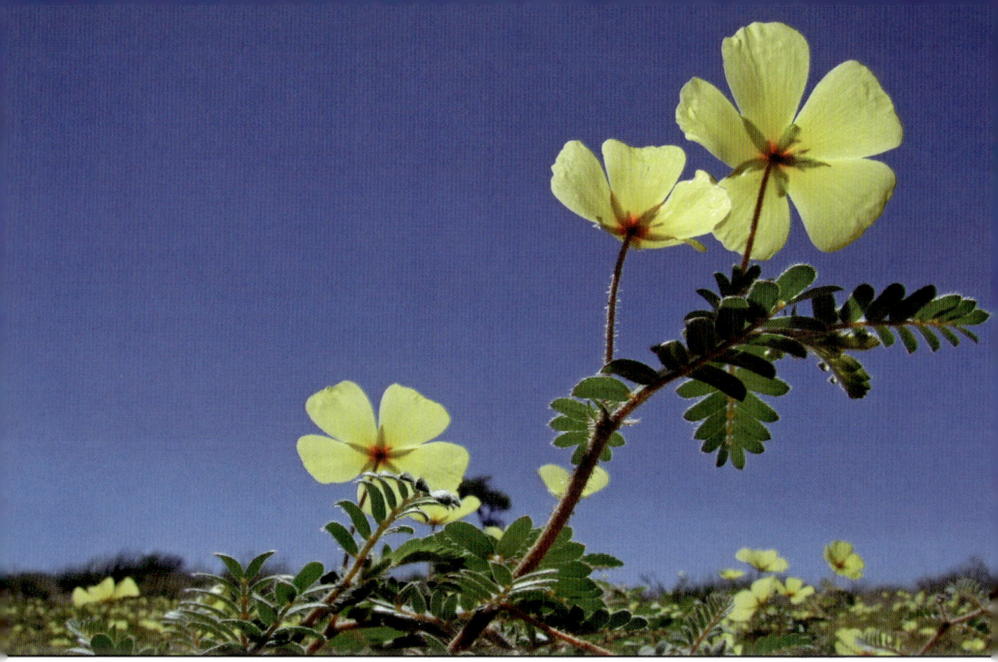

Erdstachelnuss

Die Erdstachelnuss, auch Erdburzeldorn genannt *(Tribulus terrestris)*, gehört zur Familie der Jochblattgewächse. Es handelt sich um eine ein- oder zweijährige krautige Pflanze, die oft gemeinsam in niederliegenden Teppichen wächst. Durch ein feines Netzwerk an Nebenwurzeln kann sie selbst in sehr trockenen und nährstoffarmen Gegenden überleben. Ihre Laubblätter bestehen aus etlichen eiförmigen Einzelblättchen, die jeweils in Paaren am Blattstiel sitzen. Durch die filzige Behaarung wirken sie gräulich. Die kleinen gelben Blüten stehen auf kurzen Stielen und können das ganze Jahr über erscheinen. Daraus entwickeln sich harte Kapselfrüchte, die je 5 Nüsschen enthalten. Durch ihre Stacheln erinnern sie an kleine Ziegen- oder Stierköpfe. Die Stacheln selbst können Barfußgehern schmerzhafte Verletzungen zufügen und Fahrradreifen mit Leichtigkeit zerstechen.

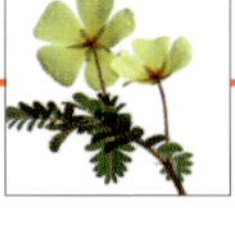

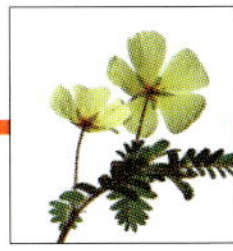

Geschichte

Die Erdstachelnuss wächst weltweit in den Wüstenregionen. Aber auch in Südeuropa wurde sie schon gesichtet sowie in Nordamerika, wo sie zu den invasiven Arten zählt. In der Volksmedizin rund um die Welt wird sie seit Tausenden Jahren angewandt, vornehmlich zur Behandlung sexueller Störungen und zur Aktivierung des Immunsystems. Die Maya verwendeten sie gegen geschwollene Hoden. Auch als tödliche Waffe kam die Erdstachelnuss bereits zum Einsatz. Manche südafrikanischen Stämme beschmierten sie mit dem Milchsaft von Giftpflanzen und legten sie ihren Feinden als Fußfalle aus.

Körperliche Wirkung

Zu den Inhaltsstoffen der Erdstachelnuss zählen Saponine, Glycoside, Flavonoide, Alkaloide, Tannin, Steroide und ätherische Öle. Ihr wird von alters her eine potenzfördernde, immunstärkende, blutdrucksenkende und pilzwidrige Wirkung nachgesagt. Im Ayurveda ist die Pflanze als Gokshura (Kuhhuf) bekannt und wird bei Impotenz eingesetzt, bei Herzbeschwerden sowie bei Erkrankungen der Harn- und Atemwege. In der TCM schätzt man die Früchte bei Bluthochdruck, Leberproblemen und Kopfschmerzen.

Bei Männern soll die Erdstachelnuss die Spermienproduktion anregen, bei Frauen das follikelstimulierende Hormon (FSH) erhöhen. In den letzten Jahren hat die Pflanze auch im Kraftsport viele Fans gefunden, da die Hormonproduktion in den Nebennieren angeregt wird und es zu einem Aufbau an Muskelmasse kommen soll. Noch sind aussagekräftige Studien über die Wirkung der Erdstachelnuss beim Menschen ausständig. Es gibt jedoch klinische Forschungsreihen an Tieren, welche die Potenzförderung nachweisen.

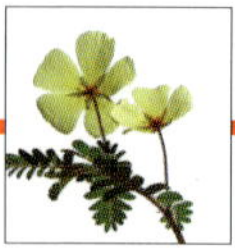

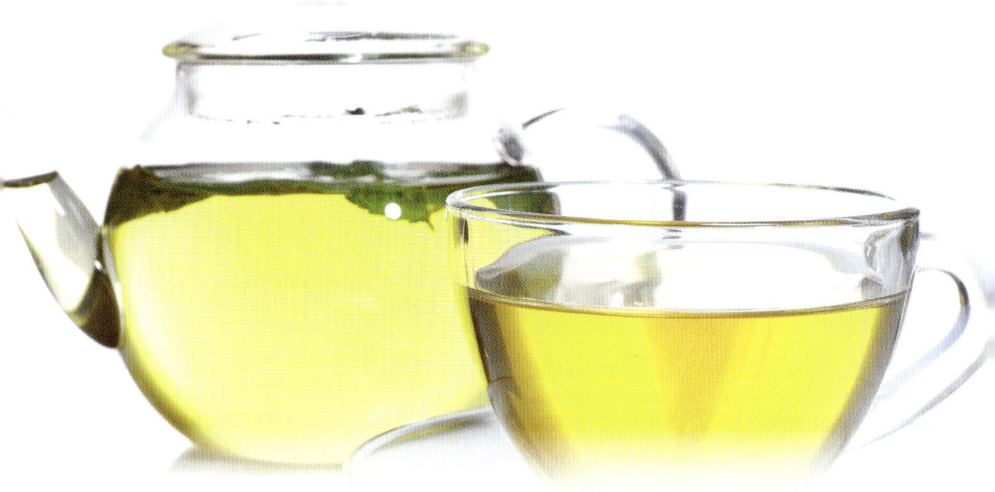

Hausapotheke und Rezepte

Für medizinische Zwecke wird die ganze Pflanze genutzt. Die meisten Inhaltsstoffe sind dabei in den Wurzeln und in der Frucht enthalten. Diese werden getrocknet, gemahlen und meist als Tee, Tinktur oder in Kapselform eingenommen. Als Empfehlung gelten 3 – 6 g der Früchte pro Tag. Ein ayurvedisches Rezept mischt Erdstachelnuss mit Sesamsamen, Honig und Ziegenmilch als Potenzmittel. Zur ganzheitlichen Vitalisierung kombiniert man die Pflanze auch mit Ashwaganda (1 : 1). Die Einnahme von Erdstachelnuss zur Sicherheit mit Ihrem Arzt oder Heilpraktiker absprechen. Für Kinder, Schwangere oder Stillende ist sie nicht geeignet.

Erdstachelnuss-Tee

1 TL gemahlene Pflanze in ¼ l kochendes Wasser einrühren und ziehen lassen. Je 1 Tasse in der Früh und am Nachmittag genießen. Gut soll auch eine Kombination mit Maca oder Ginseng wirken. Nach 2 Wochen Einnahme 1 Woche pausieren.

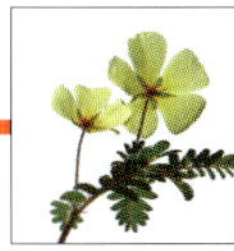

Seelische Wirkung

Körperreflexe: ***»Ich handle impulsiv!«***

Die Erdstachelnuss versetzt uns in die Lage, unseren Reflexen zu vertrauen – ohne im Vorhinein alles durchdenken und abwägen zu müssen.

Ritual: Ballspiel

Verabrede dich mit einem Freund zu einer Partie Tennis oder Federball. Spielt euch kurz ein. Dann verabrede mit deinem Partner ein Experiment: Ab jetzt soll jeder Schuss gut durchdacht werden. Probiert das einige Minuten aus, dann wechselt wieder ins freie, »kopflose« Spiel. Was waren die Unterschiede?

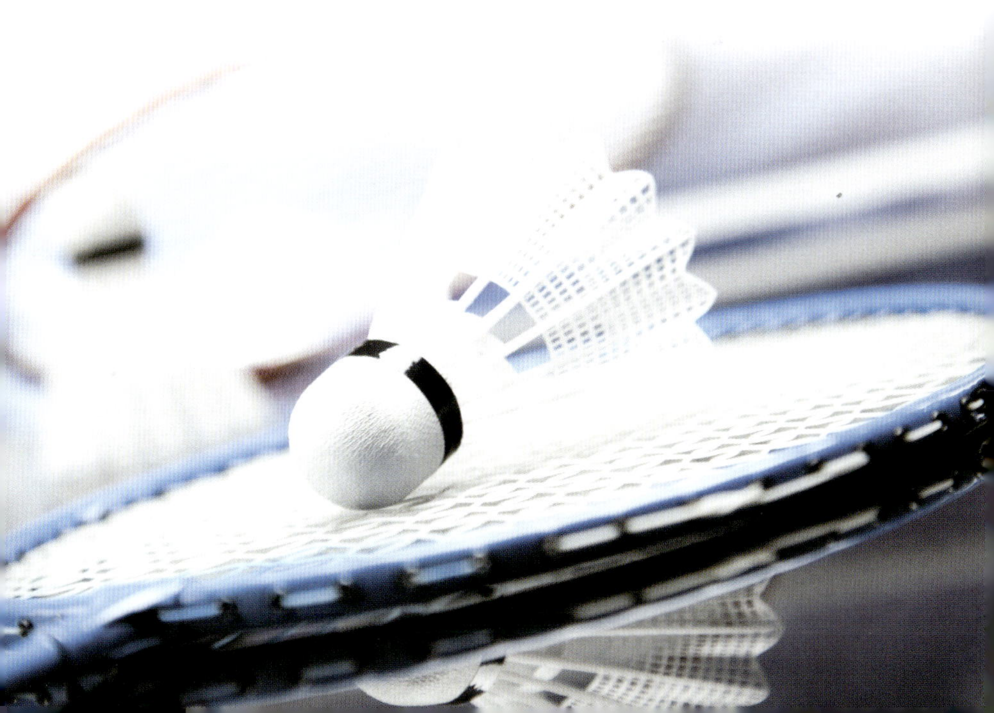

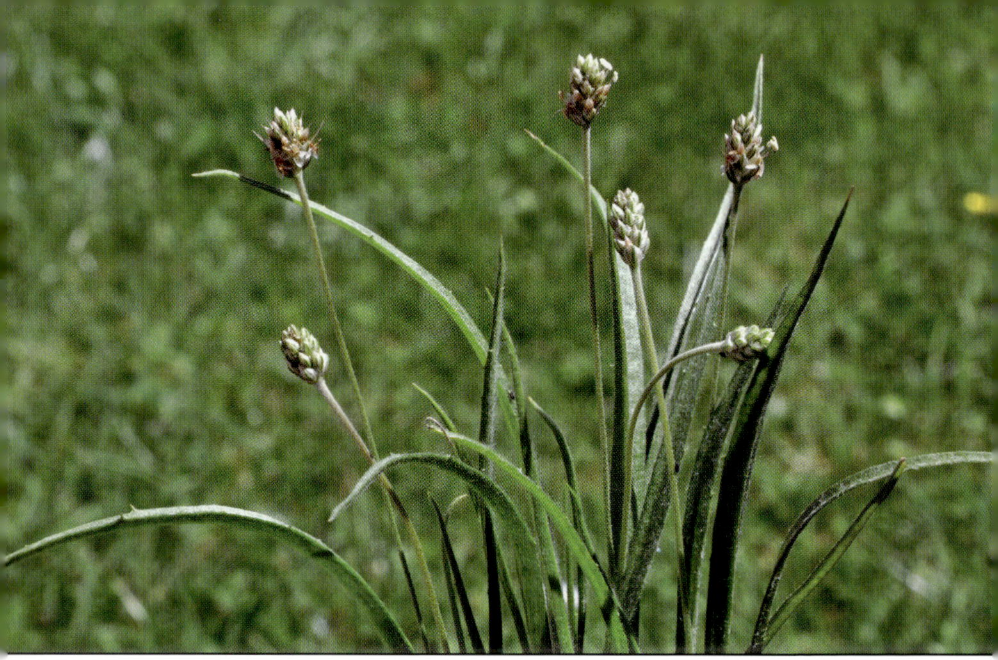

Flohsamen

Der Flohsamen *(Plantago ovata)* gehört zur Familie der Wegerichgewächse und ist eine kleine krautige Pflanze von bis zu 10 cm Höhe. Aus der Grundrosette entspringen lineale Blätter, die dicht mit wolligen Haaren bedeckt sind. Auch die Schäfte mit ihren ährigen Blüten sind behaart. Es bilden sich in der Folge ca. 3 mm große Kapselfrüchte, die jeweils zwei bräunliche, ovale Samen enthalten. Diese weisen eine gewisse Ähnlichkeit mit dem namensgleichen Ungeziefer auf.

Geschichte

Das Ursprungsgebiet des Flohsamens erstreckt sich von den Wüstengebieten Ostasiens über die arabische Halbinsel bis nach Nordafrika. Auch in den heißen Zonen Amerikas, Südostasiens und Australiens ist er heute auffindbar. Bereits die Äbtissin Hildegard von Bingen wusste im 12. Jahrhundert um seine heilsame Wirkung bei Darmbeschwerden. Heute wird er zu den meist genutzten Nahrungsergänzungsmitteln gezählt. Denn durch die ungesunde Ernährungsweise in der

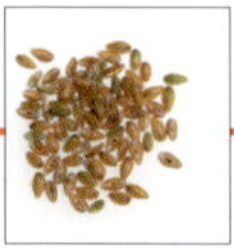

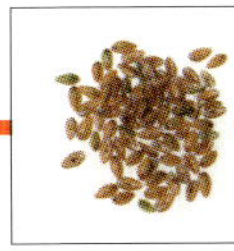

westlichen Welt (wenig Ballaststoffe, viel Fleisch) leidet ein Gutteil der Bevölkerung an Verstopfung und Übergewicht. Flohsamen für den europäischen Markt werden vor allem in Indien und Pakistan produziert.

Körperliche Wirkung

Die Samenschalen der Pflanze (Epidermis) sind ein beliebtes Darmregulans. Dank der enthaltenen Ballaststoffe (Flosine-Schleimpolysaccharide) quellen sie im Verdauungstrakt stark auf. 5 g Flohsamen können bis zu 200 ml Wasser aufnehmen (Quellzahl >40). Sie werden zur Behandlung von Verstopfung und bei Hämorrhoiden eingesetzt, da sie den Stuhl aufweichen und durch die Volumenzunahme die Darmentleerung aktivieren. Gleichzeitig wirken sie auch bei Durchfall, indem sie überschüssiges Wasser im Darm binden und so den Stuhl eindicken. Flohsamen fördern den Aufbau einer gesunden Darmflora. Sie machen Giftstoffe und Gallensäure im Darm unschädlich, wirken Entzündungen entgegen und regulieren Cholesterinspiegel, Blutzucker und Blutdruck. Beim Abnehmen bringen sie das erwünschte Sättigungsgefühl.

Hausapotheke und Rezepte

Flohsamen sind gut verträglich und recht günstig zu erwerben. Am besten konsumiert man sie fein vermahlen und trinkt begleitend viel Wasser. Das Pulver kann in Fruchtsäfte, Joghurt oder Suppe gemischt werden (nicht in Milch!). Unter dem Namen »Fiber Husk« wird es als gesundes Bindemittel für glutenfreies Brot und Gebäck verkauft. Es hält die Feuchtigkeit im Teig und macht ihn geschmeidiger. Dazu die Samen mit etwas Wasser mischen und quellen lassen, bis ein dickflüssiges Gel entstanden ist. Flohsamen eignen sich auch zum Eindicken von Gelees und Marmeladen. In Müsliriegeln und Fruchtsäften erhöhen sie den Ballaststoffanteil und das Sättigungsgefühl.

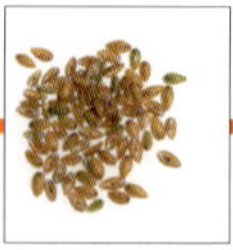

Flohsamenschalen dürfen nicht bei Darmverschluss oder anderen krankhaften Verengungen des Verdauungstraktes eingenommen werden. Bei Diabetes sollte die Einnahme mit dem behandelnden Arzt abgesprochen werden. Nicht direkt zusammen mit Medikamenten einnehmen, da Flohsamen die Aufnahme über den Darm behindern.

Gesunder Darm

Täglich nüchtern vor dem Frühstück 1 TL fein vermahlenes Flohsamenschalen-Pulver in ein ½ Glas Wasser einrühren und zügig einnehmen. Danach noch 1 – 2 Gläser Wasser trinken. Als Kur zur Sanierung der Darmflora eignet sich auch eine kombinierte Einnahme von Flohsamenschalen, Probiotika und Heilerde (Bentonit).

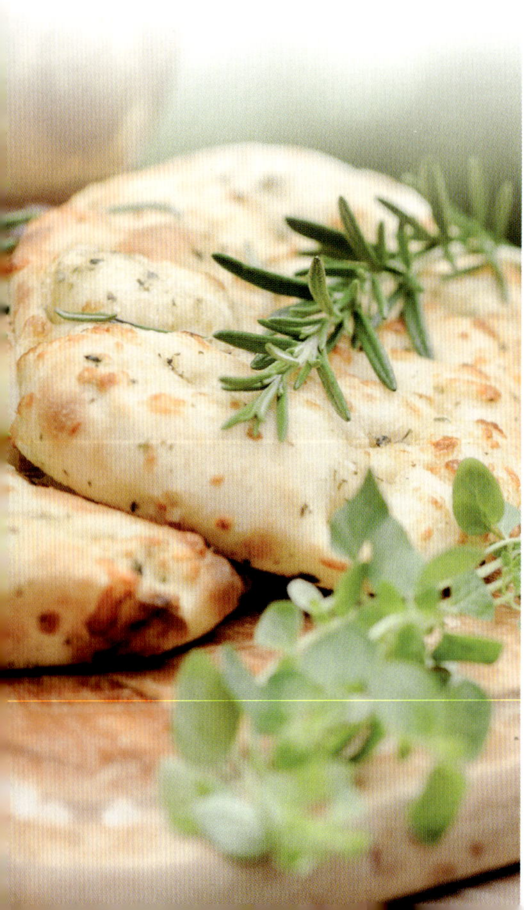

Glutenfreie Focaccia

Je 250 g Hirse- und Reismehl mit 1 Päckchen Trockenhefe, ½ TL Rohrzucker und je 1 TL Salz und gemahlene Flohsamenschalen mischen. Dann 2 EL Olivenöl und lauwarmes Wasser (ca. 400 ml) einkneten, sodass ein dicklicher Teig entsteht. Zugedeckt 30 Min. ruhen lassen, dann in 2 Fladenstücke geteilt auf ein Backblech legen und im warmen Ofen (50 °C) weitere 20 Min. ruhen lassen. Mit dem Stiel eines Kochlöffels Dellen in die Oberfläche drücken. Mit mediterranen Kräutern und Kapern … belegen und mit Olivenöl beträufeln. Bei 250 °C ca. 15 Min. fertig backen.

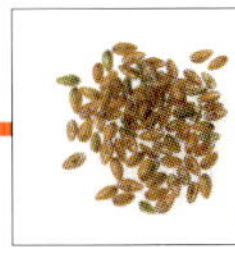

Seelische Wirkung

Reinigung: ***»Ich werfe Ballast ab!«***
Flohsamen machen uns auf körperlicher und seelischer Ebene bereit, Lasten abzugeben und uns damit von Be-lastungen zu befreien.

Ritual: Schüttelmeditation

Suche dir einen ungestörten Platz in der Natur (alternativ kann es auch in der Wohnung sein) und stelle dich breitbeinig hin. Beginne nun sanft deinen Kopf hin und her zu rollen. Stelle dir dabei vor, wie an deinen Haaren kleine Gewichte hängen, die dadurch abfallen … Nun gehe in ein Schlenkern der Schultern über. Rotiere deine Brustwirbelsäule und lass dabei deine Arme entspannt mitschwingen. Stelle dir vor, wie jetzt eine Fülle an energetischen »Kletten« von deinem Oberkörper abgeworfen wird … Jetzt rotiere dein Becken, als würdest du Hula tanzen. Und in die andere Richtung … Verlagere dein Gewicht und schüttel ein Bein energisch aus. Dann das andere … Zuletzt lasse deinen ganzen Körper tanzen, wie wenn du auf einer holperigen Straße fahren würdest … Komm zur Ruhe, lege die Hände auf deinen unteren Bauch und spür nach.

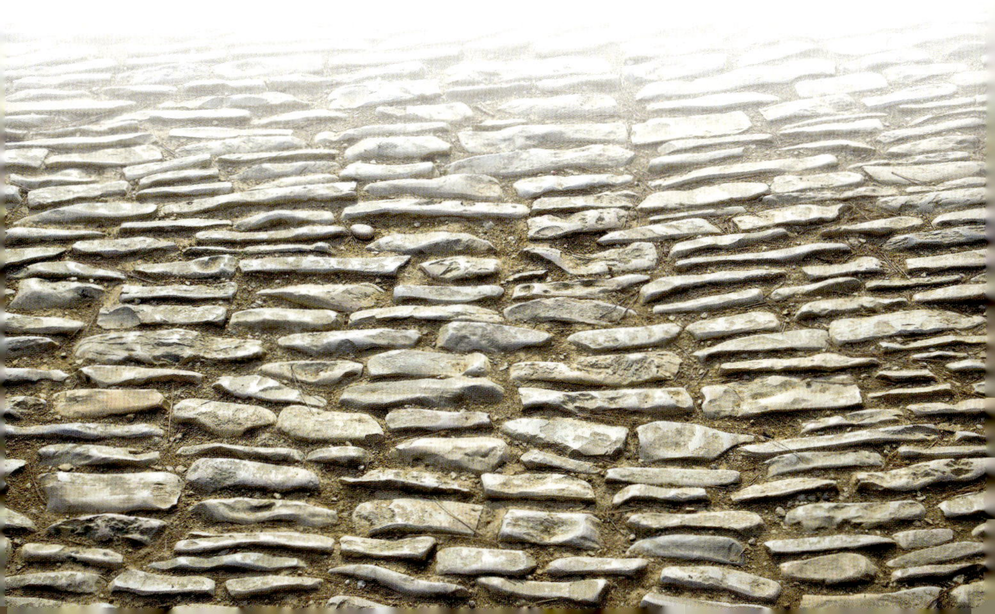

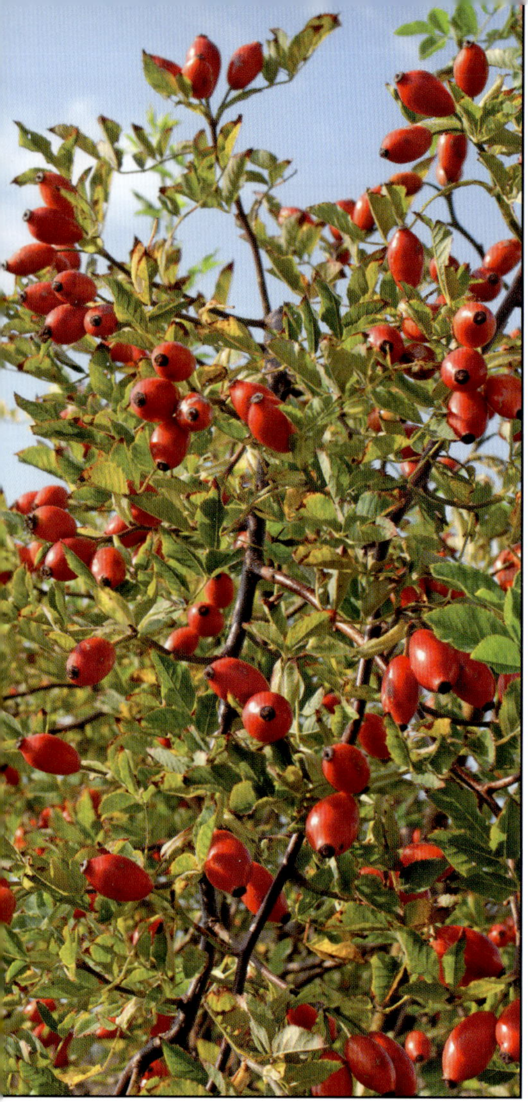

Hagebutte

Die Hagebutte, in Österreich auch als Hetscherl bezeichnet, ist die Frucht der Heckenrose *(Rosa canina)* und einiger anderer Wildrosenarten. Ihr Zweitname »Hundsrose« hat nichts mit dem Tier zu tun, sondern weist auf ihre weite Verbreitung in ganz Europa hin. Der Strauch wächst an Wegrändern und Waldsäumen. Er ist ein Pioniergehölz, das schnell Brachflächen besiedelt und damit den Boden vor Erosion schützt. Der mannshohe Strauch hat lange, überhängende Äste, an denen kräftige Stacheln sitzen. Die Blätter bestehen aus 5 oder 7 Fiederblättchen mit gesägtem Rand. Die Blüten sind rosa-weißlich. Bei der Hagebutte handelt es sich um eine Sammelfrucht mit vielen kleinen Nüsschen.

Geschichte

Der sogenannte »Tausendjährige Rosenstock« beim Hildesheimer Dom veranschaulicht die beeindruckende Fähigkeit der Heckenrose, sich durch unterirdische Sprossen immer wieder selbst zu regenerieren und neue Triebe auszubilden. Die robuste Pflanze wird von Gärtnereien daher als Unterlagsholz zur Veredelung von Rosen verwendet. Sie bietet vielen Tierarten (Singvögeln, Bienen, …) eine wertvolle Nahrungs-

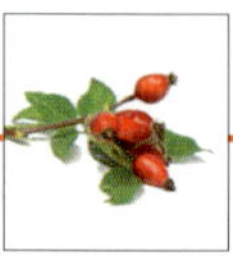

quelle und einen sicheren Lebensraum. Die Nüsschen in der Frucht besitzen feine Widerhaken, die bei Hautkontakt einen Ausschlag hervorrufen können. Kinder nutzten sie daher gerne als Juckpulver.

Körperliche Wirkung

Das Fruchtfleisch der Hagebutte hat den höchsten Ascorbinsäuregehalt aller einheimischen Früchte (20 x mehr als Zitronen). Daneben ist es reich an Provitamin A, B1, B2, Mineralstoffen, Kupfer, Zink und Lycopin. Es stärkt die Abwehrkräfte bei Erkältungskrankheiten, wirkt appetitanregend und harntreibend bei Blasen- und Nierenerkrankungen. Besonders gesund ist Hagebuttenpulver, das nicht erhitzt wurde. Darin enthaltene Galaktolipide können schmerzende Entzündungsherde bei Arthrose verringern und die Beweglichkeit der Gelenke erhöhen. Gleichzeitig wirkt es antioxidativ und stabilisiert die Zellmembranen. Studien weisen darauf hin, dass das Pulver auch das LDL-Cholesterin senkt und damit die Blutgefäße schützt.

Hagebuttenöl hilft bei trockener, schuppiger Haut, bei Verbrennungen, Ekzemen und Psoriasis. Es besteht vor allem aus Linolsäure, Ölsäure und α-Linolensäure. Die enthaltene Transretinolsäure verlangsamt die Hautalterung, indem sie die Feuchtigkeitsaufnahme der Haut verstärkt und den Aufbau von Kollagen unterstützt. Das Öl wirkt auch heilend bei Verletzungen im Mundraum.

Hausapotheke und Rezepte

Hagebutten reifen relativ spät im Jahr und werden nach dem ersten Frost geerntet. Auch mitten im Winter können sie noch vom Strauch gepflückt werden. Um sie roh zu essen, müssen zunächst die haarigen Nüsschen entfernt werden. Oder man verarbeitet sie zu Mus, Marmelade, Likör oder Früchteteemischungen. Das aus der Hagebutte gepresste Öl ist dank seines Anti-Aging-Effekts Bestandteil von Kosmetika (Nachtcremes).

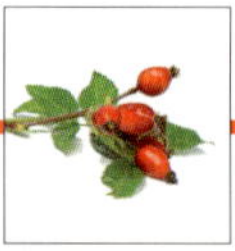

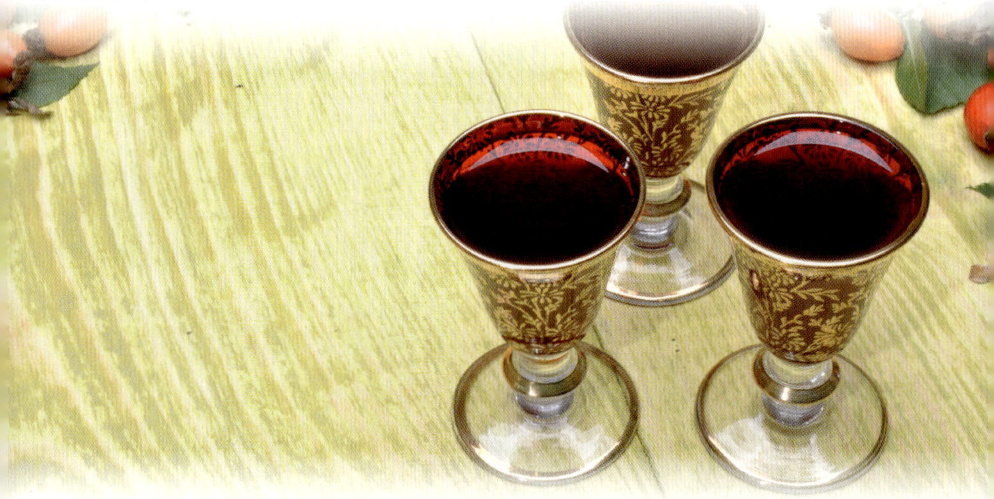

Hagebutten-Likör

1 kg Hagebutten verlesen, mit einem Nudelholz grob zerdrücken und in verschließbare Gläser mit breiter Öffnung füllen. 4 Nelken, 1 Zimtstange, 1 Vanilleschote und 300 g Rohrzucker zufügen. Mit 1 l klarem Schnaps (ca. 40%ig) übergießen und umrühren. Verschlossen 6 Wochen bei Zimmertemperatur ziehen lassen. Dann durch ein Tuch absieben, den Rückstand auspressen und in Flaschen füllen.

Hagebutten-Ketchup

½ kg Hagebutten ernten, abspülen und trocknen. Stiel und Blütenansatz entfernen. Die Früchte zerschneiden und die haarigen Nüsschen herauskratzen. 2 große rote Zwiebeln klein schneiden und in 2 EL Öl anbraten. Das etwas zerkleinerte Hagebutten-Fruchtfleisch zugeben und mit 250 ml Wasser und 150 ml Rotweinessig aufgießen. 180 g Zucker einrühren und 30 Min. bei geschlossenem Deckel köcheln lassen. Mit Salz, Pfeffer und Chili abschmecken und mit dem Stabmixer zu einem feinen Brei pürieren. In saubere Gläser abfüllen. Passt zu Gebratenem und Dal (Linsengerichten).

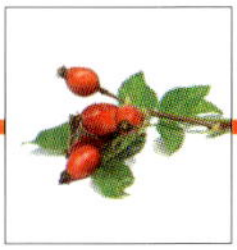

Seelische Wirkung

Jugend: ***»Die Welt gehört uns!«***

Durch die Hagebutte verbinden wir uns mit der niemals versiegenden Kraft der Jugend. Vor Lebenslust und Tatendrang könnten wir gleichsam Bäume ausreißen.

Ritual: Sturm- und Drangfest

Verabrede dich mit ein paar Freundinnen und Freunden. Jeder soll tanzbare Lieblingsmusik mitnehmen. Vielleicht gibt es auch ein paar Trommler unter euch und ihr trefft euch im Garten bei einem Lagerfeuer? Heute darf nach Herzenslust gesungen und getanzt werden. Heute wird »die Sau rausgelassen«, denn heute kümmert uns nicht das Morgen. Zur festgelegten Stunde versammelt ihr euch im Kreis. Jeder überlegt sich eine Sache, die er oder sie noch nie getan hat. Irgendeine Unternehmung, die es wert ist, ausprobiert zu werden. Der Reihe nach spricht nun jeder sein Vorhaben im Kreis der anderen aus. Die Gruppe bekräftigt die Wortmeldung mit einem lauten »Ho!« oder »So ist es!«.

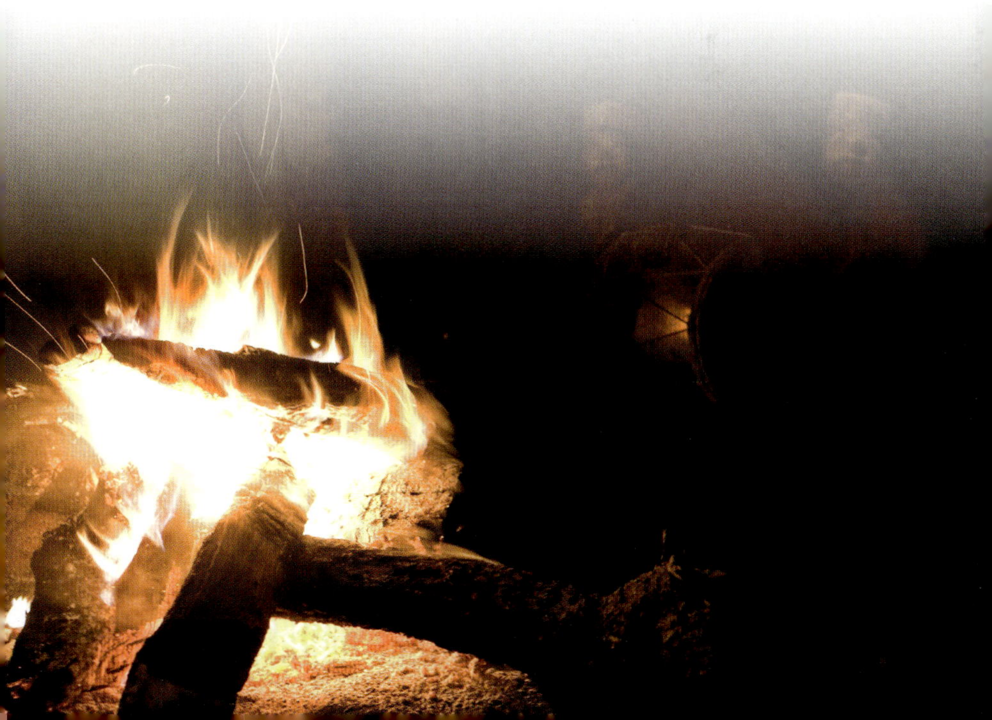

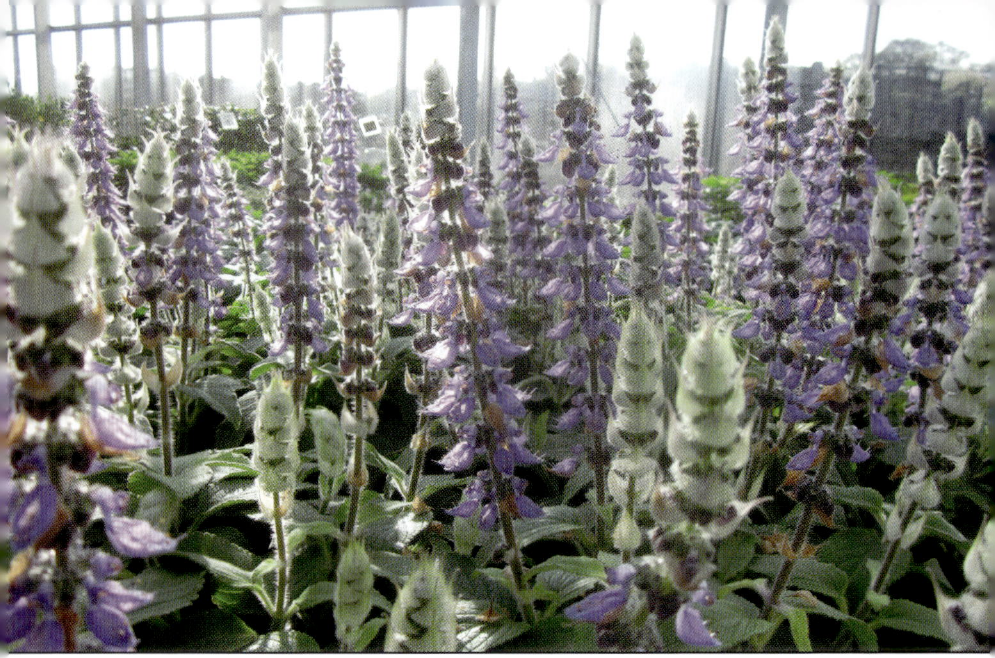

Indische Buntnessel

Die Indische Buntnessel *(Plectranthus barbatus* oder *Coleus forskohlii)* gehört zur Familie der Lippenblütler und ist ein schnell wachsender Halbstrauch von bis zu 50 cm Höhe. Ihre großen, weichen Blätter sind behaart, gezähnt und wechselständig angeordnet. Aufgrund der enthaltenen ätherischen Öle riechen Blätter und Wurzel aromatisch nach Kampfer. Die dekorativen blau-lila Blütenstände sind traubig und bis zu 25 cm lang. Man findet die Pflanze von Indien über die arabische Halbinsel bis ins tropische Afrika sowie in Brasilien und Sri Lanka.

Geschichte

Coleus forskohlii wird seit Jahrtausenden in der traditionellen Medizin der Ursprungsländer eingesetzt. Die Anwendungsgebiete reichen von Verdauungsproblemen, Lebererkrankungen und Erkältungen bis zu Herzbeschwerden und erhöhtem Augeninnendruck. Indigene Völker in Mexiko wiederum schätzen die Blätter einer verwandten Buntnesselart *(Coleus blumei)* wegen ihrer entspannenden und sanft halluzino-

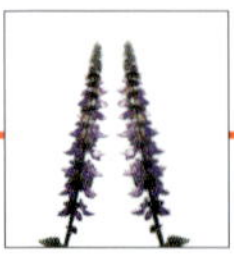

genen Wirkung. *Coleus blumei* ist bei uns aufgrund ihrer vielfarbigen Blätter als Schmuckpflanze beliebt und findet sich in vielen Gärten und Häusern.

Körperliche Wirkung

In Europa wird die Indische Buntnessel zunehmend wegen ihrer fettabbauenden und blutdrucksenkenden Wirkung geschätzt. Ihr Hauptwirkstoff ist Forskolin, ein Terpen, das zu den ätherischen Ölen gezählt wird. Es stimuliert die Produktion fettspaltender Enzyme und hilft dadurch, Übergewicht zu reduzieren. Gleichzeitig bleibt die Muskelmasse stabil (verbesserter Body-Mass-Index). Die Gewichtsabnahme bei einer Buntnesselkur wird also nicht, wie bei vielen Diäten üblich, auf Kosten von Wasserhaushalt und Muskulatur erzielt, was weder gesund noch nachhaltig ist. Die Indische Buntnessel wirkt zudem antibakteriell (zum Beispiel bei Blasenentzündung), stimmungserhellend und verdauungsfördernd, da sie die Sekretion der Bauchspeicheldrüse ankurbelt. Ihre gefäßerweiternde Wirkung senkt das Risiko für Herzinfarkte, Thrombosen und Schlaganfälle. Sowohl äußerlich als auch innerlich wird sie zur Behandlung von Psoriasis (Schuppenflechte) und Ekzemen eingesetzt.

Hausapotheke und Rezepte

Die Indische Buntnessel kann bei uns als Zimmerpflanze gezogen werden. Bei Halsentzündung zwischendurch einfach ein Blatt kauen oder einen Tee daraus zubereiten. Bei verstopfter Nase ein Blatt rubbeln und die ätherischen Öle einatmen. Im Fall eines Insektenstichs ein Blatt zu Brei kneten und auflegen. Die entsafteten Blätter dienen auch als bitteres Gallentonikum. Aufgrund ihres starken Geschmacks werden die Blätter in der Küche zum Aromatisieren verwendet, zum Beispiel in Suppen (Vietnam, Kuba), Salaten (Karibik) und als Fleischgewürz.

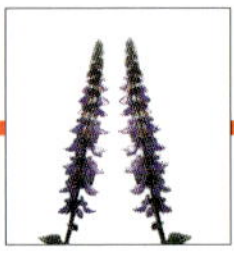

Buntnesselkur zur Gewichtsreduktion

Als Unterstützung beim Abnehmen sind Kapseln mit Buntnessel-Extrakt am handlichsten: Empfehlung: 500 mg Buntnessel-Extrakt (10%ig)/Tag, bei guter Verträglichkeit mindestens 3 Monate anwenden. Bitte beachten Sie, dass es bei jeder Gewichtsreduktion sehr wichtig ist, der Leber beim Entgiften zu helfen. Denn durch das Öffnen von Fettdepots gelangen belastende Stoffe in die Blutbahn. Bewegen Sie sich regelmäßig, um den Körper und die Verdauung in Schwung zu bringen. Basenbäder, Trockenbürsten, Kneippen und ausreichende Flüssigkeitszufuhr (gutes Trinkwasser) helfen zusätzlich, das System zu entlasten.

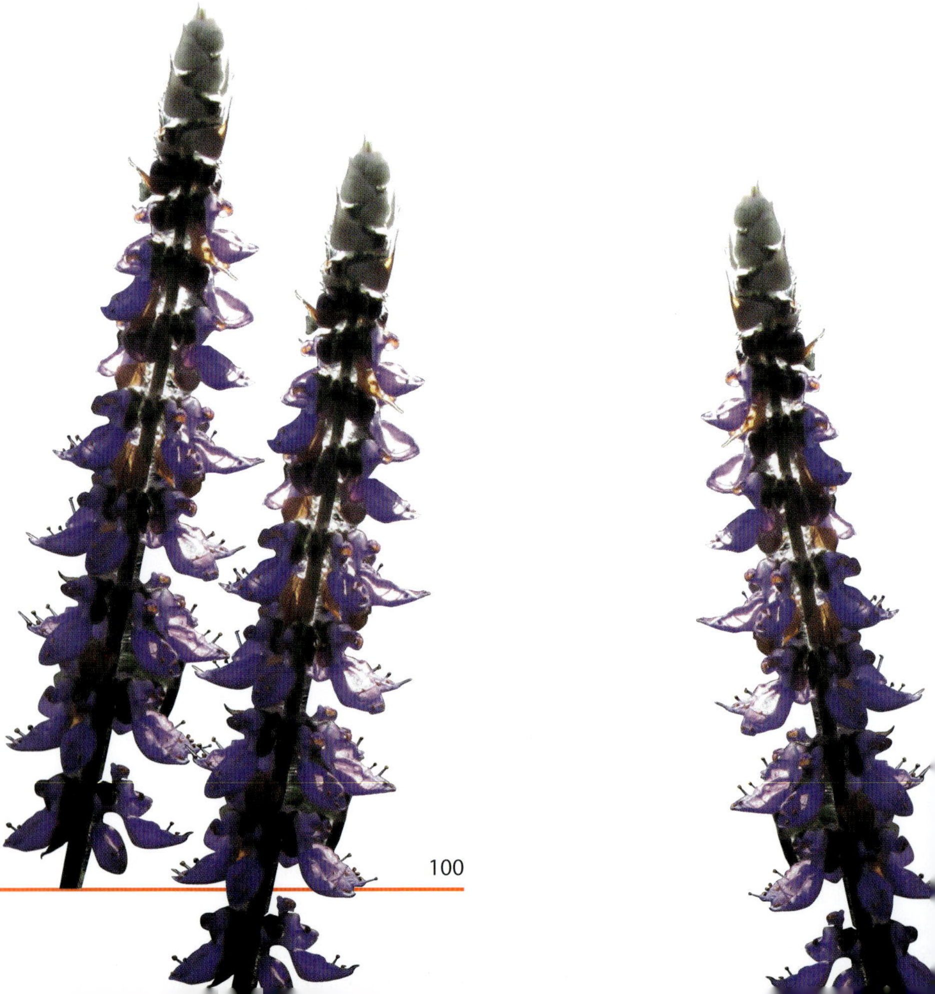

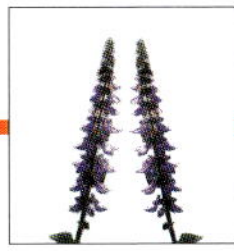

Seelische Wirkung

Umgangsformen: ***»Ich bleibe mir selbst treu!«***

Die Indische Buntnessel hilft mir, Unstimmigkeiten in Beziehungen nicht in mich hineinzufressen oder – das Gegenteil – ausfällig zu werden. Ich achte meine Grenzen und handle klar, freundlich und bestimmt.

Ritual: deine Wahrheit für »wahr«-nehmen

Der Alltag bringt immer wieder Situationen, die zwiespältige Gefühle auslösen. Dort kannst du die Qualität der Buntnessel brauchen! Ein Beispiel: Du bist zu einer Feier eingeladen. Eigentlich möchtest du nicht hingehen, willst aber auch den Gastgeber nicht enttäuschen. Setze dich einige Momente in Stille hin und spüre, was diese Situation in deinem Körper auslöst. Wo spürst du Druck, Spannungen etc.? In der Kehle, im Magen, in den Beinen, …? Wende dich diesen Körperempfindungen sanft und mit Feingefühl zu. Atme ganz bewusst dorthin … mit der Zeit wirst du eine Entspannung spüren. Mache diese Übung immer wieder, wenn dich Gefühle aus deiner Mitte bringen.

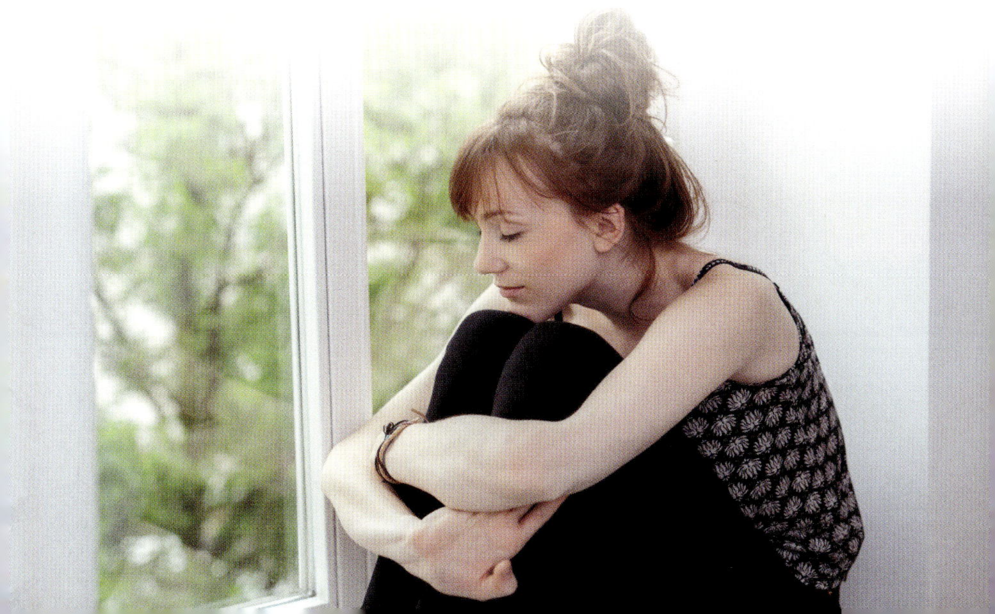

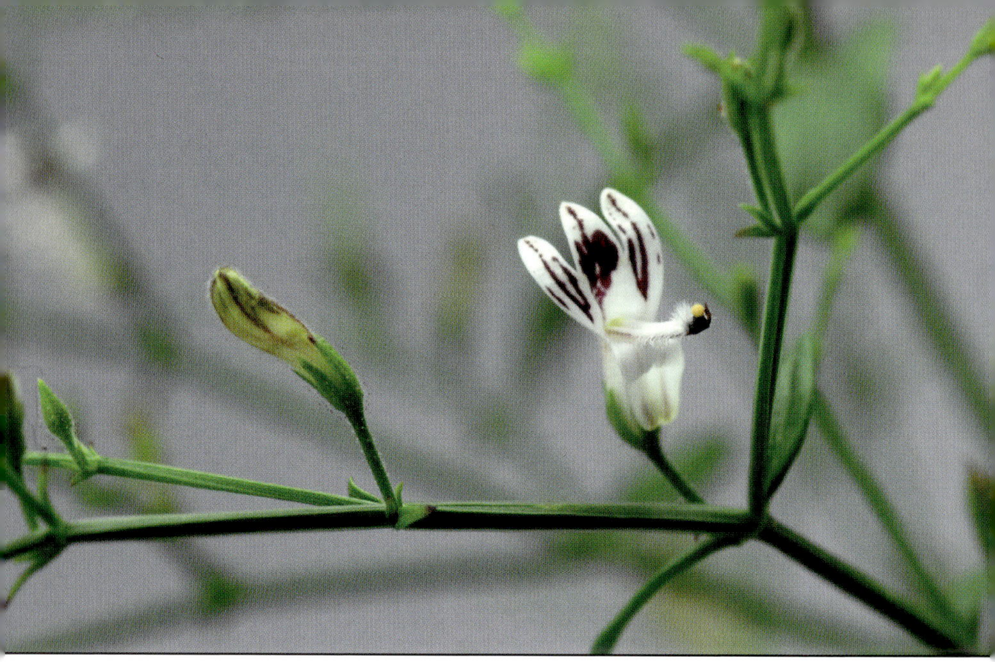

Kalmegh

Kalmegh *(Andrographis paniculata)* ist eine einjährige krautige Pflanze aus der Familie der Akanthusgewächse. Sie hat einen vierkantigen, 30 bis 100 cm hohen Stängel. Die Blätter sind lanzettlich und unbehaart, mit gewelltem Rand und blasser Unterseite. Die rosa Blüten stehen in traubigen oder rispigen Blütenständen zusammen. Nach der Befruchtung bilden sie zylindrische Kapselfrüchte, die zahlreiche bräunliche Samen enthalten.

Geschichte

Kalmegh ist eine alte Heilpflanze der indischen und chinesischen Medizin, wo sie seit Jahrtausenden besonders zur Entgiftung der Leber eingesetzt wird. Aufgrund ihrer hervorragenden immunstärkenden Kraft nennt man sie auch »Indische Echinacea« bzw. »King of Bitters« wegen des äußerst intensiven Geschmacks. Die Ursprungsheimat von Kalmegh ist der Süden Indiens und Sri Lanka, wo die Pflanze bevorzugt auf schattigen, feuchten Stellen wächst. Heute

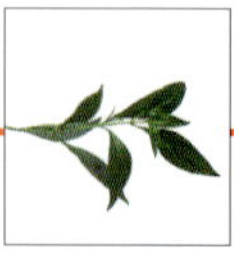

findet man sie in vielen tropischen Gebieten Asiens und Mittelamerikas sowie in der Karibik. Auch in den USA und Skandinavien wird die adaptogene Heilpflanze immer beliebter, wohingegen sie im deutschsprachigen Raum noch als Geheimtipp gilt.

Körperliche Wirkung

Kalmegh ist ein traditionelles Stärkungsmittel für den ganzen Körper und wird bei einer Vielzahl an Krankheiten eingesetzt. Die enthaltenen sekundären Pflanzenstoffe wie Diterpenlactone (Andrographolide), Sesquiterpene (Panicolide) und Flavonoide wirken antiviral, antibakteriell, pilzhemmend, fieber- und blutzuckersenkend. Studien bestätigen ihre Effektivität bei Atemwegsinfektionen, Nierenerkrankungen, Fieber und Verdauungsproblemen. In einer Doppelblindstudie mit 152 Angina-Patienten schnitt Kalmegh besser ab als das bekannte Arzneimittel Paracetamol (siehe Endnoten). Es gibt auch gute Erfolge bei Entzündungen von Zähnen und Mandeln, Borreliose, Gürtelrose und Reisedurchfällen. Im Gegensatz zu Antibiotika kommt es zu keiner Resistenzbildung. Bei Tumoren erhöht Kalmegh die zytotoxische Aktivität der Lymphozyten.

Hausapotheke und Rezepte

Im Ayurveda wird die ganze Pflanze verwendet und zu Pulver, Säften, Extrakten oder Tinkturen verarbeitet. Bei Schwächezuständen und Verdauungsproblemen wird ein Dekokt, also ein abgekochter Sud bzw. wässriger Extrakt, aus den Blättern zubereitet oder eine Tinktur aus der Wurzel. Bei Magenproblemen mischt man den Presssaft der Blätter mit Gewürznelken, Zimt und Kardamom. Aufgrund der vielen Bitterstoffe schmeckt die Pflanze sehr intensiv und wird nur in Kleinstmengen und hoher Verdünnung eingenommen.
Kalmegh lässt sich übrigens problemlos im eigenen Garten oder Gewächshaus ziehen (Bezugsquelle von Samen siehe Service und Infos).

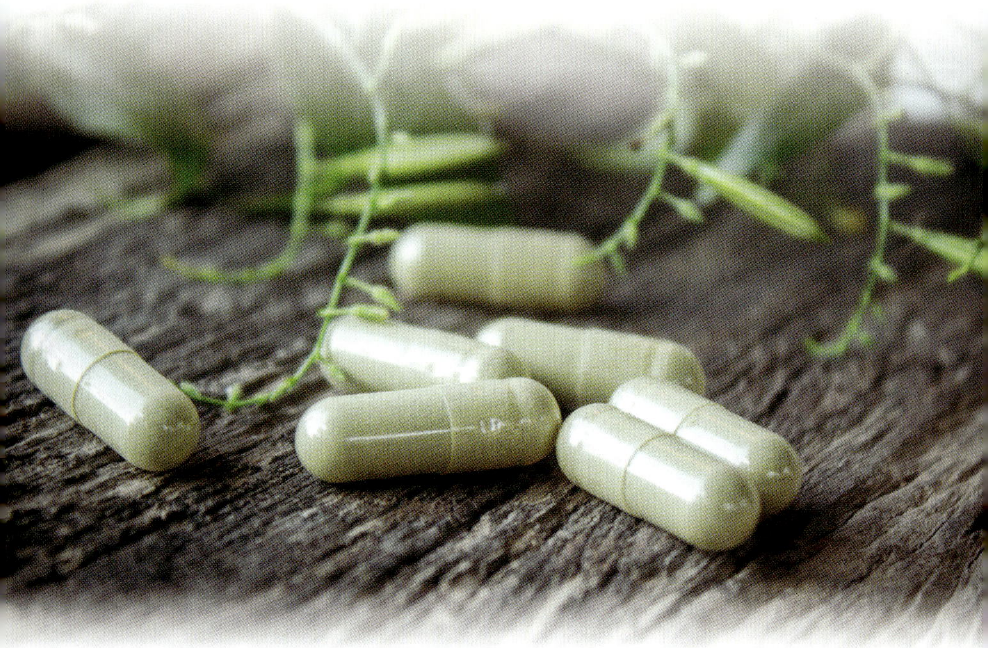

Kalmegh bei Infekten

Am besten bei den ersten Anzeichen einer Erkältung 3 x täglich zu den Mahlzeiten 400 – 800 mg des Pulvers (1 Messerspitze) mit Agavendicksaft vermischt einnehmen. Um den bitteren Geschmack zu umgehen, sind auch Kapseln praktisch. Durch Kalmegh wird das Vollbild der Erkrankung verhindert und die Dauer merklich verkürzt. Die Einnahme bis zum Ende der Beschwerden durchführen. Kalmegh ist auch zur Vorbeugung geeignet sowie zur Stärkung des Immunsystems nach Antibiotikabehandlungen. Sie ist allgemein gut verträglich, jedoch nicht für Schwangere und Stillende geeignet.

Seelische Wirkung

versorgt sein: ***»Ich habe alles, was ich brauche!«***

Kalmegh schenkt im seelischen Bereich wie auch auf der Zellebene eine solide, gesunde Grundlage.

Ritual: Die Erde trägt mich

Verschaffe dir eine ungestörte Auszeit und lege dich bequem flach auf eine Matte. Stelle dir vor, du bist am Strand: Meeresrauschen, weicher Sand unter deiner Haut, von oben wärmt die Sonne … Atme entspannt im Rhythmus der Wellen … Dann imaginiere eine energetische Nabelschnur, die von deinem Zentrum im Bauch bis zur Mitte der Erde reicht. Diese Nabelschnur pulsiert vital, sie ist von Leben durchströmt. Ein beständiger Fluss an Energie und Informationen erreicht dich durch diese Nabelschnur. So wirst du in jedem Moment mit allem versorgt, was du fürs Leben brauchst. Nichts fehlt, alles ist da. Nimm wahr, wie du dich immer tiefer entspannen kannst … Nach einer Zeit komme mit einem tiefen Atemzug wieder in den Alltag zurück.

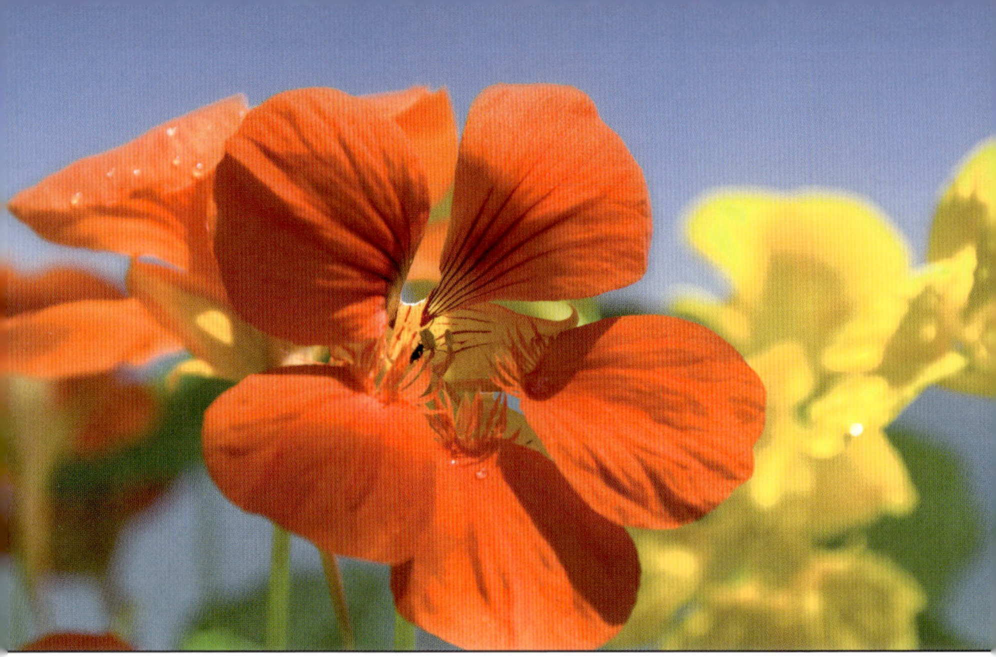

Kapuzinerkresse

Die Kapuzinerkresse *(Tropaeolum majus)* hat eine eigene Familie: die Kapuzinerkressengewächse. Sie ist eine einjährige Kriech- und Kletterpflanze mit runden, schildartigen, tiefgrünen Blättern. Diese sind für ihren »Lotoseffekt« bekannt. Dank der wachsartigen Beschichtung perlt Schmutz und Wasser ab, das Blatt bleibt stets sauber und trocken. Die leuchtend bunten Blüten sitzen einzeln an langen Stielen, die aus den Blattachseln herauswachsen. Sie haben rückseits einen Sporn, der entfernt an die Kapuze einer Mönchskutte erinnert. Jede Blüte bildet später 3 einsamige Teilfrüchte.

Geschichte

Ursprünglich stammt die Kapuzinerkresse aus den Anden (Peru, Bolivien), wo sie in Feuchtgebieten wächst. Mit der Entdeckung Amerikas kam die Pflanze schließlich nach Europa. Für die indigenen Völker Südamerikas ist die Kapuzinerkresse ein traditionelles Heilmittel bei Schmerzen, Wunden, Hautkrankheiten, Skorbut, Vergif-

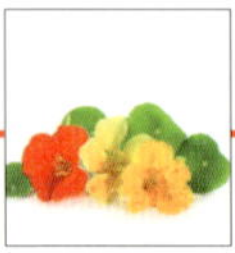

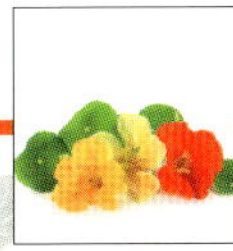

tungen und Kopfschmerzen. Auch bei uns ist sie neuerdings populär geworden. 2013 ehrte man sie als Heilpflanze des Jahres.

Körperliche Wirkung

Aufgrund der enthaltenen Senföle (Glucosinolate), kombiniert mit einer hohen Dosis an Vitamin C und weiteren sekundären Pflanzenstoffen, wirkt die Kapuzinerkresse stark hemmend auf Bakterien, Viren und Pilze. Schon 1958 konnte in wissenschaftlichen Versuchen die antivirale Wirkung auf Influenza-Erreger nachgewiesen werden. Selbst Candidapilze und andere humanpathogene Spezies werden durch sie eingedämmt. Das Kraut kann innerlich bei Entzündungen eingenommen werden (Harnwege, Stirnhöhlen, Bronchien …). Es erweist sich dabei als ebenso wirksam wie konventionelle Antibiotika, allerdings ohne die schädlichen Nebenwirkungen auf den Darm. Bislang sind keine Resistenzen von Erregern gegen die enthaltenen Senföle bekannt. Neben ihrer entzündungshemmenden Eigenschaft wirkt die Kapuzinerkresse durchblutungsfördernd, schleimlösend und lindert Muskelschmerzen. Im Reagenzglas konnte auch eine krebshemmende Wirkung festgestellt werden.

Hausapotheke und Rezepte

Alle oberirdischen Teile der Kapuzinerkresse sind essbar und erinnern geschmacklich an Brunnenkresse. Die dekorativen Blüten und die fein geschnittenen Blätter machen sich gut in Salaten. Knospen und unreife Samen können als Gewürz verwendet werden. Zur medizinischen Anwendung werden Tinkturen, Frischpflanzensäfte und Tabletten hergestellt. Erste Hilfe bei beginnender Erkältung: Meerrettich und Kapuzinerkresse essen. Achtung: Senföle sind scharf und daher für Kleinkinder nicht empfehlenswert. Auch bei Geschwüren des Verdauungstrakts und Nierenerkrankungen sind sie untersagt.

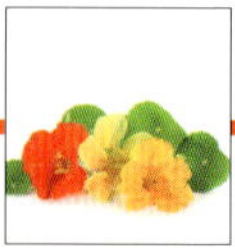

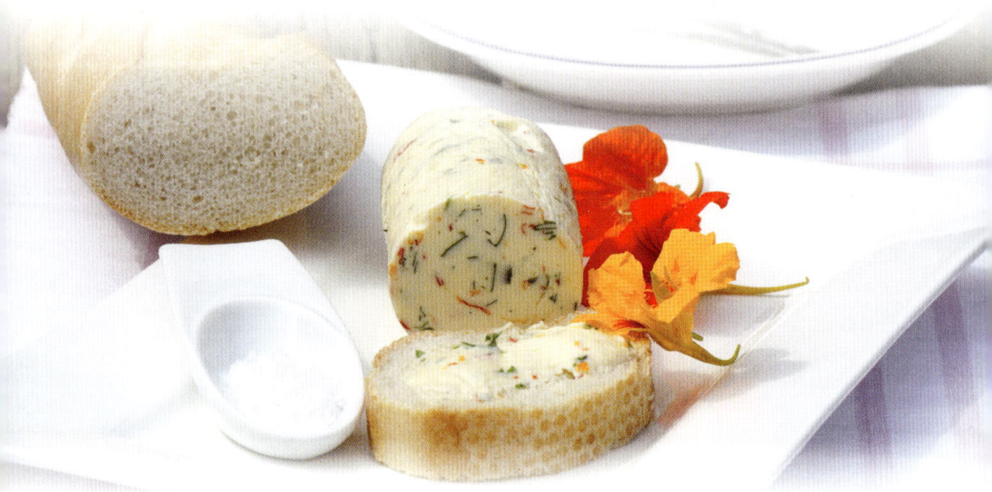

Kapuzinerkresse im Garten

Kapuzinerkresse lässt sich im Garten oder auf dem Balkon einfach aus Samen ziehen. Sie verträgt Sonne und Schatten, ist aber frostempfindlich.

Kapuzinerkresse-Butter

250 g weiche Biomargarine oder Butter schaumig rühren. Dann 5 Blätter und 1 Handvoll Blüten fein schneiden und einrühren. Salzen nach Belieben, mithilfe von Backpapier zu einer Rolle formen und im Kühlschrank hart werden lassen. In Scheiben portionieren und als Kräuterbutter verwenden.

Kapuzinerkresse-Pesto

2 Handvoll Kapuzinerkresseblätter (etwa 70 g, auch gerne gemischt mit Brennnessel- und Radieschenblättern) mit 70 g Walnüssen, 125 ml Olivenöl und 1 gestrichenen TL Salz mit dem Pürierstab zu einem Pesto vermixen. Schmeckt zu Nudeln, Kartoffeln oder als Brotaufstrich.

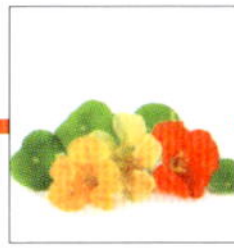

Seelische Wirkung

Extravaganz: ***»Ich mache es so, wie ich es will!«***
Kapuzinerkresse schenkt uns auf seelischer und körperlicher Ebene das nötige Rüstzeug, um hemmenden Einflüssen von außen zu widerstehen und uns ungebremst auszuleben.

Ritual: Singen in der Dusche

Es ist nicht jedermanns und jederfraus Sache, sich mitten unter vielen Leuten extravagant zu benehmen. Statt am Hauptplatz eine Performance zu veranstalten, könnten Sie zunächst im geschützteren Rahmen üben, zum Beispiel unter der Dusche. Schließen Sie die Badezimmertür, schalten sich Ihre Lieblingsmusik an und schmettern Sie die Melodie in höchsten Tönen mit. Je mehr Sie übertreiben und sich bewusst auffallend und außergewöhnlich benehmen, umso mehr freut sich die »Kapuzinerkresse« in Ihnen.

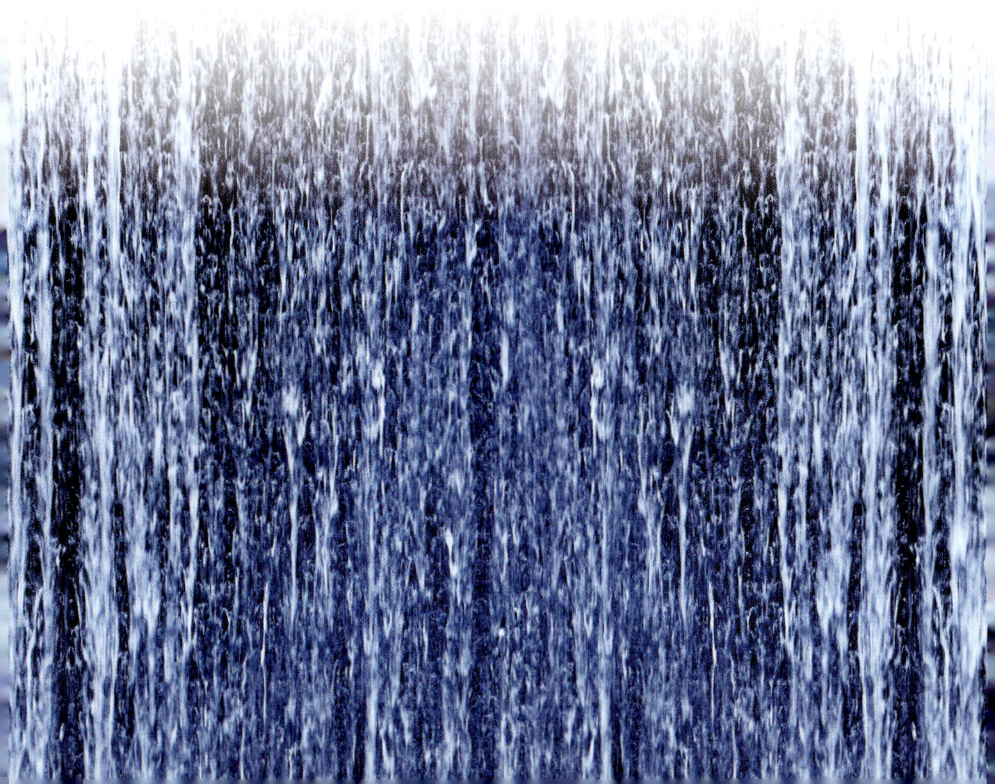

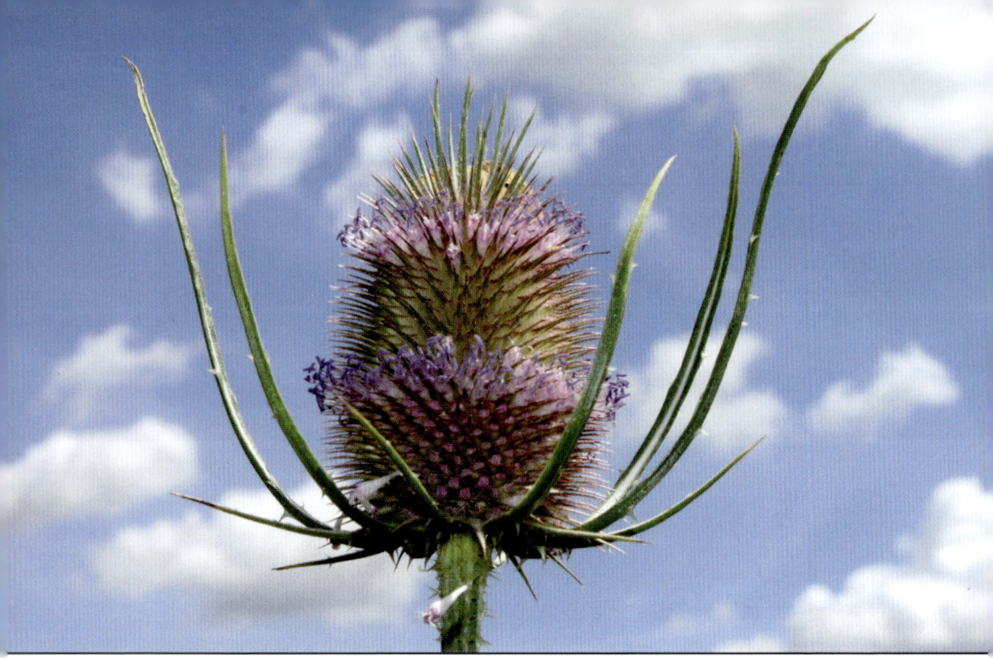

Karde

Die Wilde Karde *(Dipsacus fullonum* oder *sylvestris)* sieht der Distel sehr ähnlich, gehört aber zur Familie der Geißblattgewächse. Sie fällt durch ihre imposante, statuenhafte Erscheinung auf. Der Name Dipsacus (von griechisch »Durst«) bezieht sich auf das kleine, taufeuchte Becken, das sich zwischen ihren Blättern und dem Stängel aufspannt. Alle oberirdischen Teile der Karde sind mit Stacheln bewehrt. Der walzenförmige Blütenstand bildet sich erst im 2. Jahr. Dabei gehen die vielen kleinen Einzelblüten als kreisförmiger, violetter Ring auf, der nach und nach über den Blütenkolben »wandert«. Dies erinnert an die sich kreisförmig ausbreitenden Hautrötungen bei der durch Zecken übertragenen Lyme-Borreliose (gemäß Signaturenlehre[13]). Die Karde wächst in Europa, Nordafrika, in Süd- und Ostasien auf Schuttplätzen, Ufern und Weiden.

13 Die Signaturenlehre geht davon aus, dass Farbe und Form von Heilpflanzen auf passende Krankheitsbilder hindeuten können.

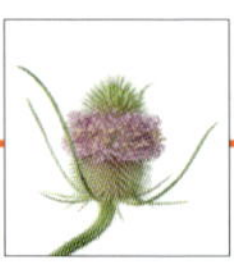

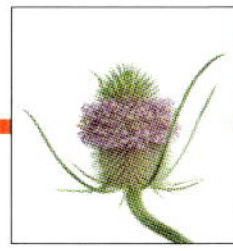

Geschichte

Noch bis ins 20. Jahrhundert hinein wurden die stacheligen Blütenköpfe bei uns zum Kämmen ungesponnener Wolle verwendet (Weberkarde). Durch das massive Auftreten von Borreliose-Infekten in den letzten Jahren in Europa und den USA erlangte die Karde neue Berühmtheit in der Naturheilkunde. Das ist vor allem das Verdienst des Ethnobotanikers Wolf-Dieter Storl, der seine eigene Erkrankung mithilfe von Schwitzbädern und Karde ausheilen konnte und darüber ein Buch schrieb.[14] Die chinesische Form der Karde *(Dipsacus asper)* wird in der Heilkunde Chinas, Koreas und Japans traditionell bei Fibromyalgie und Borreliose eingesetzt.

Körperliche Wirkung

Als Wirkstoffe sind in der Karde unter anderem belegt: wundheilende und antioxidative Iridoide, Saponine und Phenole sowie verdauungsfördernde Bitterstoffe. Die Heilpflanze wirkt antibakteriell, entzündungshemmend und pilzwidrig. Man verwendet sie traditionell bei Wunden, Fissuren, Durchfall und Infektionen. Ihre blutreinigende, entgiftende Wirkung ist hilfreich bei Lebererkrankungen, Arthritis und Gicht. Zur Wirkung der Wilden Karde gibt es bislang noch wenig klinische Studien. Laborversuche an der Uni Leipzig belegen eine Wachstumshemmung von Borrelienkulturen durch den Wurzelextrakt. In China wird die Karde *(D. asper)* zur Förderung des Knochenwachstums bei Brüchen und Osteoporose gegeben, bei Leberschwäche sowie als generelles Stärkungs- und Anti-Aging-Mittel.

Hausapotheke und Rezepte

In der Naturheilkunde wird die Pflanze in Form von Tee, Tinktur, Bad oder Umschlag eingesetzt. Karden-Extrakt ist allgemein gut ver-

14 Storl, Wolf-Dieter: »Borreliose natürlich heilen«, AT-Verlag, 6. Aufl. 2009

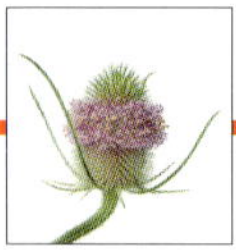

träglich, Vorsicht ist jedoch in der Schwangerschaft geboten. Tierversuche mit dem Wurzelextrakt legen eine hormonelle Wirkung der chinesischen Karde nahe.

Kardentinktur

Die Wurzel der einjährigen Karde im Spätherbst ausgraben, sehr gut waschen und zerkleinern. Ein Schraubdeckelglas zur Hälfte mit den Wurzelstücken füllen und mit Alkohol (50 – 60%ig) auffüllen. Gut verschließen und 3 Wochen an einem warmen Ort ziehen lassen. Immer wieder schütteln. Dann in dunkle Fläschchen abfiltern. Die Tinktur wird tropfenweise eingenommen (Dosierung individuell anpassen: 1 – 3 x täglich 5 – 50 Tropfen) oder verdünnt bei Hautleiden aufgetragen.

Sollten Sie an Borreliose erkrankt sein, kontaktieren Sie bitte unbedingt einen guten Arzt oder Naturheilkundigen. Borreliose ist eine ernsthafte Erkrankung! Wenn Sie sich für eine Kardenkur entscheiden, sollte diese über mehrere Monate durchgeführt werden, begleitet durch weitere Entgiftungsmaßnahmen, Schwitzbäder, Homöopathie, Umstellung von Ernährung und Lebenswandel etc.

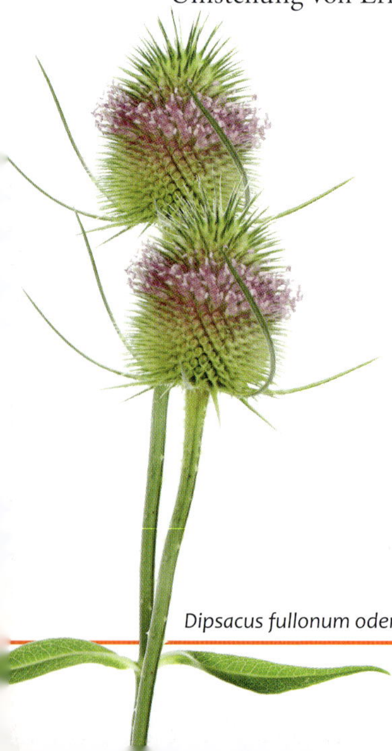

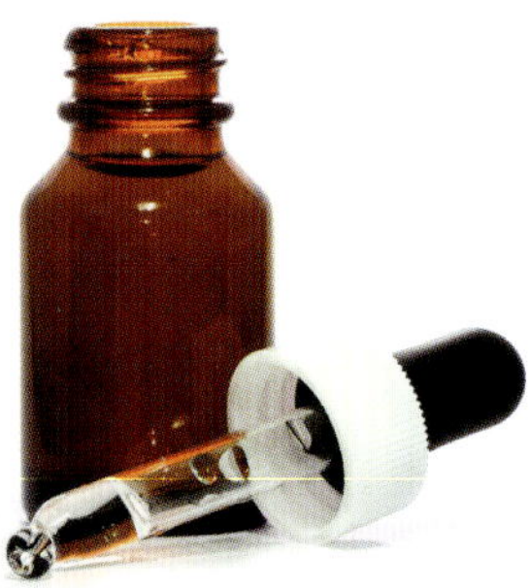

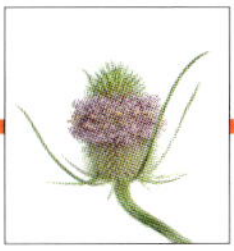

Seelische Wirkung

weise Herrscherin: ***»Ich schütze und sorge für alle, die mir anvertraut sind!«***

Die Karde lehrt uns, den Körper als eigenes Königreich zu achten und darauf zu schauen, dass es ihm gut geht. Etwaige Krankheitssymptome werden als Warnsignal ernst genommen und im Gesamtzusammenhang gesehen.

Ritual: Körperreich aufsuchen

Setze dich bequem und aufrecht hin. Lass deinen Atem entspannt bis in den unteren Bauch fließen … Nun stelle dir vor, dass dein Körperhaushalt von einer Unzahl kleiner, fleißiger Zellen getragen wird, die unablässig an deiner Gesundheit und Versorgung arbeiten. Beobachte deinen Hofstaat liebevoll bei der Arbeit und schicke ihm Wertschätzung für sein Engagement … Wandere mit deiner Aufmerksamkeit in deinem Körper an verschiedene Stellen. Gibt es Bereiche, die mehr von deiner Zuwendung brauchen könnten? Dann bleibe dort mit deiner Aufmerksamkeit und verbinde dich mit diesen Zellen. Lass sie deine Dankbarkeit spüren … Nach einer Weile komme mit einem tiefen Atemzug bewusst in deine Alltagswelt zurück.

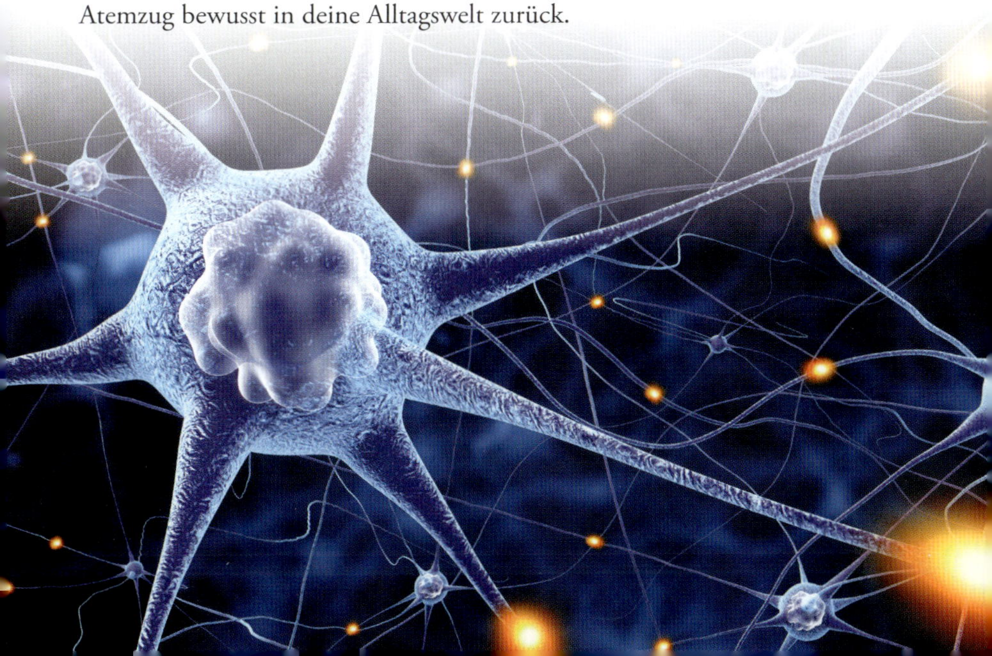

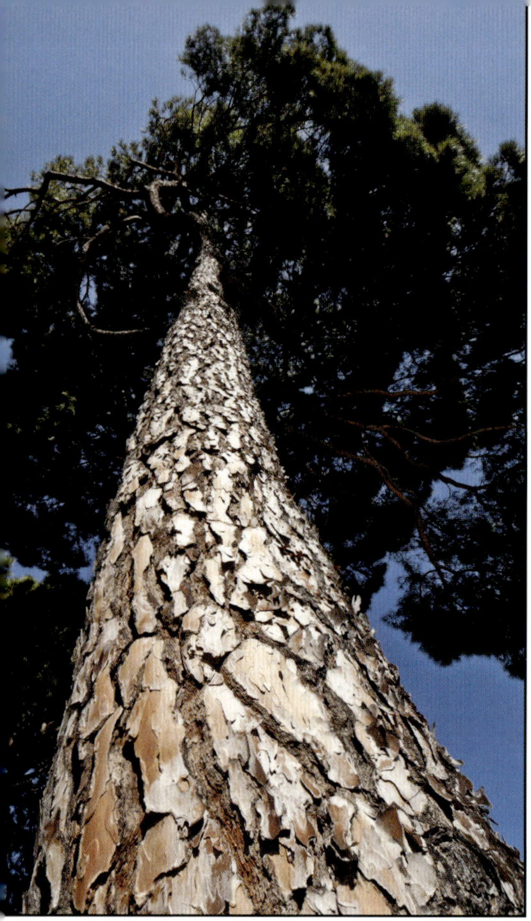

Kiefer

Die Kiefer *(Pinus)*, auch Föhre genannt, gehört zur Familie der Kieferngewächse und wächst bevorzugt in den kühleren Gebieten der Nordhalbkugel. Sie ist eine anspruchslose Pionierpflanze von bis zu 30 m Höhe und besiedelt auch karge Böden, steile Berghänge (Latschenkiefer) oder Sümpfe. Ihre Nadeln sind länger als bei anderen Nadelbäumen und büschelig angeordnet. Die Borke ist schuppig und gefurcht, die Zapfen sind eiförmig. Holz, Rinde und Nadeln der Kiefer sind besonders harzreich.

Geschichte

Kiefern lieferten schon den alten Ägyptern Terpentin zur Mumifizierung ihrer Toten. Dazu wird die Rinde des Baumes rinnenartig eingeschnitten und das austretende frische Harz mit Gefäßen aufgefangen. Durch Destillation gewinnt man daraus Terpentinöl (Lösungsmittel) und Kolophonium (Lacke, Instrumentenbau). Kiefernharz ist seit dem Altertum Bestandteil desinfizierender Heilsalben. Bei den Crow-Indianern wird es vor dem Schwitzhüttenritual zur Reinigung geräuchert. Mittelalterliche Burgen wurden durch das harzhaltige Splintholz beleuchtet (Kienspäne). Die Kiefer zählt heute zu den am häufigsten angebauten Baumarten im deutschsprachigen Raum, vor allem weil sie gutes Bau-, Möbel- und Brennholz liefert.

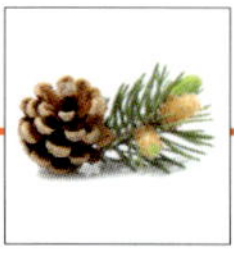

Körperliche Wirkung

Kiefernharz und -nadeln besitzen ätherische Öle mit einer desinfizierenden, durchblutungsfördernden, wassertreibenden und schleimlösenden Wirkung. Sie helfen bei Erkältungen, Bronchitis, Gliederschmerzen, Sportverletzungen sowie bei Juckreiz und entzündeter Haut. Des Weiteren kann aus der Kiefernrinde MSM (Methylsulfonylmethan) gewonnen werden. Es unterstützt den Körper bei Schwefelmangel, der in der Bevölkerung, durch die moderne Ernährungsweise bedingt, weitverbreitet ist. MSM wird vom Körper gut aufgenommen und stärkt das Immunsystem, das Bindegewebe und die Leber. Es hilft bei Gelenkbeschwerden, Durchblutungsstörungen und bei der Entgiftung.[15]

Hausapotheke und Rezepte

Junge Kiefernsprosse können im Frühjahr gesammelt, getrocknet und als Tee getrunken werden. Oder man gewinnt daraus durch Wasserdampfdestillation ätherisches Öl. Dieses ist vielfältig im Einsatz: als Bestandteil von Salben, Ölen, Hustensäften, Erkältungsbädern, Einreibungen und Hustenbonbons. Außerdem findet man es in Kosmetik- und Wellnessprodukten (Sauna-Aufgussöl). Das ätherische Öl nicht für Säuglinge, bei Keuchhusten oder Asthma verwenden. Verzichten Sie ebenso auf Kiefernölbäder bei akuten, offenen Hautschäden, bei Hypertonie, hohem Fieber, Herzinsuffizienz und Nierenfunktionsstörungen.

In der italienischen Küche schätzt man die aromatisch-harzigen und fettreichen Samen der Pinie (Pinoli), zum Beispiel in Süßspeisen oder im Pesto.

15 Organisch gebundener Schwefel hat nichts mit den Schwefeldioxid-Emissionen aus Industrie und Verkehr zu tun oder mit den gesundheitsbelastenden Sulfiten, die bei Trockenfrüchten, Wein und Essig in konventioneller Herstellung eingesetzt werden.

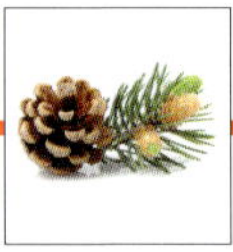

Salbe bei Rheuma und Muskelkater

4 EL hochwertiges Kokosöl in einem Topf bei mäßiger Wärme schmelzen lassen. 1 Handvoll fein gehackte Kieferntriebe einrühren und 1 Stunde warm ausziehen lassen (etwa bei 40 °C, damit die wertvollen Inhaltsstoffe erhalten bleiben). Dann einige Tropfen ätherisches Öl einrühren (Lavendel, Wacholder, …) und die Salbe durch einen Kaffeefilter in kleine Tiegel abfüllen. Auskühlen lassen und gut verschließen. Kühl gelagert 1 – 2 Jahre haltbar.

Inhalieren mit Kiefernöl

Bei Atemwegserkrankungen in eine Schüssel mit heißem Wasser 2 EL Salz und einige Tropfen reines ätherisches Kiefernnadelöl geben. Ein Handtuch zeltartig über den Kopf breiten und die Dämpfe tief einatmen.

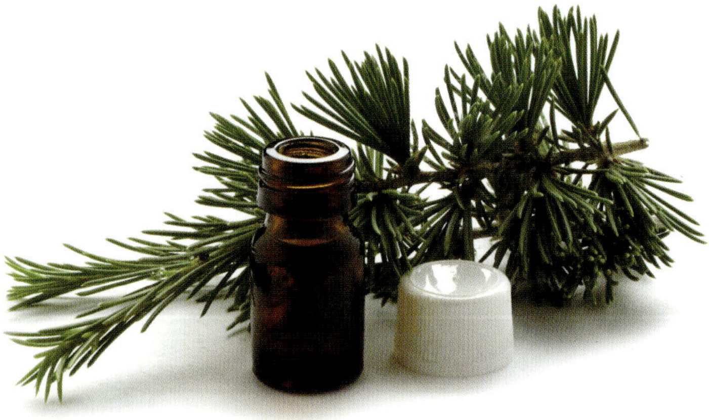

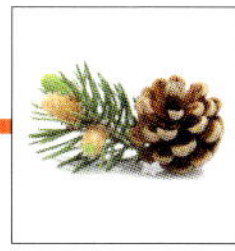

Seelische Wirkung

Seelenführer: ***»Erkenne dein Wesen!«***

Die Kiefer führt radikal zu den eigenen Wurzeln (radix = lateinisch Wurzel). Sie zeigt uns unser wahres Gesicht. In der Bachblütentherapie wird Pine zur Befreiung von Schuldgefühlen gegeben.

Ritual: Schamanisch Reisen

Sorge für einen geschützten Raum (Handy aus). Wenn du möchtest, kannst du zunächst die Atmosphäre mit Kiefernnadeln räuchern. Schalte dir monotone Trommelmusik an (ca. 240 Schläge/Min.) oder bitte einen Freund, für dich zu rasseln. Lege dich nun bequem auf den Boden, atme tief und entspannt … Lass deinen Geist zur Ruhe kommen und deinen Körper immer tiefer sinken … Nun imaginiere dich auf einer Wiese, deinem inneren Kraftort. Blicke dich um, rieche den Duft der Blumen, höre die Vögel zwitschern… Nimm alles wahr, was sich auf deiner Seelenwiese zeigt. Ohne an etwas festzuhalten oder es zu bewerten … Nach einigen Minuten komme wieder ganz bewusst ins Hier und Jetzt zurück. Strecke dich lang, rolle dich zur Seite und lass die Erfahrung nachklingen.

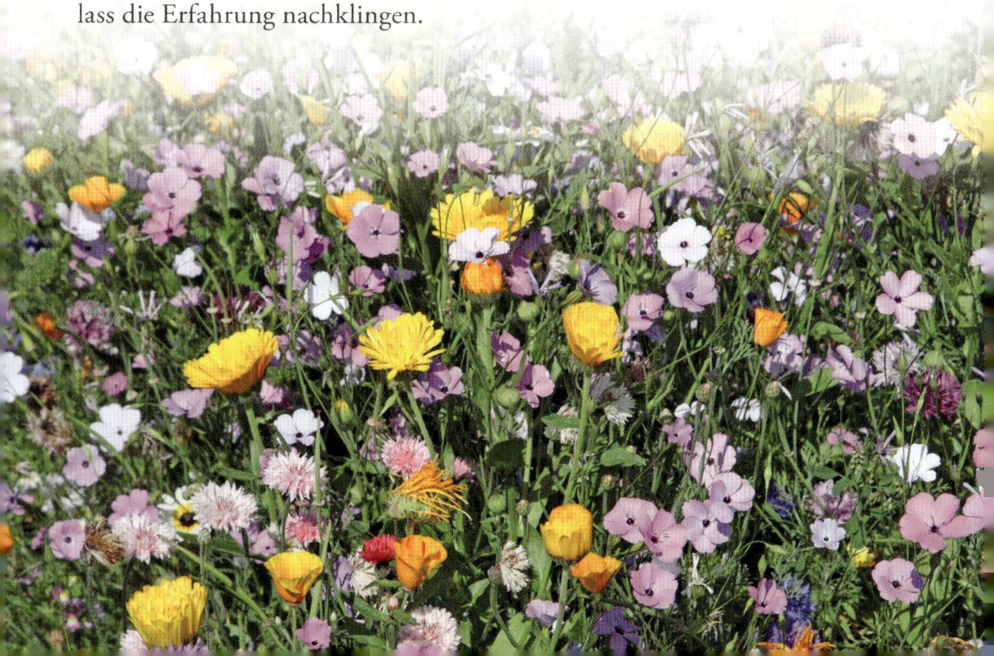

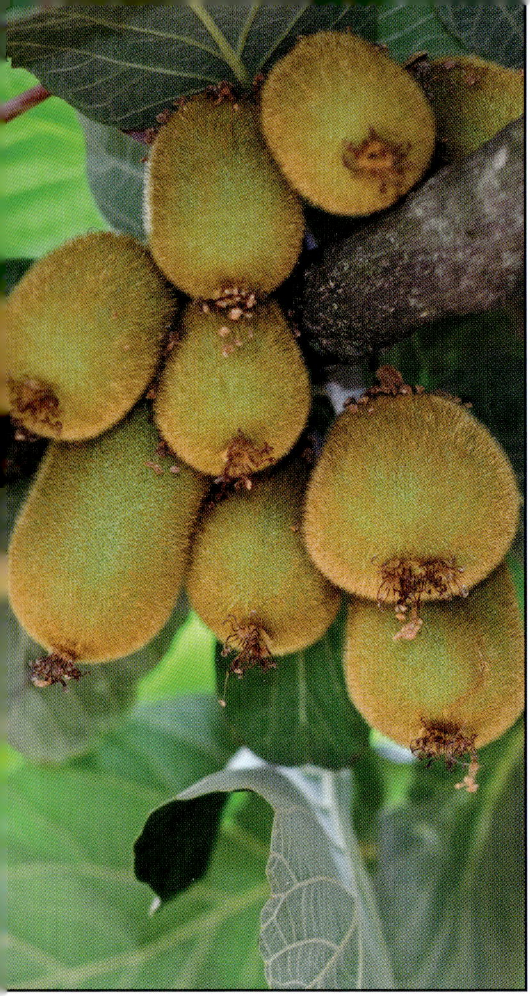

Kiwi

Die Kiwi, auch als Chinesische Stachelbeere bezeichnet *(Actinidia)*, gehört zur Familie der Strahlengriffelgewächse. Sie ist eine lianenartige, ausdauernde Schlingpflanze und hat wechselständige, an der Unterseite weich behaarte Blätter. Je nach Unterart gibt es selbstbefruchtende Sorten oder solche, bei denen männliche und weibliche Blüten auf getrennten Pflanzen wachsen. Diese sind weiß gefärbt und riechen angenehm. Nach der Befruchtung bilden sich walzenförmige Früchte mit einer dünnen, fellartigen Schale aus. Das Fruchtfleisch ist saftig und knallgrün.

Geschichte

Die ursprüngliche Heimat der Liane liegt im südlichen China, wo sie Wälder und Buschland besiedelt. Anfang des 20. Jahrhunderts importierte eine Lehrerin die ersten Samen nach Neuseeland. Dort wurde aus der Sorte *Actinidia chinensis* die großfruchtige »Hayward« *(Actinidia deliciosa)* gezüchtet. Sie ist die bei uns im Handel gebräuchlichste Sorte (80 % der gehandelten Früchte). Aus Marketinggründen gab man ihr den Namen »Kiwi«, abgeleitet von der Neuseeländischen Vogelart. Ab den 50er Jahren wurden die Früchte auch nach Nordamerika und Europa exportiert. Heute ist Italien der weltweit führende Kiwi-Produzent.

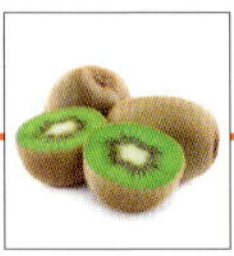

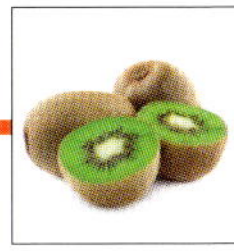

Körperliche Wirkung

Kiwis enthalten viel Vitamin C (100 g decken in etwa den Tagesbedarf eines Erwachsenen), Magnesium, Folsäure und Zink. Bei Erkältungsgefahr oder leichten Depressionen können sie das Immunsystem ankurbeln und die Auswirkungen von Stress reduzieren. Auch findet sich in Kiwis das eiweißspaltende Enzym Actinidain, das nach eiweißreichen Mahlzeiten die Verdauung fördert. Allerdings sollte es nicht gemeinsam mit Milchprodukten konsumiert werden. Denn Actinidain spaltet das Milcheiweiß in bitter schmeckende Peptide. Es kann jedoch durch Erhitzen zerstört werden. Oder man verwendet die Kiwi-Sorte »Zespri Gold«, deren gelbes Fruchtfleisch keine nennenswerten Mengen des Enzyms mehr enthält.

Die Aminosäure Arginin weitet die Blutgefäße und stärkt den Kreislauf. Kiwis wirken hilfreich bei Spannungskopfschmerzen, Bluthochdruck und erhöhtem Cholesterinspiegel. Sie gelten als blutreinigend und harntreibend.

Hausapotheke und Rezepte

Kiwis werden zumeist roh gegessen. Dazu die mittelharte, vollaromatische Frucht in der Mitte aufschneiden und auslöffeln. Ausgezeichnet schmecken Kiwis auch im Obstsalat, gemeinsam mit Erdbeeren, Bananen und Äpfeln.

Kiwis im eigenen Garten

Für das gemäßigte Klima Mitteleuropas ist die »Kiwibeere« die beste Wahl *(Actinidia arguta)*, auch als Scharfzähniger Strahlengriffel, »Bayern-Kiwi«, Kokuwa oder Honigbeere im Handel). Sie ist frosthart (bis -30 °C) und genügsam. Für eine erfolgreiche Ernte muss eine frostfreie Wachstumsperiode von 150 Tagen gewährleistet sein. Mulchen und ein eher saurer Boden wirken sich positiv aus. Die Früchte sind klein, sehr vitalstoffreich und sollten rasch verzehrt werden.

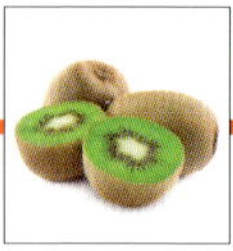

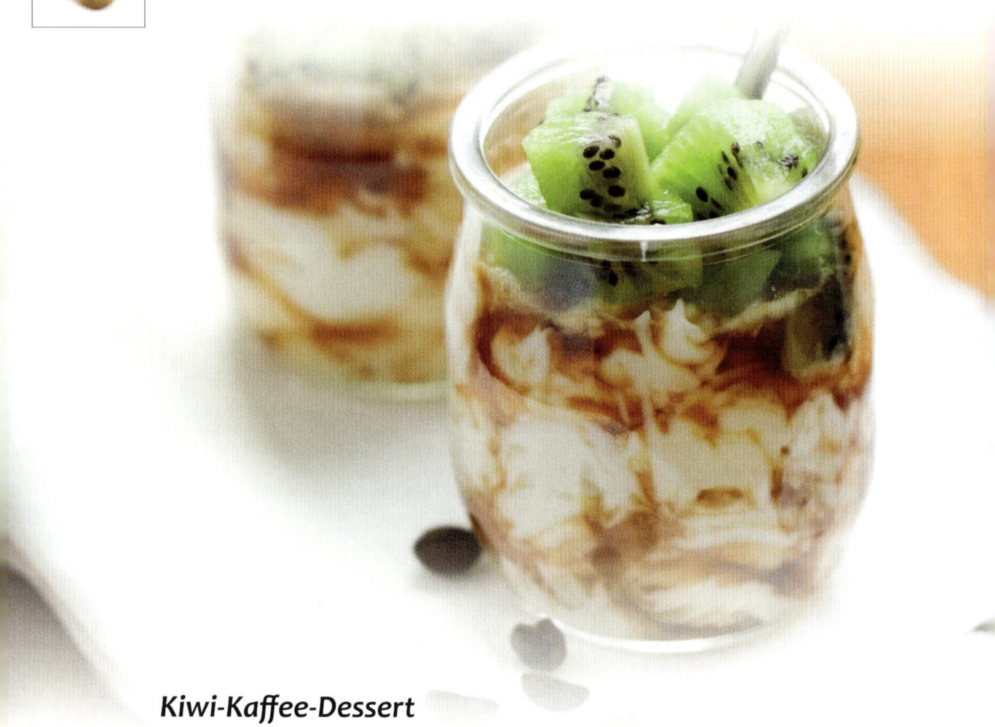

Kiwi-Kaffee-Dessert

1 Tasse Espresso zubereiten und kühl stellen. Ein feinmaschiges Sieb mit Küchenrolle auslegen und auf eine Schüssel legen. 0,5 l Vanille-Sojajoghurt hinein gießen und die Flüssigkeit über Nacht abtropfen lassen. Den Boden von 4 Gläsern mit zerbrochenen Mürbkeksen belegen. Zuerst den Espresso, dann den Vanille-»Quark« darauf geben. 2 reife Kiwis schälen, in Stücke schneiden und das Dessert damit dekorieren.

Kiwi im Reismantel

120 g Reismehl mit je 1 gestrichenem TL Johanniskernmehl und Backpulver, 1 EL Rohrzucker und ca. 220 ml Wasser zu einem dicken Backteig verrühren. Kurz ruhen lassen. Kiwis in 1 cm dicke Scheiben schneiden, in den Teig tauchen und beidseitig in etwas Öl oder Kokosfett knusprig backen. Alternativ schmecken auch Bananen- oder Apfelscheiben mit dem Teig ausgezeichnet.

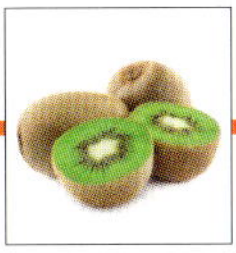

Seelische Wirkung

Hartnäckigkeit: ***»Ich bleibe dabei!«***

Als Lianenpflanze führt uns die Kiwi vor, wie man selbst starken Stürmen trotzt, indem man sich an den zur Verfügung stehenden Rankhilfen unverrückbar festhält.

Ritual: Yin-Yoga oder Armdrücken

Im Yin-Yoga wird eine Körperposition mehrere Minuten unbewegt eingenommen. Das bringt das Muskelgewebe dazu, sich zu entspannen, und Faszienverklebungen im Bindegewebe können sich lösen. Setze dich dazu im Langsitz auf den Boden und lass Arme und Oberkörper in Richtung Zehen sinken. Du kannst dir unter den Kopf bzw. auf die Beine auch ein großes Kissen legen. Bleibe nun einige Minuten in dieser Position und versuche, dich möglichst zu entspannen. Lass deinen Atem zu jenen Stellen fließen, die gerade gedehnt werden. Wann immer Gedanken von Langeweile oder Ärger kommen, lass sie ziehen. Spüre deinen unverrückbaren Entschluss, in dieser Körperhaltung zu verharren … Dann löse die Position auf, lege dich auf den Rücken und spüre nach.

Wenn du deine Hartnäckigkeit auf aktivere Weise spüren möchtest, lade dir einen Partner zum Armdrücken ein.

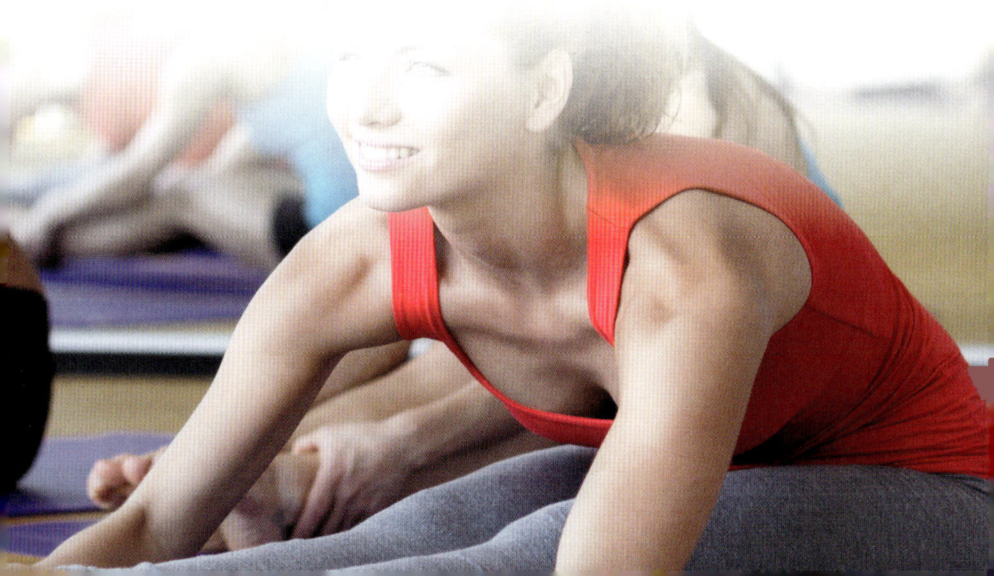

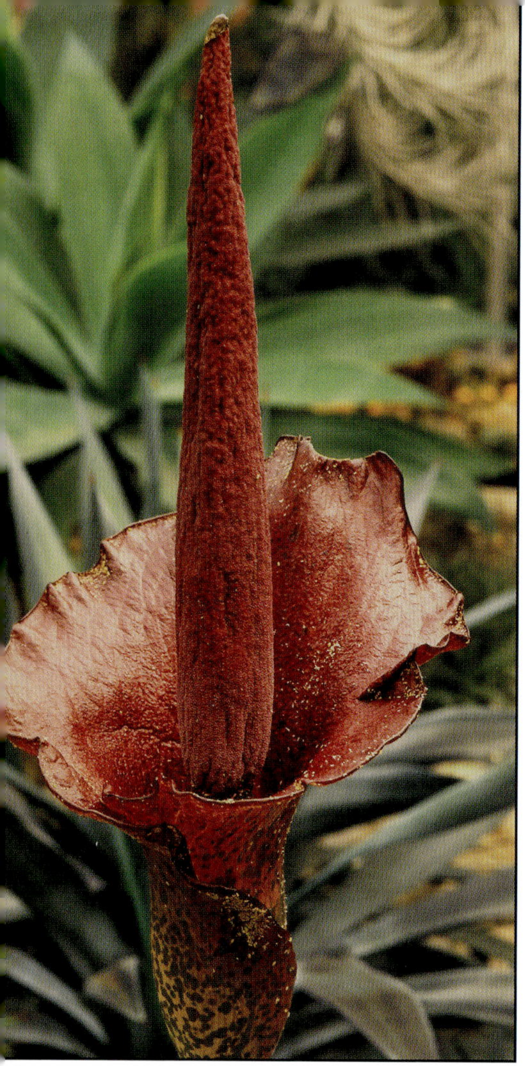

Konjakwurzel

Als Konjakwurzel wird die Knolle der Teufelszunge *(Amorphophallus konjac)* bezeichnet, einer mehrjährigen Pflanze aus der Familie der Aronstabgewächse. Sie ist die kleinere Schwester der Titanenwurz, der größten Blume der Welt. Die Teufelszunge bildet als Überdauerungsorgan eine Knolle von bis zu 25 cm Durchmesser aus. Daraus erwächst im Spätfrühjahr ein einzelnes, aufrechtes Laubblatt, das an einen jungen Baum erinnert und bis zu 2 m hoch wird. Der imposante Blütenstand besteht aus einem violett-braunen Hüllblatt mit einem senkrechten Kolben. Er sondert einen penetranten Verwesungsgeruch aus, um Insekten zur Bestäubung anzulocken.

Geschichte

Die Konjakwurzel wird in Japan seit Jahrhunderten als Lebensmittel verwendet. Ihr Name hat nichts mit dem gleichnamigen alkoholischen Getränk »Kognak« zu tun, sondern wurde von ihrem japanischen Namen *konnyaku* abgeleitet. Sie ist in Japan und China weitverbreitet, wächst bevorzugt im tropischen Regenwald und bis in eine Höhe von 2500 m hinauf. Seit Kurzem ist die Wurzel auch in der EU offiziell als Lebensmittelzusatz erlaubt.

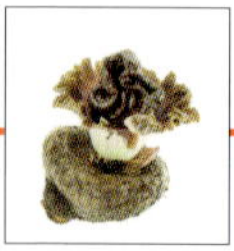

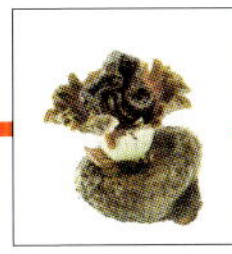

Körperliche Wirkung

Konjakmehl besteht zur Hälfte aus Glucomannan, einer zähen, stärkeähnlichen Substanz. Es kann das bis zu 50-fache seines Eigenvolumens an Wasser binden. Das Mehl ist sehr sättigend, doch gleichzeitig nahezu ohne Kalorien. Es enthält kein Fett, Kohlenhydrate oder Gluten, hingegen viele Ballaststoffe. Damit ist es eine gute Alternative für Menschen mit Gewichtsproblemen oder Zöliakie. Konjakmehl senkt nachweislich den Blutdruck, Blutfette und -zucker. Gleichzeitig kommt es zu einem natürlichen Aufweichen des Stuhls bei Verstopfung und – wie bei anderen Ballaststoffen auch – zum Binden von Giftstoffen im Darm. Studien zeigen, dass Glucomannan auch die körpereigene Abwehrkraft deutlich stärkt. Wegen der befeuchtenden Wirkung wird die Konjakwurzel auch in Kosmetika eingesetzt.

Hausapotheke und Rezepte

Konjakwurzel ist völlig geschmacksneutral und dient in Asien als traditionelles Verdickungsmittel zur Herstellung von Eiscreme, Desserts, Glasnudeln und Getränken. Bei uns können Produkte aus Konjakmehl in Asia-Shops, über das Internet und neuerdings auch in Bioläden gekauft werden (zum Beispiel Konjak-Reis und Nudeln). Da sie bereits vorgekocht sind, ist die Zubereitung denkbar einfach: unter fließendem Wasser abspülen und dann 3 Minuten in heißem Wasser (oder einer Sauce) ziehen lassen. Achtung: Bei der Einnahme von Konjakmehl ist immer auf genügend Flüssigkeitszufuhr zu achten!

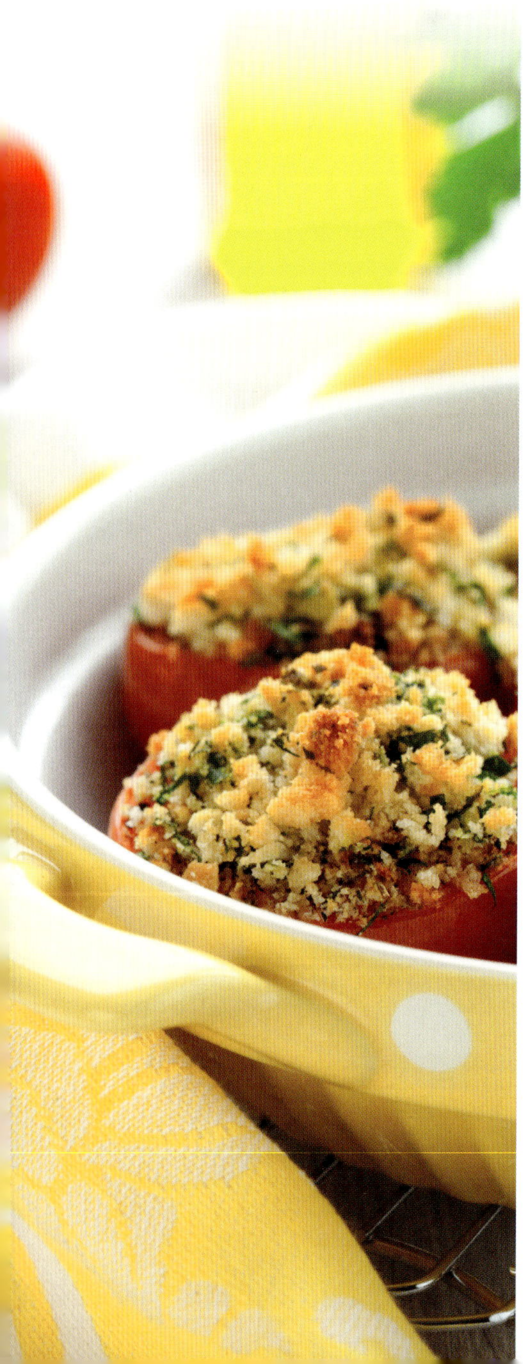

Schnelle Miso-Suppe mit Konjak-Glasnudeln

Die Nudeln in ein Sieb geben und gut mit warmem Wasser abspülen. Dann gemeinsam mit 1 – 2 TL Gerstenmiso in eine Schale geben und mit heißem Wasser aufgießen. Etwas fein geschnittenes Zwiebelgrün zugeben und mit Sojasauce und Salz abschmecken.

Gefüllte Tomaten mit Konjak-Reis

Bei 6 großen Tomaten den »Deckel« abschneiden und die Früchte aushöhlen. Den gewonnenen Inhalt mit Salz und Pfeffer würzen und mit dem Pürierstab zu einer Sauce verarbeiten. 2 Knoblauchzehen und einige Cashewkerne hacken und in etwas Öl anrösten. Dann 200 g grob geschnittenen Blattspinat kurz mitdünsten. 1 Päckchen Konjak-Reis nach Packungsangabe vorbereiten. Spinat und Reis nach Geschmack würzen (mit Salz, Chili, Majoran, Rosmarin oder Petersilie), in die Tomatenbecher füllen und mit Maisbröseln bestreuen. Bei 200 °C für 25 Min. im Ofen backen. Mit der Tomatensauce garniert servieren.

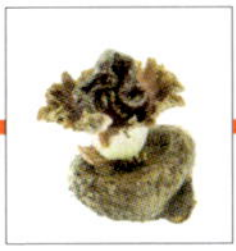

Seelische Wirkung

Temperament: ***»Ich genieße meine Gefühle!«***
Die Teufelszunge bringt sich selbst ungeniert zum Ausdruck. Ob in der beeindruckenden Gestalt ihrer Blüte oder in ihrem Aasgeruch – Schönheit und Schaudern liegen hier nah beieinander, doch beides zeugt von starker Lebendigkeit.

Ritual: Gefühle darstellen

Suche dir ein Musikstück, das Schmerz, Wut, Lust oder Trauer ausdrückt – abgestimmt auf das, was du gerade brauchst (der portugiesische Fado ist hier sehr geeignet). Gehe ganz in der Musik, im Klang der Stimme auf. Lass die Emotionen dein ganzes Wesen überfluten. Mimik, ergreifende Gestik, ausladende Körpersprache, … nutze alle Möglichkeiten des Ausdrucks. Lass dich von der Musik tragen und gib alle Kontrollmechanismen auf, die dich einengen. Nach 2 oder 3 Stücken schalte die Musik aus. Setze dich aufrecht hin, lege die Hände auf den Bauch und zentriere dich in deiner inneren Stille.

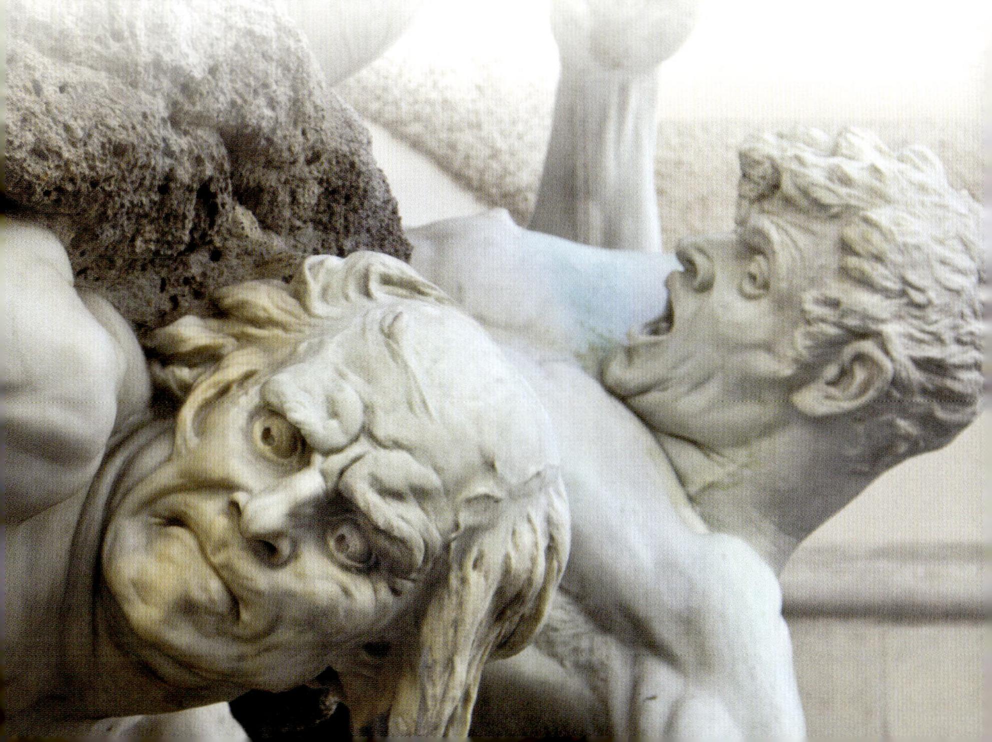

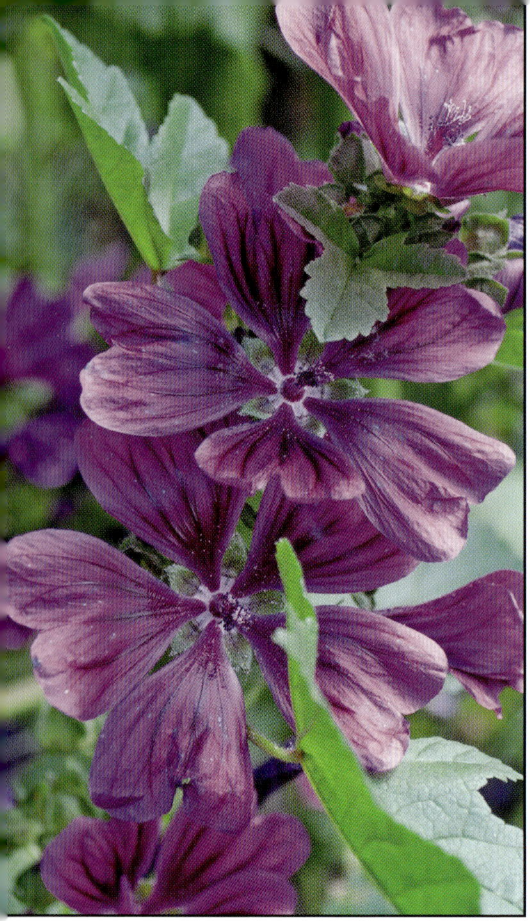

Malve

Die Wilde Malve *(Malva sylvestris)* ist auch unter dem Namen Große Käsepappel bekannt und gehört zur Familie der Malvengewächse. Sie ist eine mehrjährige, 30 bis 100 cm hohe Pflanze mit tiefreichenden Pfahlwurzeln. Der Stängel trägt wechselständige 5- bis 7-lappige Laubblätter und ist mit rauen Büschelhaaren besetzt. Die hübschen rosa Blüten besitzen je 5 Kelchblätter. Sie sind zwittrig und durchlaufen zunächst eine männliche, nach Entleerung des Pollens eine weibliche Blütenphase. Die Früchte quellen bei Regen auf, kleben sich an das Fell von Tieren und sorgen so für eine weitere Verbreitung der Pflanze. Die Wilde Malve ist mit dem Echten Eibisch und der Weg-Malve verwandt und kann auch leicht mit diesen verwechselt werden.

Geschichte

Die Wilde Malve kommt ursprünglich aus Südeuropa und Asien, ist jedoch heute bis nach Skandinavien auffindbar. Sie wächst bevorzugt an trockenen Wegrändern, in lichten Wäldern oder Schutthalden und ist eine der ältesten bekannten Nutzpflanzen. Schon im alten China vor 5000 Jahren und in der Bibel wurde die Malve als Gemüse bzw. als Heilpflanze erwähnt und geschätzt. Ihr volkstümlicher Name »Käsepappel« leitet sich von der käselaibartigen Form der Früchte ab, die

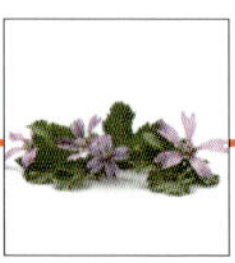

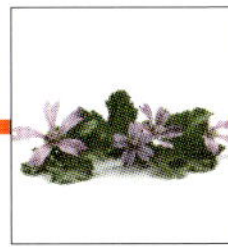

früher zu »pappigem« Brei verarbeitet wurden. Im Mittelalter galt sie als wirksames Aphrodisiakum und Schönheitsmittel für Frauen. In manchen Gegenden ist die Wilde Malve bis heute traditioneller Bestandteil des magischen Kräutersträußes, der zu Mariä Himmelfahrt (15. 8.) gesammelt wird, um das Haus vor Krankheiten zu schützen. Aufgrund ihrer attraktiven Blüten gibt es im modernen Gartenbau eine Vielzahl an Zier-Malvenzüchtungen. Geprüft wird auch ihre Verwendung als Energiepflanze, alternativ zum Mais.

Körperliche Wirkung

Die Wilde Malve wirkt entzündungshemmend, desinfizierend, immunstärkend und beruhigend. Blätter und Blüten besitzen einen hohen Anteil an Schleimstoffen (ca. 10 %), Gerbstoffe und Flavonoide (beispielsweise den Farbstoff Malvin der Blüten). Die Heilpflanze hilft bei Fieber, Atemwegserkrankungen und Entzündungen im Verdauungstrakt. Dank der vielen Schleimstoffe entfaltet sie einen schützenden Film über die Schleimhäute und lindert Hustenreiz und Durchfall. Daneben wird sie auch äußerlich bei Ekzemen, Verbrennungen, entzündeten Brustwarzen (Stillen), Insektenstichen und anderen Hauterkrankungen angewendet (als Breiumschlag und Kompresse). In der Naturkosmetik finden sich Malven-Extrakte in Salben, Haarshampoos und -tönungen.

Hausapotheke und Rezepte

Das Kraut wird für medizinische Zwecke als Tee (Kaltauszug!) oder Extrakt eingenommen. Die Wurzel kann gegen Zahnprobleme gekaut werden. In der Küche können die Blätter und dekorativen Blüten roh im Salat oder in Smoothies konsumiert werden. Gekocht in einer Suppe wirken die Blätter andickend. Auch die unreifen Samen sind essbar und schmecken als Knabberei für zwischendurch. In der Lebensmittelindustrie finden die Blüten als natürlicher Farbstoff Verwendung. Achtung: Malve nicht bei stark verschleimten Atemwegen einsetzen.

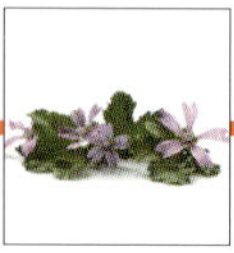

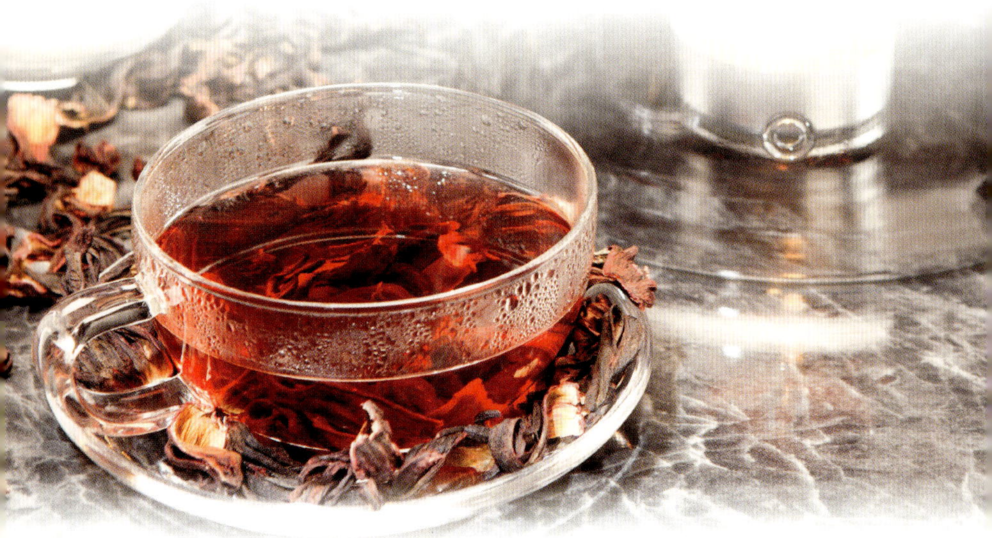

Bei der Einnahme unterschiedlicher Medikamente soll ein Zeitabstand von 1 – 2 Stunden eingehalten werden, da Malve die Aufnahme anderer Arzneien beeinträchtigen kann.

Malven-Kaltauszug

1 – 2 TL getrocknete Malvenblüten mit 1 Tasse kaltem Wasser übergießen und über Nacht stehen lassen. Dann abseihen und auf Trinktemperatur erwärmen. 3 x täglich schluckweise bei Reizhusten, Kehlkopfentzündung und Fieber trinken. Alternativ zum Gurgeln verwenden.

Malven-Kompresse

4 TL getrocknete Blätter und Blüten mit 1 Tasse heißem Wasser übergießen. 10 Min. ziehen lassen, abseihen, dann ein Tuch darin tränken und auflegen. Auch als Badezusatz für gereizte Haut, Gesichtswasser oder Nagelbad geeignet.

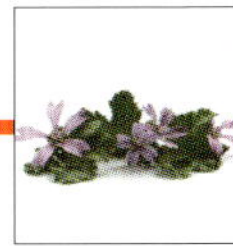

Seelische Wirkung

Schönheit: ***»Ich bezaubere durch meine Anmut!«***
Malve verbreitet eine Atmosphäre von Liebreiz und Schönheit, sowohl auf der seelischen Ebene als auch rein optisch.

Ritual: 7 Tage »Du-bist-schön«-Challenge

Viel zu oft mäkeln wir an unserem Spiegelbild herum. Die Herausforderung der Malve ist, den Spieß für eine Woche umzudrehen. Wenn du in der Früh ins Bad gehst, dann sieh dir selbst mit weichem Blick ins Gesicht. Nimm wahr, wenn abwertende Gedanken auftauchen … sie dürfen einfach weiterziehen … Lass die Gesamtheit deines Gesichtes auf dich wirken. Dann sage zu dir selbst: »Du bist schön!« Beobachte den Nachhall an Gedanken, der sich jetzt vielleicht einstellt: Rechtfertigungen, Verneinungen … All das hat nichts mit dir zu tun … Nimm dann einen tiefen Atemzug und komme in deine Alltagswelt zurück. Wiederhole diese kleine Übung an den folgenden 6 Tagen.

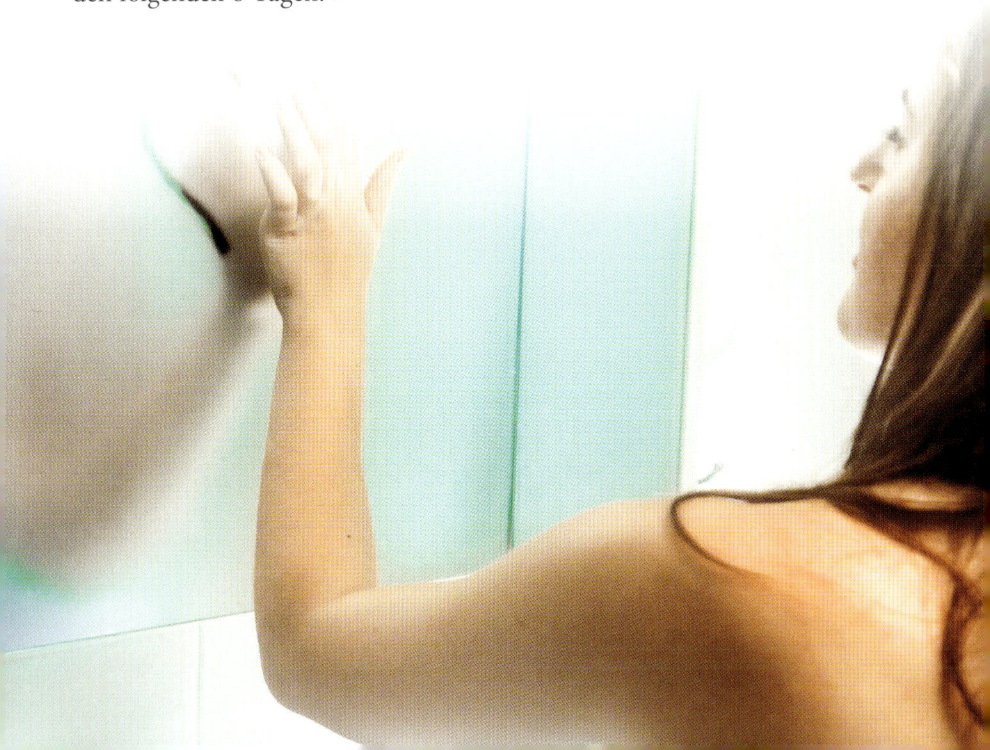

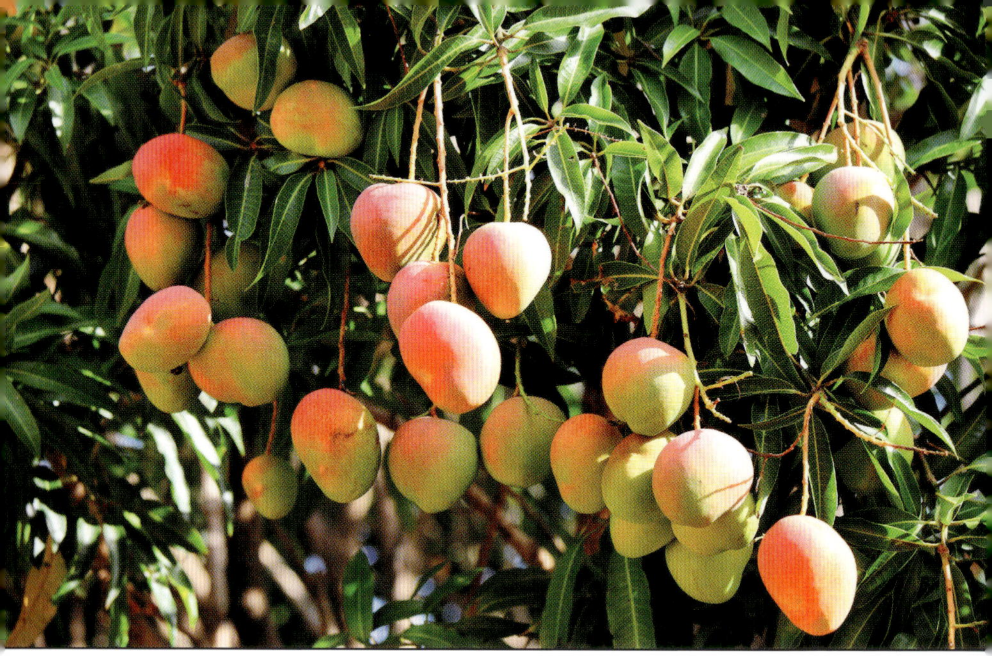

Mango

Die Mango ist die Frucht des immergrünen Mangobaumes *(Mangifera indica)* aus der Familie der Sumachgewächse. Sie ist mit Pistazien und Cashewnüssen verwandt. Der Baum wächst schnell und wird im günstigen Fall bis zu 45 m hoch und über 200 Jahre alt. Er besitzt dunkelgrüne, lanzettliche Blätter. Die kleinen weißen oder rosa Blüten wachsen in großer Zahl an Rispen an den Astenden. Sie duften angenehm nach Lilien. Aus ihnen entwickeln sich die bis zu 2 Kilo schweren Früchte. Sie sind rot-gelb-grün gefärbt und hängen an einem langen Stiel. In der Mitte enthalten sie einen großen, abgeflachten Kern.

Geschichte

Der heute in den gesamten Tropen angebaute Mangobaum stammt ursprünglich aus dem indischen Raum. Im 16. Jahrhundert gelangte die exotische Frucht durch portugiesische Seefahrer erstmals nach Europa. Heute zählt die Mango zu den am meisten gegessenen frischen Früchten der Welt und es gibt sie in über 1000 verschiedenen Sor-

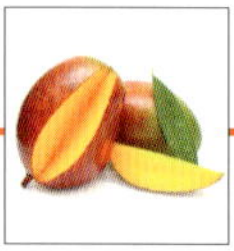

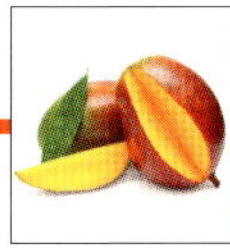

ten (wobei nur wenige den europäischen Markt erreichen). Daneben wird sie auch als Heilpflanze und zur Ölgewinnung (Kern) eingesetzt. In Indien spielt sie traditionell eine besondere Rolle: Bereits 4000 v. Chr. soll sie an den Ufern des Ganges kultiviert worden sein und in den hinduistischen Veden (heilige Texte) wird sie als »Götterspeise« bezeichnet. Der Baum ist ein traditionelles Symbol von Liebe und Stärke, auch soll er Wünsche erfüllen.

Körperliche Wirkung

Die Mango hat einen besonders hohen Gehalt an Provitamin A, das vorbeugend gegen Infektionen wirkt. Außerdem enthält sie reichlich Calcium, Kalium, Magnesium, Eisen, Vitamin C, B1, B6 und E. Sie wirkt stressabbauend, beruhigend auf den Kreislauf und fördert die Hauterneuerung. Weil die Frucht säurearm und gut verdaulich ist, kann sie auch bei Verdauungsproblemen genossen werden. Sie soll Herz und Gehirn stärken und Blutungen stoppen können. Achtung: Ein in der Schale der Frucht enthaltener Wirkstoff (Urushiol) wirkt hautreizend und löst bei Erntearbeitern immer wieder Vergiftungserscheinungen aus (»Mango-Dermatitis«).

Hausapotheke und Rezepte

Reife Mangos erkennt man an ihrem angenehmen Duft und daran, dass die Schale bei Druck leicht nachgibt. Unreife Mangos vor dem Aufschneiden einige Tage in Zeitungspapier eingeschlagen lagern (nicht im Kühlschrank!). Zunächst muss die glatte, lederartige Schale entfernt werden, die mit einer natürlichen Wachsschicht überzogen ist. Dazu schneidet man die Frucht am besten parallel zum flachen Kern auf. Dann ritzt man das Fruchtfleisch kreuzweise bis zur Haut ein und stülpt es nach außen. Die aromatische Frucht eignet sich perfekt für Obstsalate, Eis, Chutney, Saft oder Marmelade. Das Öl aus den Samen wird zur Produktion von Schokolade, Margarine und Kosmetika verwendet.

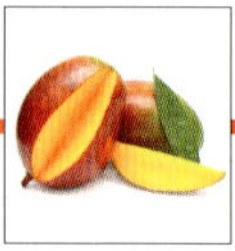

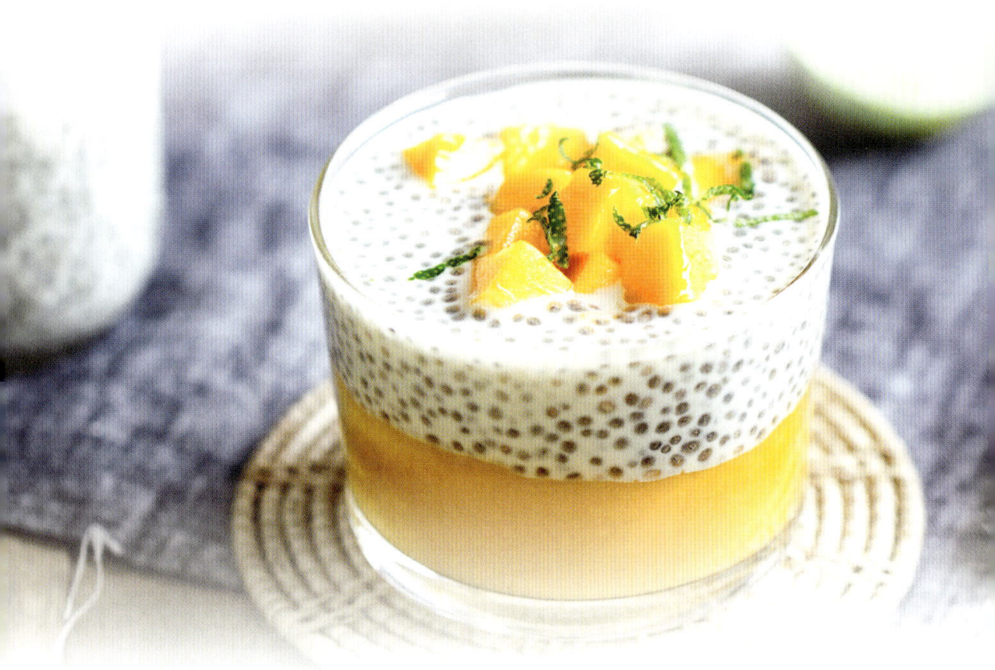

Mango-Chia-Pudding

4 EL Chiasamen und 1 EL Agavendicksaft in 200 ml Kokoswasser (oder Reisdrink) verrühren und 30 Min. quellen lassen. 1 reife Mango schälen, entkernen und mit einem Spritzer Zitronensaft pürieren. Das Fruchtmus in Gläser aufteilen und darauf den Chia-Pudding geben. Mit Minze und Mangostückchen dekorieren.

Indisches Mango-Lassi

In einen starken Mixer folgende Zutaten geben: 500 g Sojajoghurt, 300 g Mango-Pulp (Dose), 2 Handvoll Eiswürfel, 3 EL Vollrohrzucker, je 1 Messerspitze Kardamom, Nelke und Zimt (gerieben) sowie eine ½ grob geschälte Zitrone. Alles fein pürieren und, wenn vorhanden, mit einem Spritzer Rosenwasser verfeinern. Sofort servieren.

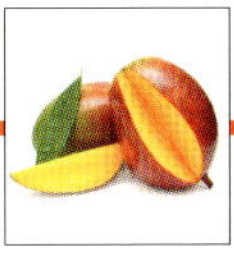

Seelische Wirkung

Vertrauen: ***»Das Leben ist gut zu mir!«***
Mango wirkt sowohl auf der seelischen wie körperlichen Ebene beruhigend und stressabbauend.

Ritual: Body Release

Lade einen Freund für eine gemeinsame Körperarbeit ein. Bereite das Setting vor: bequeme Kleidung, eine dicke Matte (Decke) am Boden, Meditationsmusik, ... Bitte deinen Besucher, sich auf den Rücken zu legen und die Schwerkraft wirken zu lassen. Greife vorsichtig unter Kniekehle und Ferse eines Beines und hebe es langsam einige Zentimeter vom Boden auf. Beginne kleine Kreise zu machen. ***Langsam*** ist das wichtige Stichwort, sodass dein Partner mit der Zeit im Hüftgelenk vertrauensvoll loslassen kann. Frage nach, ob die Geschwindigkeit passt. Nach 5 Minuten nimm das andere Bein dran. Danach jeweils einen Arm, wobei du hier Ellbogen- und Handgelenk unterstützt. Danach könnt ihr die Positionen wechseln.

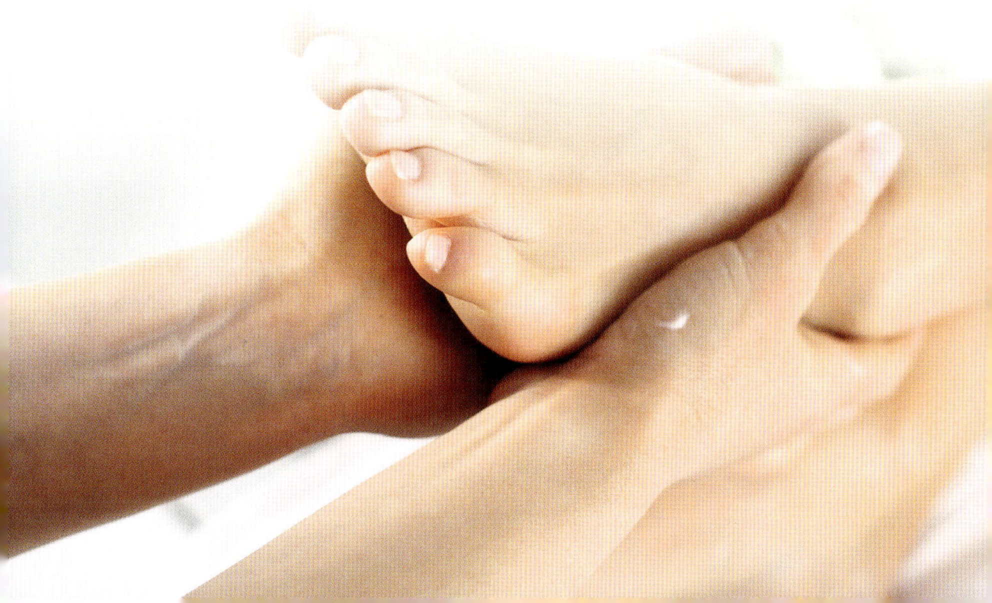

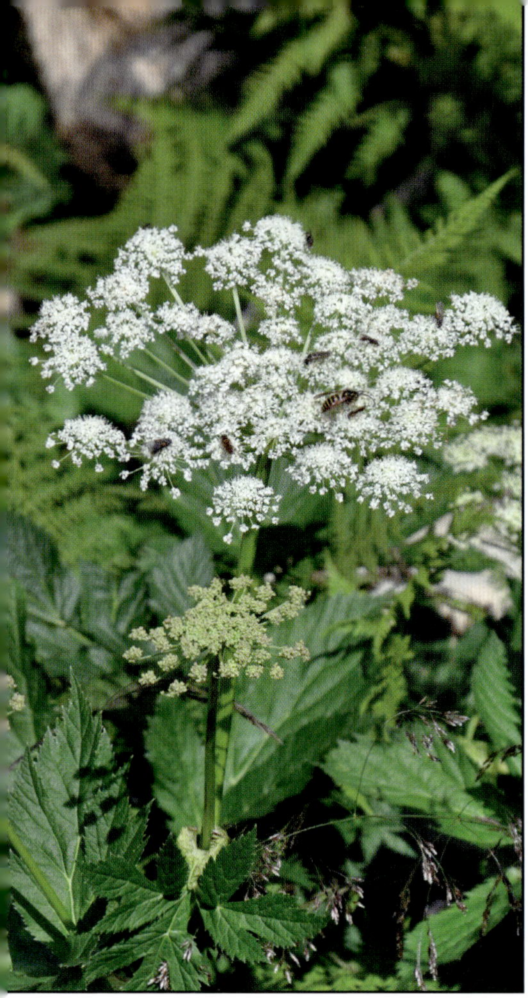

Meisterwurz

Die Meisterwurz *(Peucedanum ostruthium)* ist eine ausdauernde, krautige Pflanze aus der Familie der Doldenblütler. Sie wird 30 bis 100 cm hoch und besitzt einen aufrechten, gerillten Stängel, der innen hohl ist. Ihre Blätter sind dreilappig und grob gesägt. Die Blütenstände gleichen großen, flachen Schirmen mit vielen weißen Blüten. Die daraus erwachsenden Spaltfrüchte breiten sich als Segelflieger aus. Die Meisterwurz wächst mit Vorliebe auf Gebirgswiesen, kalkigen Böden und an Bachufern in 1000 bis 2000 m Höhe. Ihr scharf aromatischer Geruch erinnert an Sellerie und Karotten.

Geschichte

Die Meisterwurz ist eine traditionelle Heilpflanze zur Stärkung der Lebensgeister im Alpenraum (»Ginseng der Alpen«). Besonders im Mittelalter galt sie als hochverehrtes Universalmittel gegen Seuchen und Gifte. Ihre Blätter legte man auf schlecht heilende Wunden, die Wurzel kochte man in Wein und trank sie bei Grippe und Lungenentzündung. Hildegard von Bingen strich ihre wärmende Qualität bei Fieber heraus. Für Paracelsus war sie ein gutes Mittel, um den »inneren Alchemisten« anzuregen. Er lobte sie als Schutz gegen die Pest, zur Entgiftung der Leber und als Aphrodisiakum für Männer. Neben medizinischen Zwe-

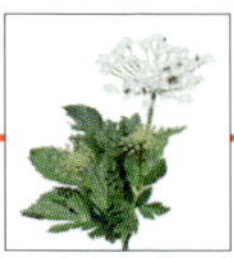

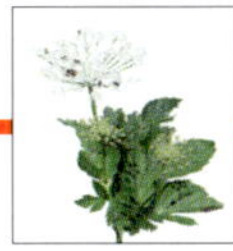

cken wurde die Meisterwurz auch häufig in der Zauberei eingesetzt, zum Beispiel zum Austreiben von Dämonen. In den letzten Jahren in Vergessenheit geraten wartet die Meisterwurz darauf, von der modernen Phytotherapie wiederentdeckt zu werden.

Körperliche Wirkung

Die Meisterwurz wirkt antibakteriell, schleimlösend, beruhigend und blähungswidrig. Heute wird die Wurzel hauptsächlich gegen Bronchitis und zur Magenstärkung eingesetzt. Sie enthält eine Vielzahl an Bitterstoffen sowie ätherische Öle (Terpene), Furocumarine, Gerbstoffe und Harze. Studien belegen, dass das enthaltene Ostruthin die Ausbreitung von Bakterien hemmt. In Zeiten zunehmender Antibiotikaresistenzen könnte diese Eigenschaft an Bedeutung gewinnen. Meisterwurz regt Appetit und Verdauung an, fördert die Produktion von Gallensaft und soll Wechseljahresbeschwerden lindern. Sie wird innerlich und äußerlich angewandt.

Hausapotheke und Rezepte

Die Wurzeln nach der Ernte gründlich mit Wasser und Bürste reinigen und in Scheiben geschnitten an einem luftigen Platz trocknen. Ähnlich der Engelwurz lässt sich daraus Tee oder eine Tinktur zubereiten. Gegen Übelkeit oder Zahnweh einfach eine kleine Portion der Wurzel kauen. In manchen Bergregionen wird aus der Meisterwurz ein Schnaps gebrannt, der zur Magenstärkung dient. Außerdem wird sie zur Herstellung von Kräuterkäse verwendet. Zu beachten ist, dass die Meisterwurz vielerorts unter Naturschutz steht und nur mit behördlicher Erlaubnis ausgegraben werden darf! Außerdem kann sie leicht mit anderen giftigen Doldenblütlern verwechselt werden, daher besser in der Apotheke erwerben! Achtung: Bei Hautkontakt mit der Meisterwurz können empfindliche Menschen mit Dermatitis reagieren. Enthaltene Furocumarine wirken fotosensibilisierend.

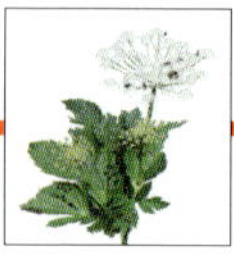

Meisterwurz-Tee

1 – 2 TL der klein geschnittenen, getrockneten Wurzel mit ¼ l kochendem Wasser übergießen und 5 –10 Min. ziehen lassen. Abseihen und in kleinen Schlucken trinken. Als Kur bis zu 3 Tassen täglich, max. 6 Wochen lang, dann eine Pause einlegen. Der Tee ist zum Entgiften im Frühjahr geeignet sowie bei Husten, Magenverstimmungen und allgemeinen Schwächezuständen. Nicht bei Entzündungen des Verdauungstrakts oder Gallensteinen anwenden.

Meisterwurz-Tinktur

Die Wurzel klein schneiden, in ein verschließbares Glas geben und mit Weingeist (40%ig) aufgießen, bis alle Teile bedeckt sind. 4 Wochen ziehen lassen, dabei ab und zu schütteln. Dann abseihen und in dunkle Fläschchen füllen. Bei Bedarf 3 x täglich 10 – 20 Tropfen einnehmen.

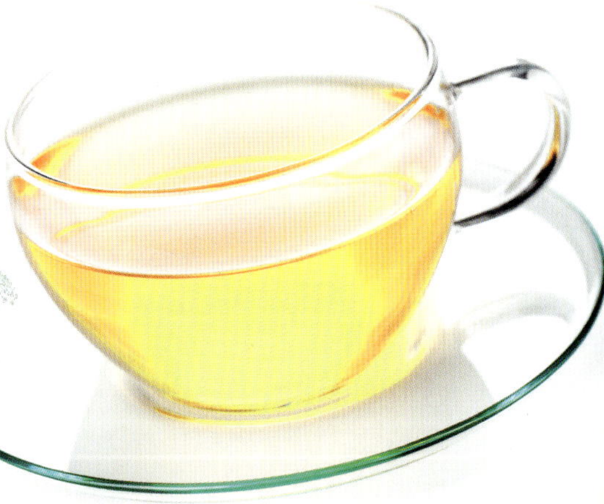

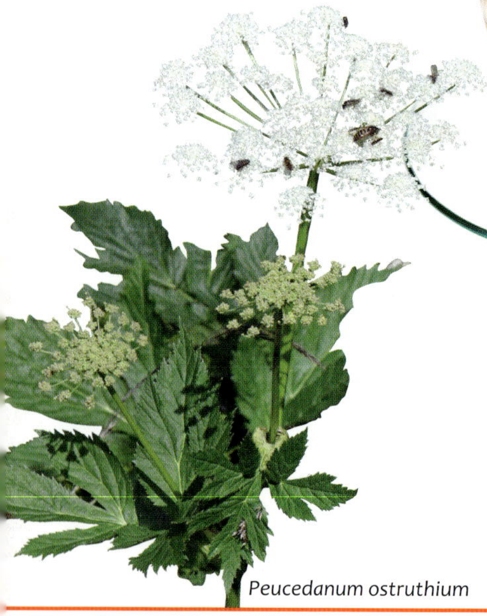

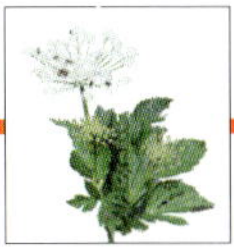

Seelische Wirkung

Seelenruhe: ***»Ich finde Frieden!«***

Das königliche Wesen der Meisterwurz befreit aus psychischen Zwangslagen.

Ritual: Wochenende ohne Handy/Internet

Wer im Hamsterrad der ständigen Erreichbarkeit gefangen ist, könnte folgendes Experiment ausprobieren: Mache dich für ein Wochenende unerreichbar. Vielleicht möchtest du dazu aufs Land fahren. Lies keine Zeitungen und erkundige dich nicht nach der Weltlage. Mache stattdessen lange Spaziergänge, gehe schwimmen oder Rad fahren. Vielleicht taucht ein schlechtes Gewissen auf, wenn du nicht »up to date« bist. Kämpfe nicht gegen diese Unsicherheit, sondern gib dir Zeit und beobachte, wie deine innere Anspannung langsam weniger wird.

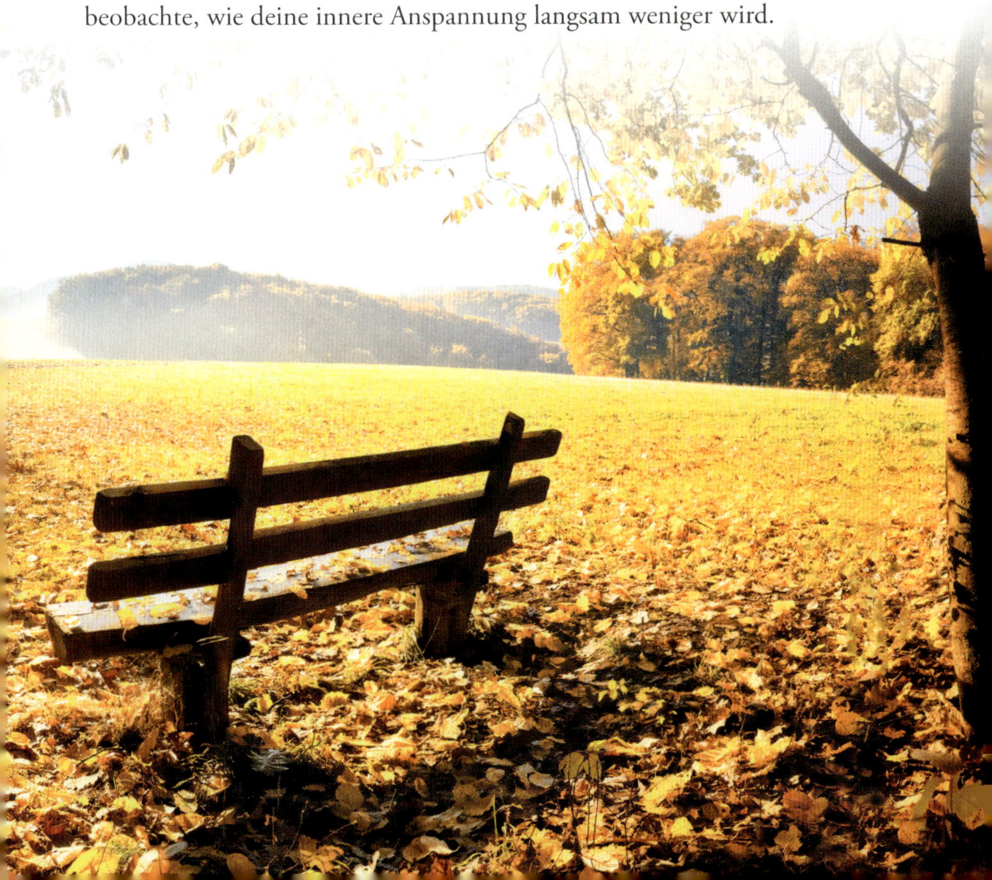

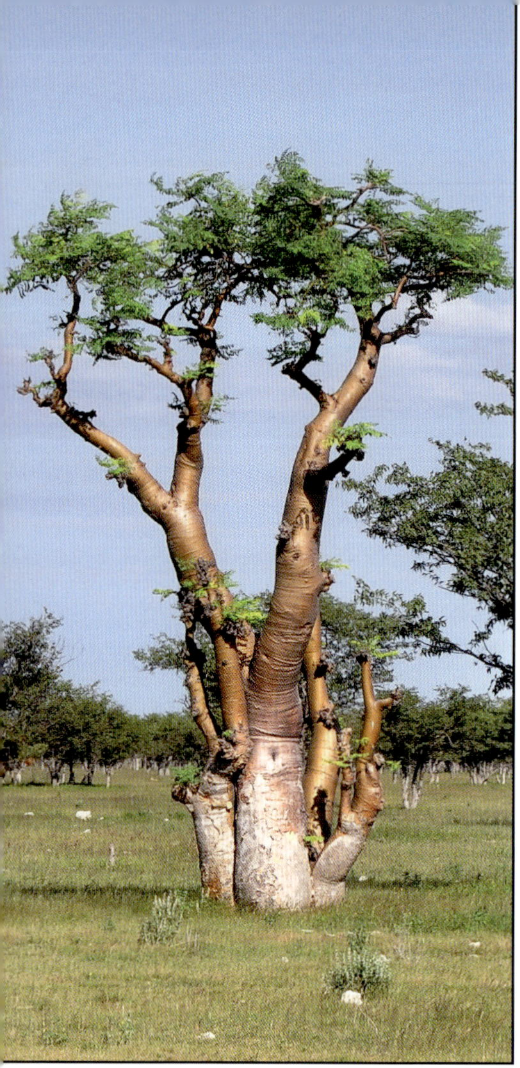

Moringa

Der Moringabaum *(Moringa oleifera)*, auch Meerrettich- und Wunderbaum genannt, ist der einzige Vertreter aus der Familie der Bennussgewächse. Er ist sehr schnellwüchsig und wird bis zu 8 m hoch. Manche Exemplare haben einen flaschenartig verdickten Stamm. Die Blätter wachsen vor allem an den Zweigspitzen, sind mehrfach gefiedert mit ovalen Einzelblättchen. Die cremefarbigen Blüten sitzen an Rispen und verströmen einen veilchenähnlichen Duft. In der Folge erwachsen daraus stöckchenartige, samengefüllte Kapselfrüchte, die dem Baum seinen englischen Namen Drumstick Tree eingebracht haben.

Geschichte

Die Heimat des Moringabaums war ursprünglich die Himalaya-Region, wo er »Baum des Lebens« genannt wird. Im Ayurveda heißt es, er könne über 300 Krankheiten heilen. Heute wächst Moringa als einfach anzubauende Nutz- und Heilpflanze weltweit in der tropischen Zone. Durch die hygroskopischen (wasseranziehenden) Eigenschaften seiner Blätter ist er für heiße und trockene Gebiete vorzüglich geeignet. Gerade in den armen Gebieten Afrikas gilt

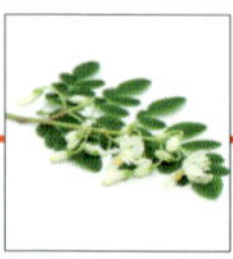

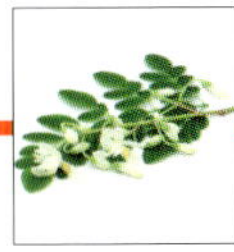

er als landwirtschaftlicher Hoffnungsträger gegen die Unterernährung. Fast alle Teile des Baumes sind essbar und haben einen hohen Nährwert. Versuche zeigen überdies, dass die pulverisierten Samen zur Aufbereitung von Trinkwasser verwendet werden können, da sie Bakterien und Schwebstoffe ausflocken lassen (0,2 g Pulver/l Wasser). Die Pflanze dient auch als Quelle für Biomasse (Energieerzeugung) und als Tierfutter.

Körperliche Wirkung

Moringa wird von vielen Wissenschaftlern als die vitalstoffreichste Pflanze der Welt bezeichnet. In ihm sind mehr als 90 gesundheitlich bedeutsame Wirkstoffe im natürlichen Verbund enthalten. Die Blätter bieten mehr Vitamin C als Orangen, mehr Vitamin A als Karotten, mehr Calcium als Milch, eine Fülle an Mineralstoffen, alle essenziellen Aminosäuren (Leucin, Arginin u. a.), Polyphenole und Chlorophyll. Der Botenstoff Zeatin sorgt dafür, dass diese Wirkstoffe vom Körper optimal aufgenommen werden können. Damit hat Moringa einen einmalig hohen ORAC-Wert von ca. 50 000 µmol/100 g.[16]

Moringa schenkt Energie, Ausdauer und verbesserte Konzentrationsfähigkeit. Er ist besonders für Phasen erhöhten Vitalstoffbedarfs geeignet (Krankheit, Schwangerschaft, Stillzeit, Stress, Wechseljahre, Prüfungssituationen, …). Die Blätter wirken zellschützend, entzündungs- und tumorhemmend, verbessern den Blutzuckerwert (Glutathion) und stabilisieren den Blutdruck. Alkaloide in den Wurzeln (Spirochin, Moringin) hemmen Bakterien und werden als pflanzliches Antibiotikum und bei Rheuma eingesetzt.

16 Der ORAC-Wert veranschaulicht das antioxidative Potenzial einer Pflanze. Je höher der Wert, umso mehr freie Radikale werden neutralisiert.

Hausapotheke und Rezepte

Die Blätter können als Gemüse gegessen oder entsaftet als Stärkungstrank für schwache, anämische Menschen gereicht werden. Die Blüten dienen als Gewürz oder Tee (zum Entgiften, Abnehmen). Die Früchte isst man in den Ursprungsländern im jungen, unreifen Zustand gekocht wie grüne Bohnen. Ältere Exemplare schält man und verarbeitet sie in Gewürzmischungen. Die rübenartigen Wurzeln werden in der Heilkunde verwendet oder gegessen (unbedingt schälen!). Sie schmecken nach Meerrettich (Benzylsenföle). Aus den Samen presst man ein lange haltbares und hochwertiges Pflanzenöl, das dem Olivenöl ähnelt und in der Küche, Uhrenindustrie, Kosmetik und als Treibstoff eingesetzt wird.

Im europäischen Handel finden wir vor allem die pulverisierten Blätter. Moringa lässt sich als Kübelpflanze ziehen (Staunässe und Temperaturen unter 10 °C vermeiden) sowie als Sprossen in der Keimschale.

Winter-Smoothie

In einen Hochleistungsmixer 1 Handvoll Grünkohlblätter, 2 Bananen, ½ Apfel, 1 Orange (grob geschält), 3 – 4 Datteln, 1 kleines Stückchen Ingwer (geschält) und 1 EL Moringa-Pulver geben. Ein großes Glas Wasser dazugeben und fein durchmixen, damit die Zellen des Grünkohls aufgebrochen werden. Schluckweise trinken.

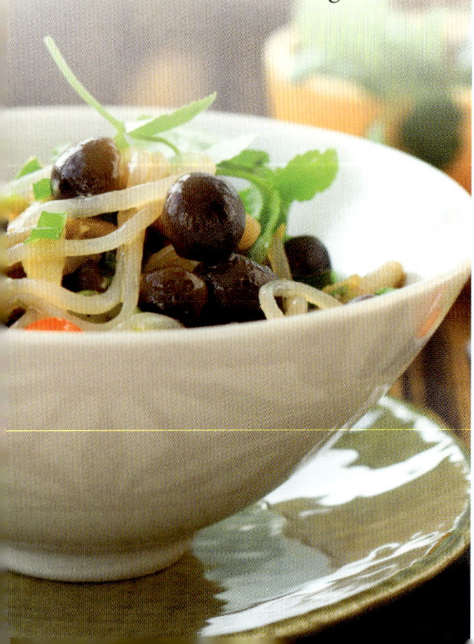

Shiitake-Nudeln mit Moringa

150 g asiatische Glasnudeln mit kochendem Wasser übergießen, 5 Min. ziehen lassen, dann abseihen. Eine kleine, fein geschnittene Zwiebel und 150 g Shiitakepilze in Öl goldbraun braten. Alles vermischen, mit Salz, Pfeffer und gehackten Korianderblättern abschmecken. Auf Teller portionieren und mit Moringa-Pulver bestäuben.

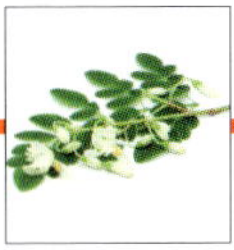

Seelische Wirkung

Geistesblitz: ***»Jetzt weiß ich es!«***

Moringa hilft uns auf der seelischen und körperlichen Ebene, fit und empfangsbereit zu sein. So können wir die Chancen des Lebens ergreifen.

Ritual: Intuitives Kartenziehen

Statt sich über eine offene Fragestellung das Hirn zu zermartern, ist es oft besser, innerlich einen Schritt zurückzutreten und sich neu zu zentrieren. Dann können intuitive Impulse viel besser »durchkommen«. Atme einige Male tief ein und aus, lass deinen Geist dabei leer werden. Dann nimm dir das beiliegende Kartenset (oder ein anderes deiner Wahl) und fächere die Karten vor dir auf. Stimme dich nun auf deine Frage ein. Lass innerlich los und zieh intuitiv ein Thema aus dem Set. Beobachte, welche Assoziationen beim Lesen in dir aufsteigen und welche Seite der Waagschale bei Entscheidungen nun mehr Gewicht bekommt.

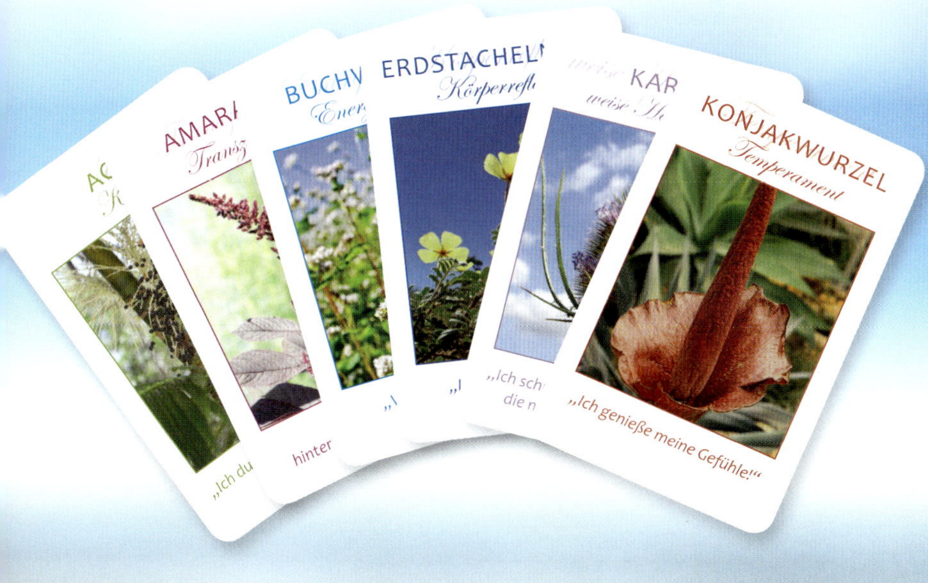

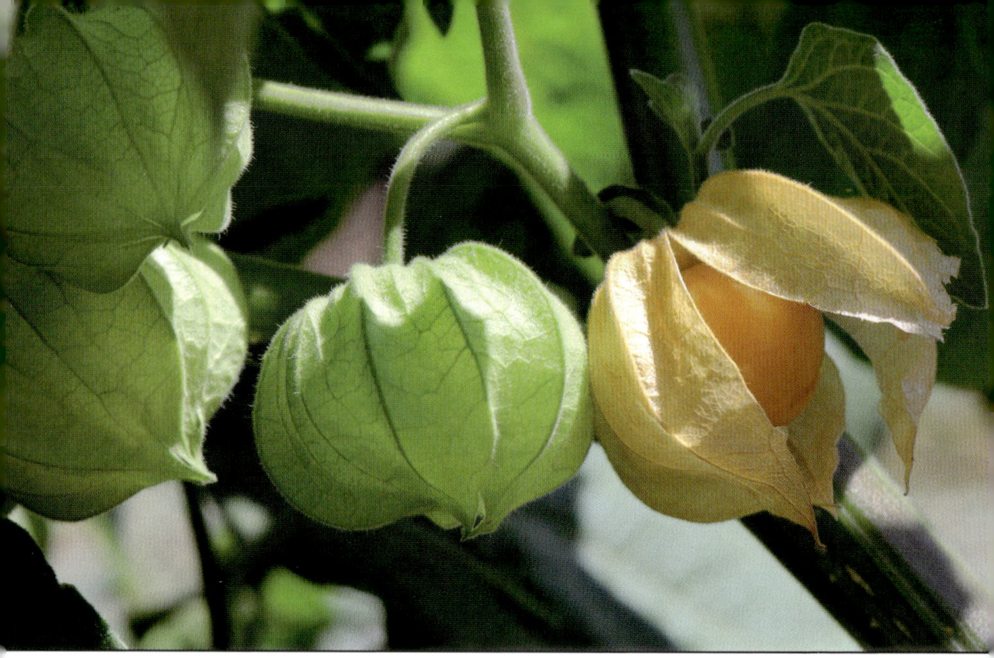

Physalis

Die Physalis *(Physalis peruviana)*, auch Anden- oder Kapstachelbeere genannt, gehört wie Ashwagandha oder die Tomate zur Familie der Nachtschattengewächse. Sie ist eine mehrjährige Pflanze, die eine Höhe von bis zu 2 m erreichen kann. Ihre herzförmigen Laubblätter und der Stängel sind behaart. Die kelchförmigen Blüten bilden nach der Befruchtung kugelrunde, kirschgroße Beeren. Sie glänzen gelborange und sitzen in durchscheinenden, papierartigen Lampions. Das Kraut der Andenbeere ist wie bei allen Nachtschattengewächsen giftig. Essbar sind nur die Beeren.

Geschichte

Ursprünglich kommt die Kapstachelbeere aus Südamerika. Ihren Namen bekam sie von portugiesischen Seefahrern, welche die Pflanze zum südafrikanischen Kap der Guten Hoffnung mitbrachten. Aufgrund des angenehmen Geschmacks der Früchte wird die Physalis heute in vielen warmen Gebieten rund um den Globus kultiviert. Im nördlichen

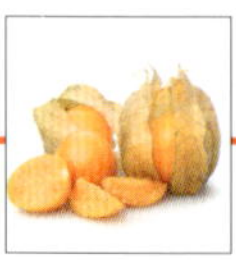

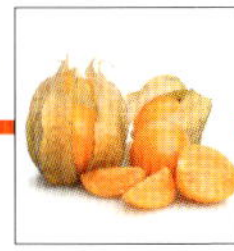

Deutschland reicht die Vegetationsperiode manchmal nicht aus, um reife Früchte ernten zu können. Dann kann die ganze Pflanze ausgegraben und im Haus zum Nachreifen aufgestellt werden. Eine Verwandte der Kapstachelbeere, die Lampionblume *(Physalis franchetii)*, wächst schon länger als Zierpflanze in unseren Gärten. Ihre Früchte sind jedoch nicht genießbar.

Körperliche Wirkung

Die Früchte sind ein wichtiger Provitamin-A-Lieferant, enthalten darüber hinaus viel Vitamin C, B-Vitamine, Eisen, Phosphor, Proteine (16 %) und Flavonoide. Sie besitzen entzündungshemmende Eigenschaften und schützen das Immunsystem bei Stress und Erkältungsgefahr. In der Heilkunde der Azteken wurde die Physalis sogar gegen Krebs und Malaria verwendet. Tatsächlich belegen moderne Studien inzwischen die tumorhemmende Wirkung (Withanolide), etwa bei Lungenkrebs. Die vielen kleinen Samen im Inneren der Frucht haben eine leicht abführende, entgiftende Wirkung und unterstützen damit die Darmgesundheit. Enthaltene Pektine regulieren den Blutzucker- und Cholesterinspiegel. Physalis sind sehr kalorienarm.

Hausapotheke und Rezepte

Vor Genuss den Blätterkelch entfernen. Der Geschmack der Frucht ist vielschichtig: Die äußere Schicht schmeckt süß, die Samen im Inneren zitronig-säuerlich. Entfernt erinnert sie an Maracuja oder Stachelbeere. In der Küche wird die Frucht gerne in Obstsalate gegeben oder wie eine bunte Praline zur Dekoration von Süßspeisen und Cocktails verwendet. Getrocknet schmecken Physalis in Studentenfutter, Rohkostkuchen und im Müsli.

Die Andenbeere kann in einem Topf auf einer sonnigen Terrasse oder im Garten gezogen werden. Die Ranken dabei mit Stöcken abstützen. Vor dem ersten Frost an einen hellen, kühlen Ort umsiedeln.

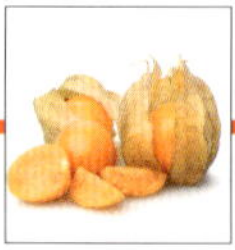

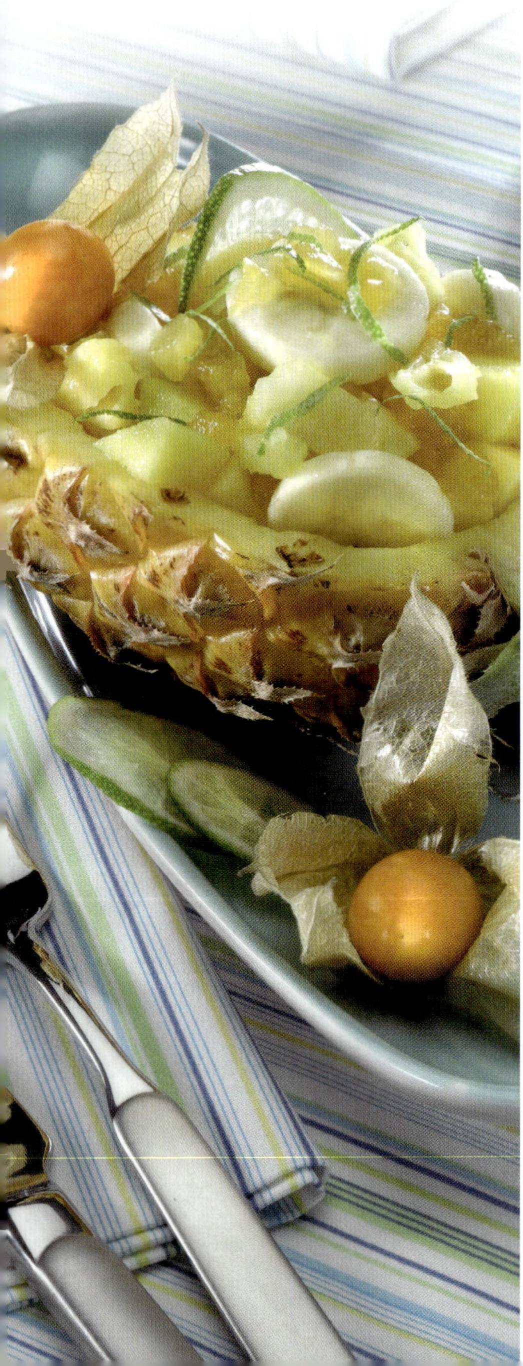

Physalis-Grillspieße

Tofu in 3 cm große Würfel schneiden und in etwas Sojasauce 30 Min. ziehen lassen. Paprikaschoten, rote Zwiebeln und Zucchini in mundgerechte Stücke schneiden. Dann Holzspieße abwechselnd mit dem Gemüse, Physalis, Tofu und Salbeiblättern bestücken. Auf den Grill legen und knusprig garen.

Exotischer Obstsalat

1 reife kleine Ananas der Länge nach halbieren und vorsichtig aushöhlen. Das Fruchtfleisch in mundgerechte Würfel schneiden. 100 g Physalis aus der Blätterschale nehmen und halbieren. 1 Banane schälen und in Scheiben schneiden. Das Obst gut mischen und mit dem Saft von ½ unbehandelten Limette (Zitrone) und 1 Schuss Kokoslikör (optional) marinieren. 1 Stunde im Kühlschrank durchziehen lassen, dann in die Ananasschalen füllen und mit hauchdünnen Limettenscheiben dekorieren.

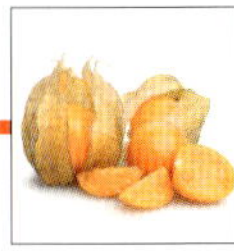

Seelische Wirkung

Trauerprozess: ***»Ich sage trotzdem Ja zum Leben!«***
Trauer kann schmerzhaft sein, süß, bitter oder überwältigend. Auf jeden Fall ist sie Leben pur! Es ist UNSER Leben, das so intensiv und wertvoll ist, dass wir keinen Teil davon verschmähen sollten.

Ritual: das innere Kind halten

Wir alle haben uns schon oft das Weinen verkniffen. Weil wir das als Kind nicht durften, weil wir stark sein mussten. Doch ungelebte Trauer ist nicht wirklich weg, sondern holt uns manchmal zu den unpassendsten Gelegenheiten wieder ein. Manchmal kann sie Menschen bis in eine Depression/Burnout ziehen. Wenn schmerzhafte Gefühle hochkommen, dann nimm dir Zeit dafür. Zieh dich – wann immer möglich – in einen geschützten Raum zu Hause oder in der Natur zurück. Widme dich ganz dem kleinen verletzten Kind in dir, das dich jetzt so nötig hat. Achte nicht auf Gedankenspiralen (Wer schuld ist ...). Komme ganz zu deinem inneren Kind. Sei mit ihm, halte es zart in deinen Armen und lass es den starken Schutz des Erwachsenen spüren.

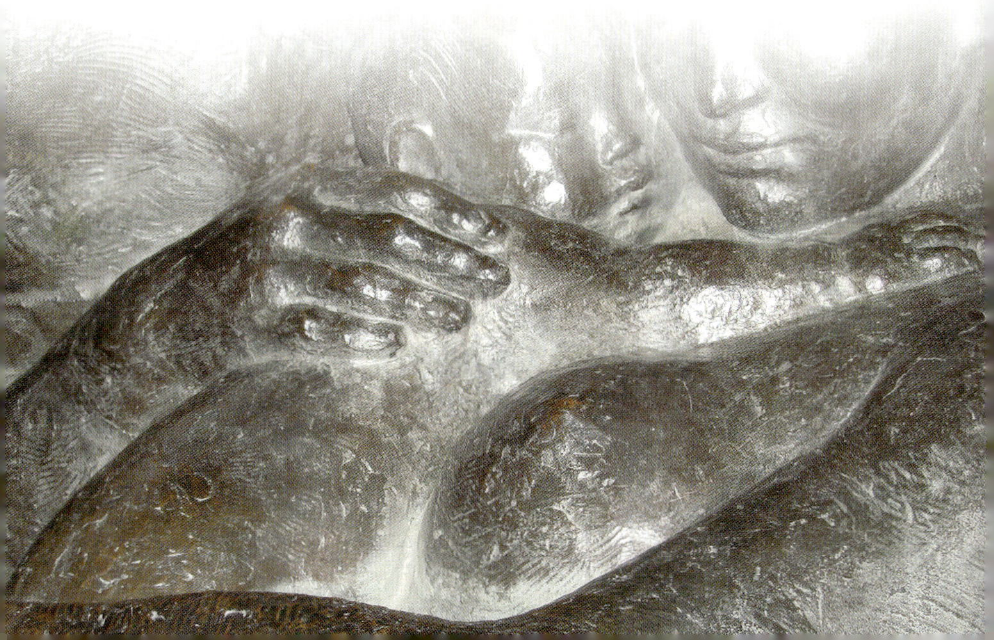

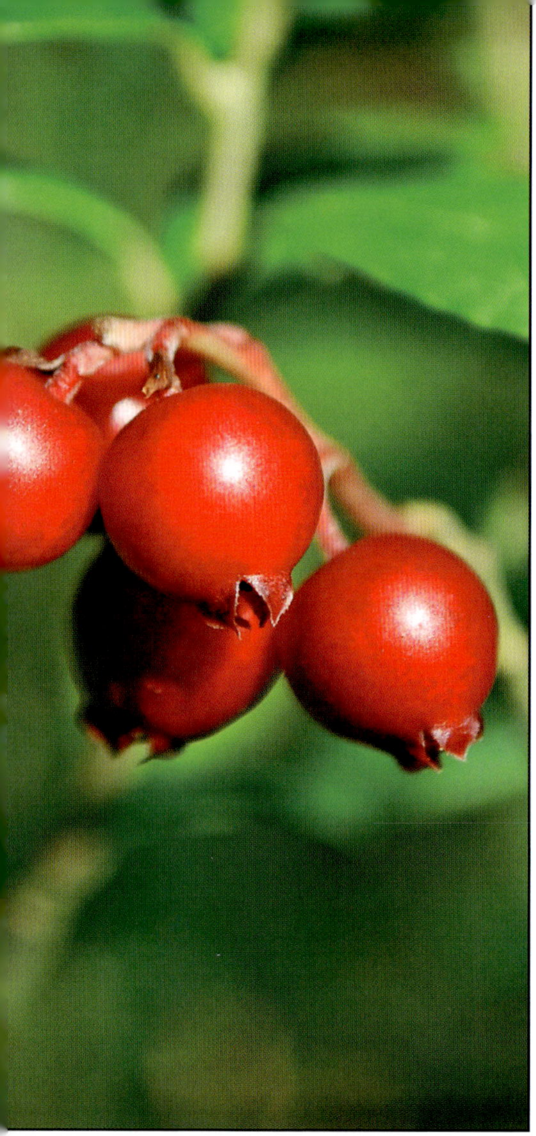

Preiselbeere

Die Preiselbeere *(Vaccinium vitis-idaea)* gehört wie die Heidelbeere oder die Cranberry zur Familie der Heidekrautgewächse und wächst weltweit in der gemäßigten, nördlichen Zone. In arktischen Gebieten kann sie jedoch auch Temperaturen von bis -50 °C überstehen, geborgen unter einer dicken Schneedecke. Sie wächst als kleiner, immergrüner Strauch von 20 bis 30 cm Höhe. Die wechselständigen Laubblätter sind eiförmig und ledrig, mit einer glänzend dunkelgrünen Blattoberseite. Die becherförmigen weißen Blüten sitzen in traubigen Blütenständen zusammen. Nach der Befruchtung wachsen die anfangs weißen, später leuchtend scharlachroten Beeren heran. Ihre volle Reife erlangen sie nach den ersten Nachtfrösten.

Geschichte

Die Preiselbeere ist eine traditionelle Nahrungs- und Heilpflanze der nördlichen Hemisphäre. Schon die Äbtissin Hildegard von Bingen empfahl sie bei schmerzhaftem Monatsfluss der Frau. Sie werden in der Volksheilkunde bei Zahnfleischproblemen und Entzündungen der Mundschleimhaut verwendet. Echte Preiselbeeren sind hoch-

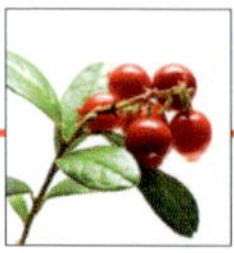

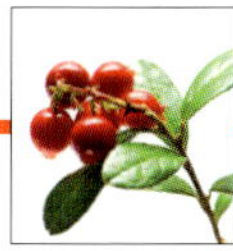

preisige Wildfrüchte. Bei den im Supermarkt angebotenen »Kulturpreiselbeeren« handelt es sich meist um die großfrüchtigeren Cranberrys.

Körperliche Wirkung

Die Frucht besitzt einen hohen Anteil an Vitamin C, Provitamin A, B-Vitaminen, Kalium, Calcium, Magnesium und eine Fülle sekundärer Pflanzenstoffe, die teilweise erst erforscht werden müssen. Das enthaltene Anthocyan wirkt vorbeugend und auch heilend bei Blasen- und Niereninfektionen. Es hemmt das Festsetzen von Bakterien in den Schleimhäuten, senkt den Cholesterinspiegel und allgemein die Entzündungswerte (zum Beispiel bei Gicht). Gleichzeitig beruhigt es die Nerven. Die Blätter der Preiselbeere enthalten Wirkstoffe, die erfolgreich bei Erkrankungen der Blase, Entzündung des Nierenbeckens und gegen Rheuma eingesetzt werden.

Hausapotheke und Rezepte

Der Geschmack der Preiselbeere ist sehr säuerlich und herb, daher wird sie vor allem gesüßt und gekocht in Form von Säften, Kompott und Marmelade gegessen. In der traditionellen Küche Mittel- und Nordeuropas ist sie fest verankert, zum Beispiel als Beilage zu Wildgerichten, gebackenem Camembert und Wiener Schnitzel.

Preiselbeere im Garten

Wie bei Heidekrautgewächsen üblich benötigt die Preiselbeere einen sauren, kalkfreien Boden zum Gedeihen. Sie bevorzugt sonnige Standorte, kann aber auch im Halbschatten von Nadelwäldern wachsen. Die Ausbreitung erfolgt durch Teilung und über Kriechtriebe.

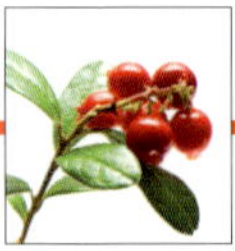

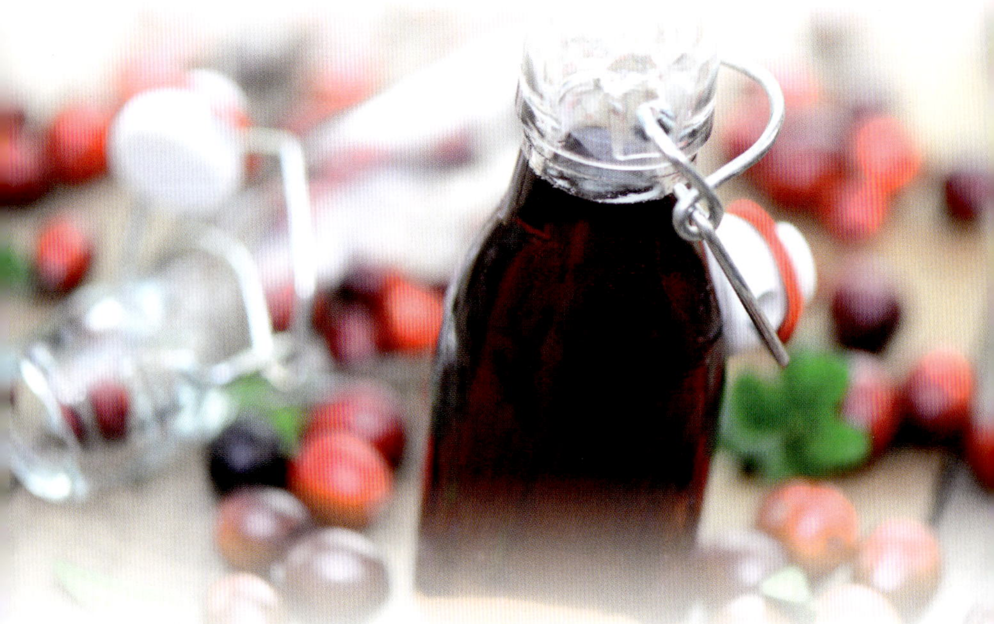

Preiselbeersaft

Die frischen Beeren mit etwas Wasser aufkochen, dann durch ein Tuch pressen und in saubere Flaschen füllen. Zucker nach Geschmack zugeben, die enthaltenen Fruchtsäuren wirken konservierend.

Variante ohne Erhitzen: Die Beeren quetschen und mit etwas Wasser einen Tag stehen lassen (1 l auf 3 kg Frucht). Dann ausdrücken und mit Agavendicksaft nach Geschmack süßen. Der Saft wirkt stark harntreibend. Zur Vorbeugung von Blasenleiden und Infektionen täglich ein Glas trinken. Dabei auf eine basenbildende Kost achten!

Preiselbeerblätter-Tee

1 – 2 TL Preiselbeerblätter mit 1 Tasse kochendem Wasser übergießen und 5 – 10 Min. ziehen lassen. Abseihen und in kleinen Schlucken trinken. Als Kur bis zu 3 Tassen täglich über 4 – 6 Wochen trinken.

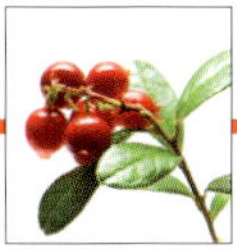

Seelische Wirkung

Essenz: ***»Ich bin schöpferisch!«***

Die Preiselbeere lässt uns auf das blicken, was das Leben ausmacht. Sie hilft uns, ganz hier zu sein und lustvoll mit dem zu spielen, was der Augenblick bietet.

Ritual: Fantasie-Skulptur

Baue in der Natur eine Skulptur aus gefundenen Naturmaterialien. Lass dabei deiner Kreativität freien Lauf, denn es gibt kein »richtig« oder »falsch«. Alles ist erlaubt, was dir Spaß macht. Probiere waghalsige Konstruktionen aus. Lade Kinder dazu ein, denn das hilft dir, dem eigenen inneren Kind wieder mehr Spielraum zu geben.

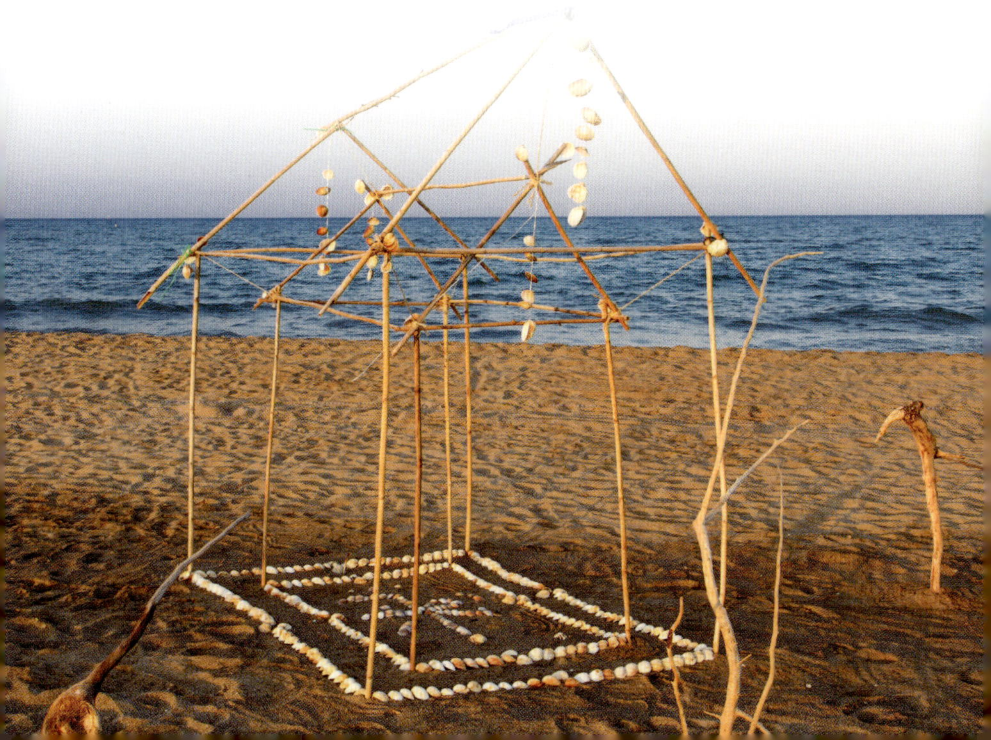

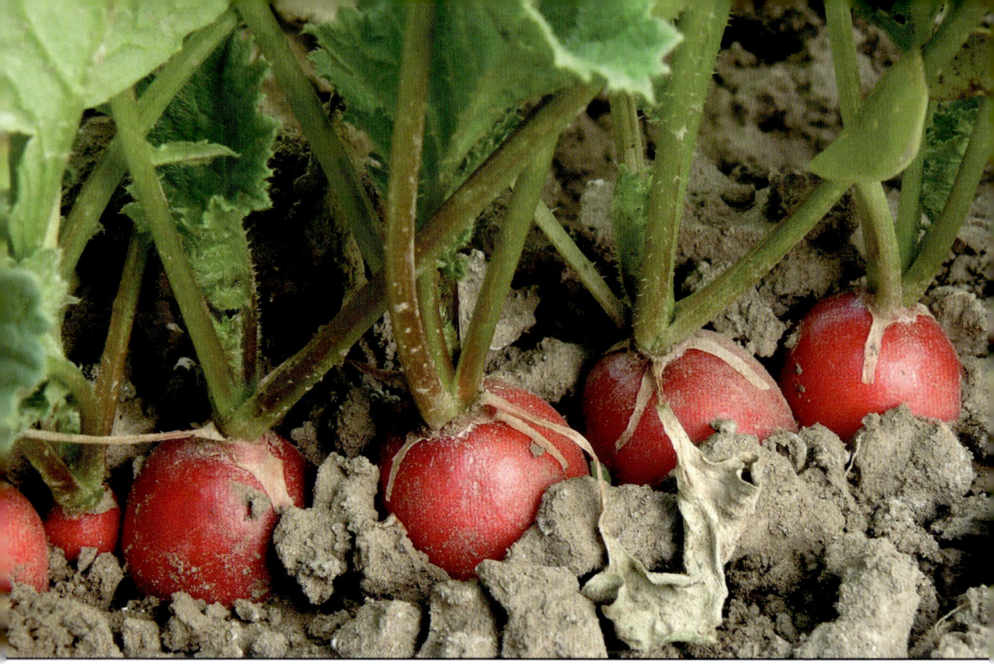

Radieschen

Das Radieschen *(Raphanus sativus)* gehört wie Senf, Kohl oder Kresse zur großen Familie der Kreuzblütengewächse. Es besitzt eine hübsche, weinrote (manche Sorten auch weiße, rot-weiße oder gelbe) Speicherknolle. Sie ist rund oder walzenförmig und etwa 3 cm dick. Der Name des Radieschens stammt von lateinisch *radix* ab, was »Wurzel« bedeutet.

Geschichte

Im Gegensatz zum Rettich, der schon im alten Ägypten als heilkräftige Nahrungspflanze verehrt wurde, taucht das Radieschen erst im 16. Jahrhundert in Europa auf. Dort fasste es zunächst in der französischen Küche Fuß. Seine ursprüngliche Heimat wird in China oder Vorderasien vermutet, wo Urformen des Radieschens als Zierpflanze gezogen wurden. Heute ist es im deutschsprachigen Raum sehr beliebt, da es schnellwüchsig und kältetolerant ist. Auch kurze Fröste bis -4 °C machen ihm nichts aus. Radieschen werden das ganze Jahr über angebaut,

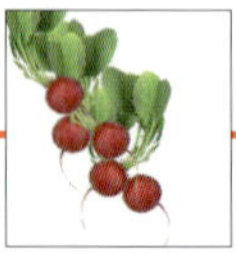

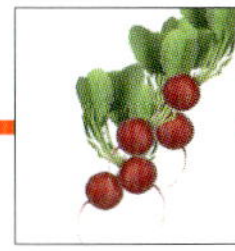

wobei im Glashaus gezogene Exemplare deutlich weniger antibiotisch wirkende Stoffe enthalten wie die aus dem Freiland.

Körperliche Wirkung

Radieschen sind sehr kalorienarm und bestehen zu 95 % aus Wasser. Der typische scharfe Geschmack kommt von den enthaltenen Senfölen (Glucosinolate), die der Pflanze helfen, sich gegen ihre Fressfeinde zu schützen. Im menschlichen Körper töten sie unliebsame Bakterien und Pilze ab und schützen damit den Magen-Darm-Trakt. Der Gallenfluss wird angeregt und die Leber in ihrer Entgiftungsarbeit gefördert. Außerdem sollen sie krebshemmend wirken. Neben den Senfölen enthalten Radieschen viele weitere gesundheitswirksame Stoffe: Provitamin A, B-Vitamine (Folsäure) und Vitamin C, dazu Calcium, Kalium, Phosphor und Eisen. Die würzigen Blätter des Radieschens schenken uns viel Chlorophyll.

Hausapotheke und Rezepte

Die Knolle wird am besten möglichst frisch als kalorienarmer Snack geknabbert. Zur Aufbewahrung im Kühlschrank die Blätter entfernen und die Knollen in ein feuchtes Tuch einschlagen. Das Kraut muss übrigens nicht weggeworfen werden, sondern ist schmackhaft im Salat oder kurz blanchiert wie Spinat. Frische Radieschen erkennt man übrigens am knackigen Blattwerk und an den harten Knollen.

Radieschen selbst anbauen

Radieschen können ab März im Freiland ausgesät werden, wachsen schnell (Kulturdauer knapp 30 Tage) und sind pflegeleicht. Das macht auch Kindern Freude. Wegen des geringen Flächenbedarfs eignen sie sich sehr gut als Mischkultur mit Salat oder als Nachkultur von Erbsen oder Buschbohnen. Sie können auch gemeinsam mit Karotten ausgesät werden: Die schnell sprießenden Radieschen zeigen

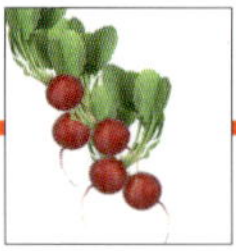

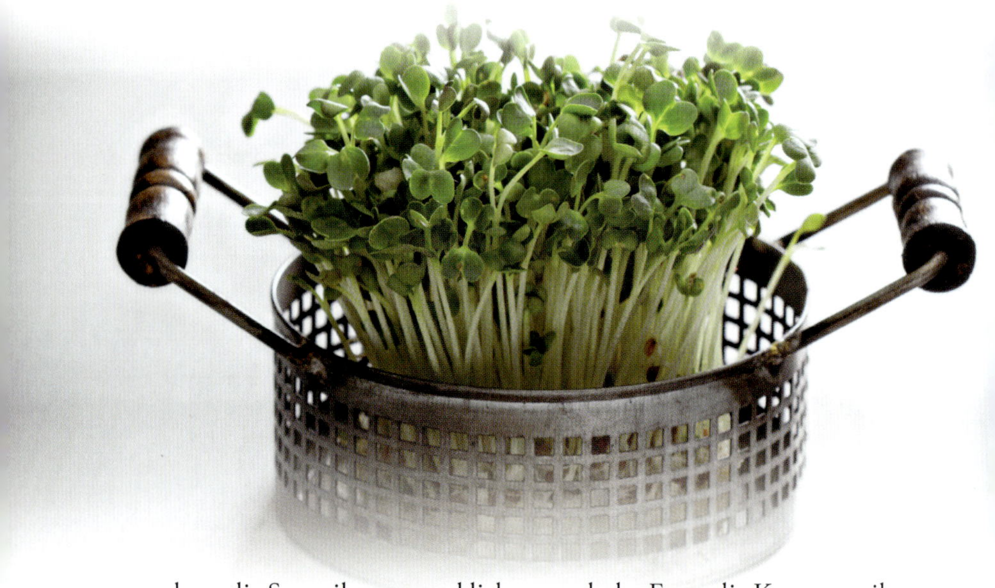

dann die Saatreihen an und lichten nach der Ernte die Karottenreihen aus. Mit Gurken vertragen sie sich weniger gut. Es gibt milde und scharfe Sorten bzw. solche für den Sommeranbau. Da für Radieschen ein Erdbett von 15 cm Tiefe völlig ausreicht, kann man sie auch gut in Balkonkästen ziehen.

Radieschensprossen

Ein perfekter Frischekick im Winter sind gekeimte Radieschen am Fensterbrett. Dazu die gewaschenen Samen locker auf einer Keimschale verteilen (alternativ tut es auch ein Stück Küchenrolle auf einem Teller). Schön feucht halten, dann können nach 3 – 5 Tagen die köstlichen Sprossen geerntet werden.

Radieschen-Tsatsiki

Radieschen fein raspeln, 1 Handvoll Kresse hinzufügen und in Sojajoghurt einrühren. Mit 1 Schuss Olivenöl und Zitronensaft, 1 gepressten Knoblauchzehe und etwas Salz abschmecken.

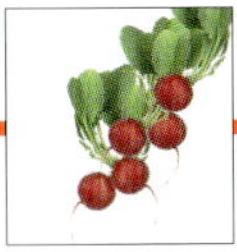

Seelische Wirkung

Start: ***»Lasst uns anfangen!«***

Radieschen gibt uns einen Energiekick, um Projekte zu beginnen.

Ritual: jetzt loslegen

Suche dir etwas aus, das du schon lange machen willst – sei es eine Ernährungsumstellung, regelmäßiges Joggen, Meditieren, ein Hobby, früher Aufstehen oder mehr Schlaf … Schreibe dein Vorhaben auf einen Zettel. Dann nimm eine Schale mit Anzuchterde und streu einige Radieschensamen darauf. Leicht andrücken, befeuchten und auf das Fensterbrett stellen. Deinen Zettel leg unter die Schale. Beginne bereits an diesem Tag, dein Vorhaben auszuführen. Bleib täglich dabei und du wirst sehen, wie du das Neue immer besser in deinen Alltag integrieren wirst. Gleichzeitig führen dir die sprießenden Radieschenkeimlinge deinen Erfolg vor Augen.

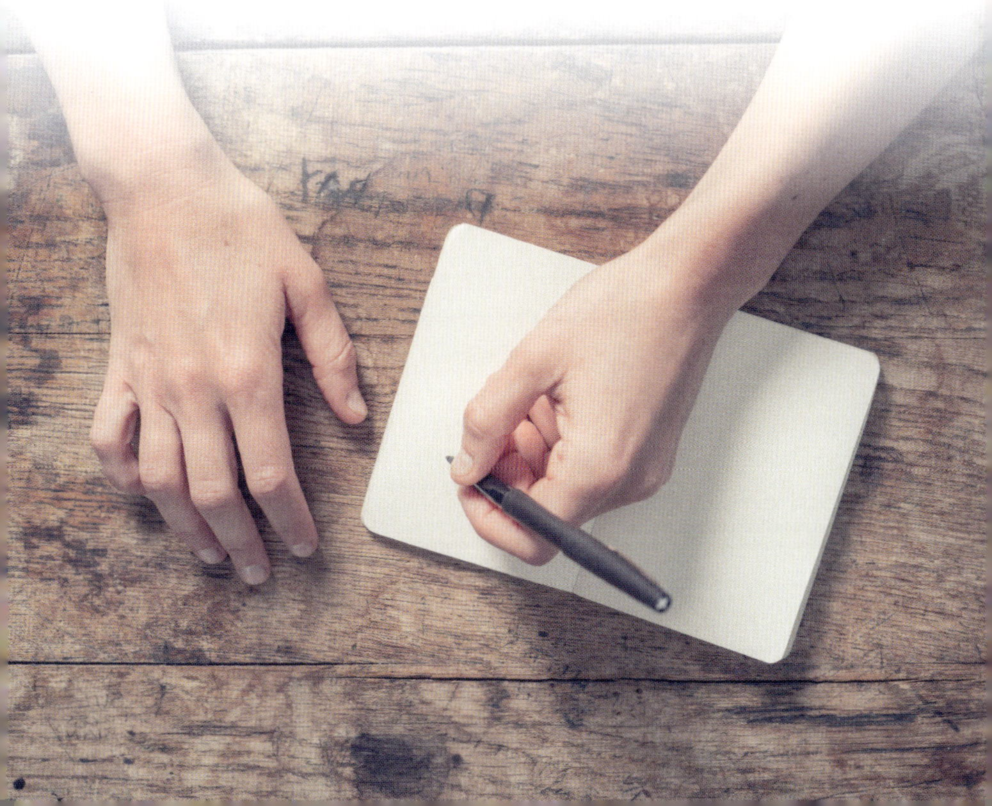

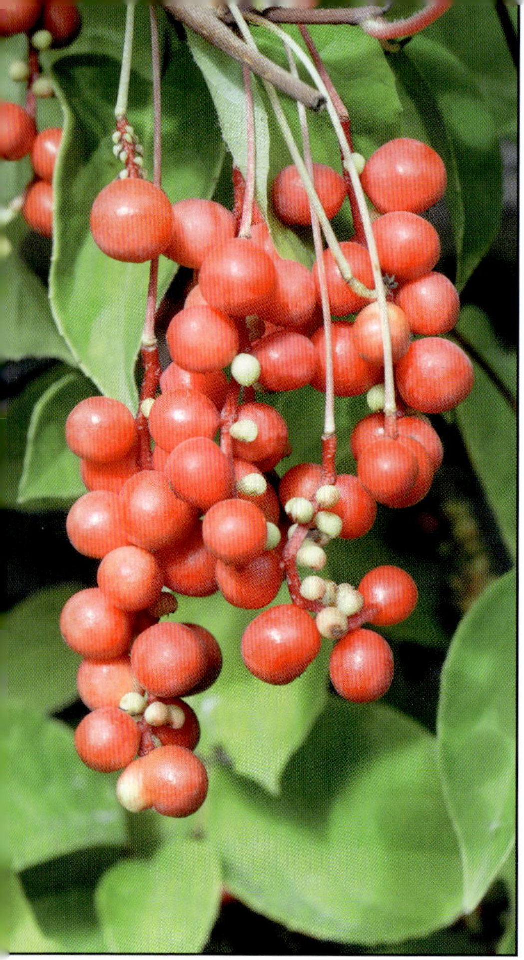

Schisandra

Schisandra, auch Chinesisches Spaltkörbchen genannt *(Schisandra chinensis,* chinesisch *Wu Wei Zi)*, gehört zur Familie der Sternanisgewächse. Sie ist eine ausdauernde Liane, die bis in Höhen von 7 m klettert. Ihre sommergrünen Blätter sind elliptisch und wechselständig angeordnet. Es gibt sowohl männliche wie weibliche Blüten in zartgelber oder roter Farbe. Die Früchte sind rot und hängen in dichten Trauben an langen Stielen. Sie erinnern optisch an Johannisbeeren.

Geschichte

Die »Beere der fünf Geschmäcker« stammt ursprünglich aus China, Japan und Korea. Sie wird seit Jahrtausenden in der TCM (traditionelle chinesische Medizin) angewendet und gilt dort als wahrer Jungbrunnen. Die fünf Geschmacksrichtungen sind den fünf Elementen der TCM (Holz, Feuer, Erde, Metall und Wasser) zugeordnet, deren harmonisches Gleichgewicht für eine gute Gesundheit sorgt. Aus den Früchten, Blättern und der verholzten Liane kann ein ätherisches Öl extrahiert werden, das in der Parfümindustrie eingesetzt wird. Die Fasern verarbeitete man früher auch zu Seilen.

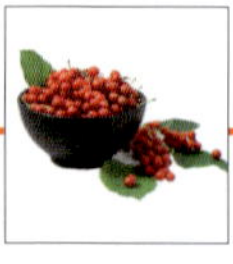

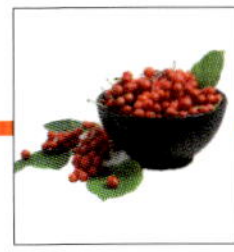

Körperliche Wirkung

Die Beeren sind ein typisches adaptogenes Heilmittel, das heißt sie stärken und regenerieren den Gesamtorganismus. In der TCM werden sie demgemäß – ähnlich dem Ginseng – bei einer Vielzahl an Leiden eingesetzt: bei Infekten, gestörter Sexualität (gemeinsam mit Ginkgo und Yohimbe), Demenz und Schlafproblemen bis zu geschwächtem Seh- und Hörsinn, Harnwegsentzündungen, Krebs und Hauterkrankungen. Die Beeren sind überaus reich an Vitalstoffen aller Art. Lignane und andere sekundäre Pflanzenstoffe werden für die guten Erfolge gegen Hepatitis verantwortlich gemacht. Die Beeren verbessern die Gedächtnisleistung und verlangsamen den Alterungsprozess. Praktischer Nebeneffekt bei Gewichtsproblemen: Beim Kauen der Beeren verliert man die Lust zu naschen.

Hausapotheke und Rezepte

Der Geschmack der Schisandra-Beeren ist für den europäischen Gaumen auf jeden Fall gewöhnungsbedürftig. Er reicht von süß-sauer über scharf bis bitter bis salzig. Fangen Sie bescheiden an, indem Sie mehrmals täglich einzelne getrocknete Beeren kauen. Oder kochen Sie sich einen Tee. Die traditionelle Empfehlung dazu sind 5 g/Tasse, 1 x täglich über 100 Tage getrunken. Wer es nicht schafft, sich mit dem Geschmack der Beeren anzufreunden, kann auch auf Kapseln zurückgreifen.

Schisandra im eigenen Garten

Unter dem Namen »Vitaminbeere« werden Schisandra-Pflänzchen mittlerweile auch bei uns in großen Gartencentern oder über das Internet zum Verkauf angeboten. Sie gedeihen gut im gemäßigten Klima, brauchen jedoch unbedingt ein Rankgestell als Kletterhilfe. Die Früchte im Spätsommer ernten und (im Dörrapparat) trocknen.

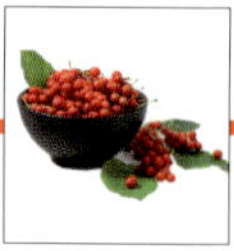

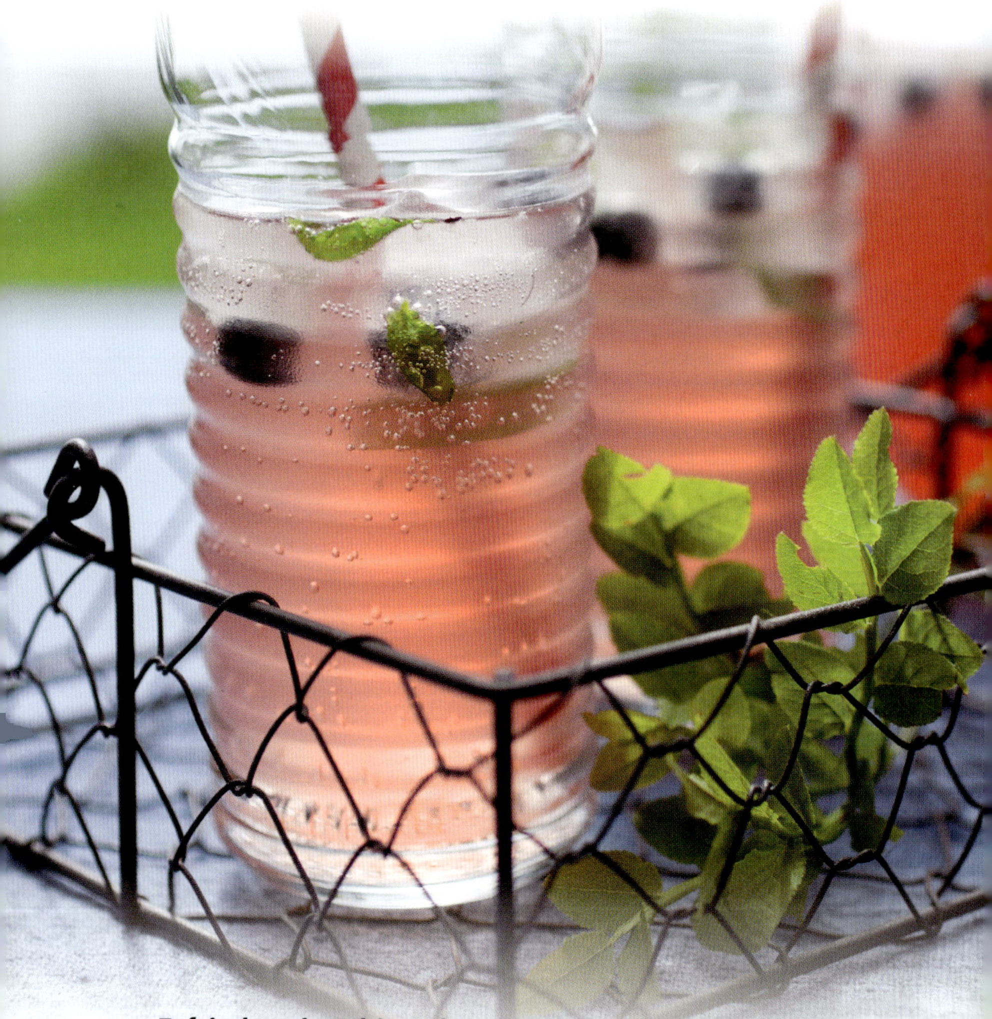

Erfrischende Schisandra-Limonade

15 Schisandra-Beeren im Mörser zerdrücken und mit 0,5 l kochendem Wasser übergießen. 1 Stunde ziehen lassen. Dann nach Geschmack mit etwas gesüßtem Himbeer- oder Preiselbeersaft verfeinern, umrühren und mit Eiswürfeln servieren.

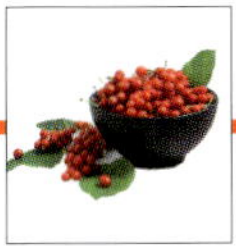

Seelische Wirkung

Bedachtsamkeit: ***»Ich wäge ab, bevor ich handle!«***
Schisandra hilft, Alltagsentscheidungen und -aktivitäten aus der eigenen Mitte heraus zu tätigen.

Ritual: Balsam für die Wirbelsäule

Ob Schachspiel oder Qi Gong – beides fördert die Bedachtsamkeit. Hier eine tägliche Übung vor dem Frühstück oder für eine Büropause: Stelle dich schulterbreit mit entspannten Knien und Becken auf. Bring nun deine Arme sanft auf Schulterhöhe, als würdest du einen großen Ball vor dir umarmen (Schultern dabei nach unten sinken lassen!). Beim Ausatmen »verschraube« deine Wirbelsäule nach links. Die Arme werden dabei leicht angehoben und die Handflächen (Daumen nach unten senken) nach außen gedreht. Daumen und restliche Finger der beiden Hände bilden zusammen ein Dreieck, durch das dein Blick geht. Beim Einatmen zurück in die Anfangsposition kommen. Beim nächsten Ausatmen dasselbe zur rechten Seite machen. Wiederhole die Übung 8 x auf jeder Seite, dann lege die Hände entspannt auf den unteren Bauch und spüre deine Mitte.

Qi-Gong-Übungen werden langsam, fließend und in Stille ausgeführt. Das stärkt das eigene Zentrum, den Energiefluss und bringt wieder Beweglichkeit in die Gelenke.

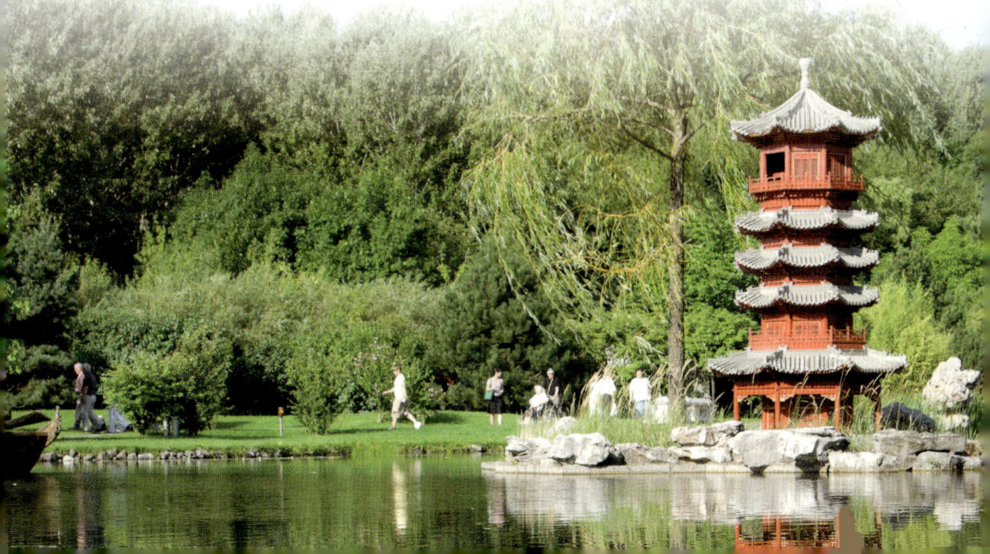

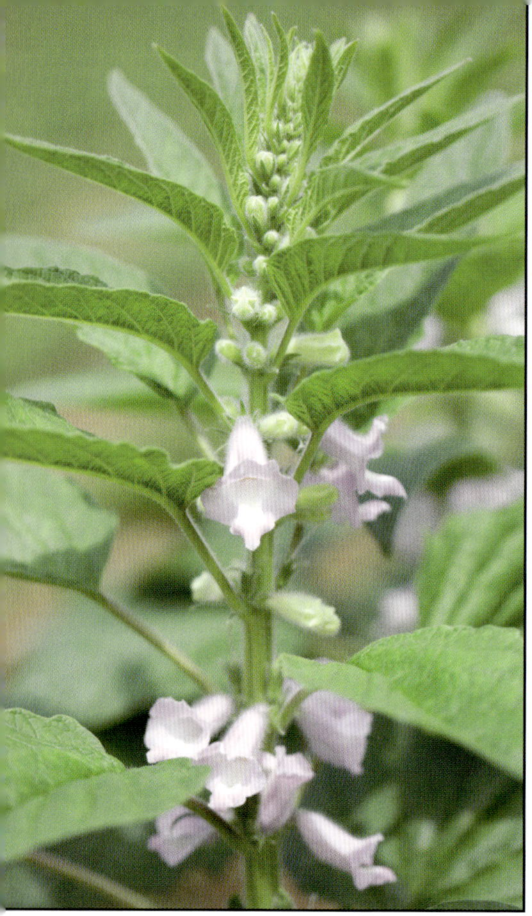

Sesam

Sesam *(Sesamum indicum)* gehört zur Familie der Sesamgewächse und ist eine einjährige Pflanze von 20 bis fast 200 cm Höhe. Vom Aussehen ähnelt sie unserem Fingerhut. Der viereckige Stängel und die ovalen Blätter sind behaart und mit Drüsen besetzt. Darauf sitzen kelchförmige Blüten in weißer oder rosa Farbe, die an ein Füllhorn erinnern. Nach der Befruchtung bilden sich längliche Kapseln aus, die im Reifestadium plötzlich aufspringen und hellbraune bzw. schwarze Samen entlassen. Die bekannte Zauberformel »Sesam öffne dich!« aus dem orientalischen Märchen *Ali Baba und die vierzig Räuber* kann auf dieses plötzliche Aufgehen der reifen Samenkapseln zurückgeführt werden. 1 kg Sesam enthält etwa 300 000 Samenkörner und ergibt beim Pressen 300 ml Öl.

Geschichte

Der Ursprung des Sesams liegt in Südasien, wo er aus der Wildform gezüchtet wurde. In mehreren Tausend Jahre alten Grabstätten in Indien und Mesopotamien wurden Sesamkörner als Grabbeigaben nachgewiesen. Und eine Tontafel mit babylonischer Keilschrift von 2000 v. Chr. informiert uns darüber, dass »mit Sesam die Götter würzen«. Für das Volk waren Ölmühlen früher verzaubert, sie galten

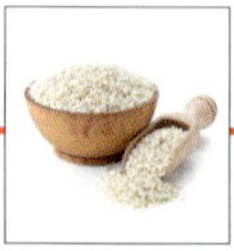

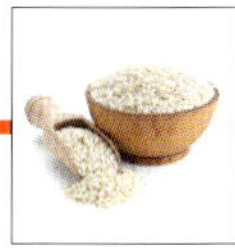

als Wohnsitz zahlreicher Geister. Heute wird Sesam in vielen tropischen und subtropischen Regionen angebaut.

Körperliche Wirkung

Sesamsamen bestehen zu knapp zwei Dritteln aus Öl und einem Drittel aus wertvollen Aminosäuren (Tryptophan, Lysin, Methionin). Sie liefern viele B-Vitamine, Vitamin E, Calcium, Phosphor, Eisen und Spurenelemente. Im Öl finden sich neben der Öl- und Linolsäure stark zellschützende Lignane (Sesamol, Sesaminol), die krebspräventiv wirken.

Im indischen Ayurveda gilt die Pflanze als körperlich und seelisch verjüngend sowie als Nerventonikum. Das hochwertige Öl wird für Massagen und den berühmten Stirnguss (Shirodhara) eingesetzt. Es pflegt und schützt die Haut vor vorzeitiger Alterung, neutralisiert Giftstoffe, hemmt Entzündungen und Pilze und verleiht einen leichten Sonnenschutz. Man kann es gegen diverse Hautkrankheiten verwenden, wie Windeldermatitis, Akne, Psoriasis, Schürfwunden, Fußpilz oder Kopfläuse. Mundspülungen und Gurgeln mit Sesamöl *(Gandusha)* töten Erkältungsbakterien ab und kräftigen das Zahnfleisch (das Öl nachher ausspucken). Innerlich eingenommen reguliert es den Blutdruck, den Cholesterinspiegel und hilft bei Thrombosen.

Hausapotheke und Rezepte

In der asiatischen Küche wird Sesam als vielfältig verwendbares Öl und als Gewürz geschätzt *(Gomasio)*. Das Öl gibt es in einer hellen, »nativen« Variante mit mildem Geschmack oder dunkel und aromatisch aus der gerösteten Saat. Zahlreiche orientalische Gerichte erhalten durch Sesam ihren unverwechselbaren Charakter, zum Beispiel Halva. Er ist Grundlage für Tahin, eine Paste, die für Hummus verwendet wird. In der Heilkunde wird nur das native, kalt gepresste Öl verwendet. Achtung: Manche Menschen reagieren stark allergisch auf Sesam.

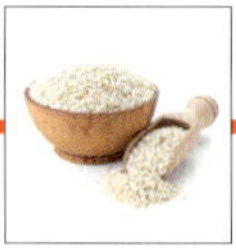

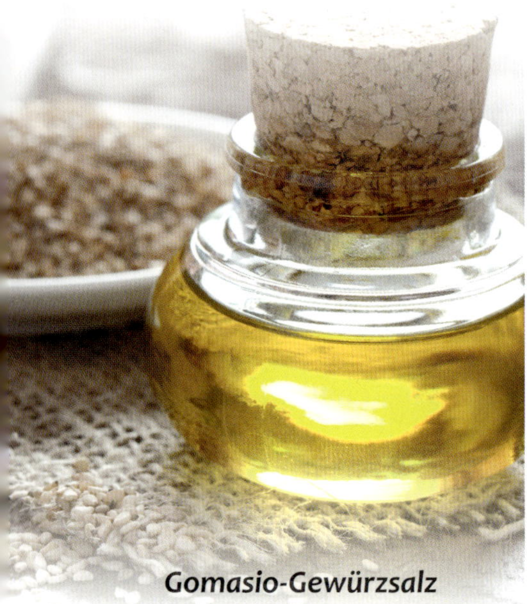

Ölpackung bei trockener, juckender Kopfhaut

Natives Sesamöl einmassieren, Handtuch darüber und 30 Min. einwirken lassen. Danach mit Shampoo ausspülen. Wirkt entgiftend und beruhigend bei Trockenheit, Neurodermitis, Schuppenflechte, …

Sesamöl bei Fußpilz

Einen Tropfen reines ätherisches Lavendelöl in etwas Sesamöl geben und damit die befallenen Hautstellen einreiben (auch zwischen den Zehen). Wirkt desinfizierend und nährt die Haut.

Gomasio-Gewürzsalz

Sesamkörner in der trockenen Pfanne rösten, bis sie goldgelb sind. Dann etwas salzen, auskühlen lassen und in ein Schraubglas füllen.

Sesam-Energiekugeln

300 g Studentenfutter (aus ca. 150 g Nüssen und 150 g Weinbeeren) und ½ geschälte Orange mit dem Stabmixer grob pürieren. 20 Min. kühl stellen, dann aus der Masse Kugeln formen und in Sesam wälzen. Im Kühlschrank 1 – 2 Wochen haltbar.

Kichererbsensalat mit Sesam

3 Tomaten, ½ Salatgurke, 2 Stangen Sellerie und 1 Frühlingszwiebel fein würfeln. Dann mit ½ Bund gehackten Korianderblättern und 100 g Kichererbsen (Dose) mischen. Mit Chili, Sesamöl, weißem Weinessig und Gomasio abschmecken.

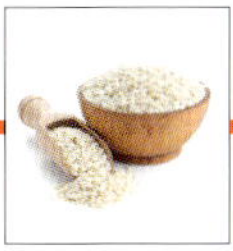

Seelische Wirkung

Toröffner: ***»Jetzt wird vieles möglich!«***
Sesam weist uns darauf hin, dass immer – auch in verfahrenen Situationen – ein völlig neuer, unerwarteter Weg aufgehen kann.

Ritual: Sesam öffne dich!

Wenn du das nächste Mal vor einer Entscheidung stehst, die dir schwerfällt, dann probiere Folgendes: Zunächst rufe dir alles Für und Wider der Situation in Erinnerung. Wenn du möchtest, kannst du die Punkte auch niederschreiben. Dann nimm einen tiefen Atemzug und lasse alle Gedanken zu dem Thema los. Die Situation ist für dich momentan nicht lösbar. Es ist, als ob du vor einer Felswand stehen würdest und keinen Weg weiter siehst. Also suche auch keinen. Stelle dir die »Sesam«-Karte aus dem Set gut sichtbar bei deinem Arbeitsplatz auf und sei gewiss, dass das Tor zur rechten Zeit aufgehen wird. Denke nicht mehr darüber nach, doch bleibe aufmerksam.

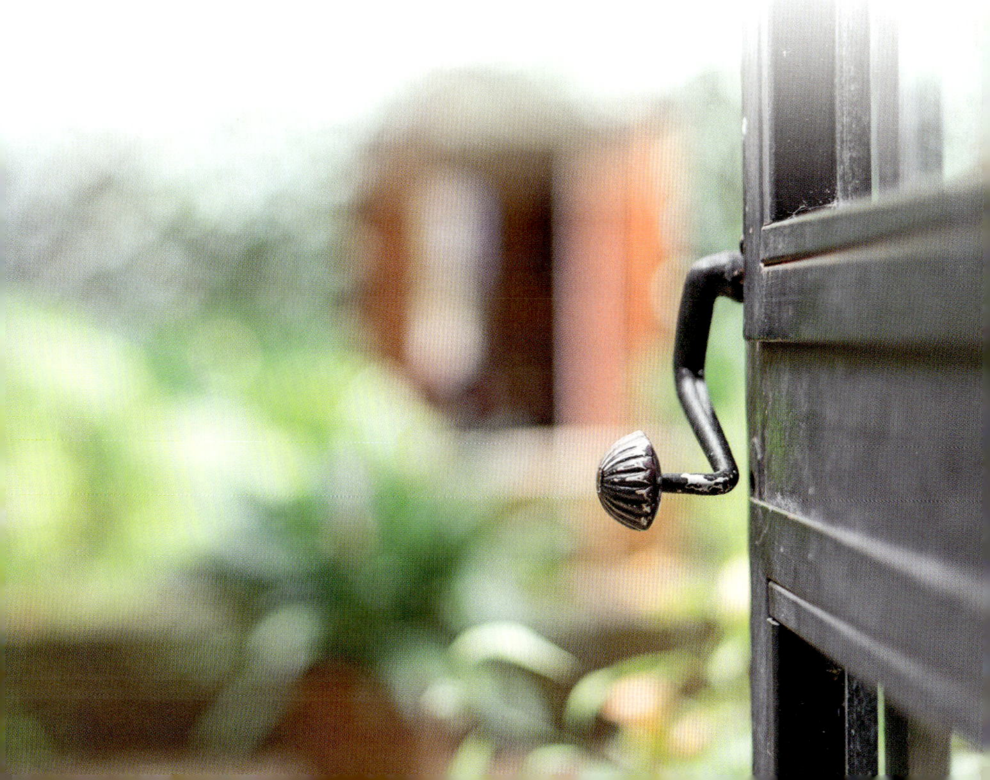

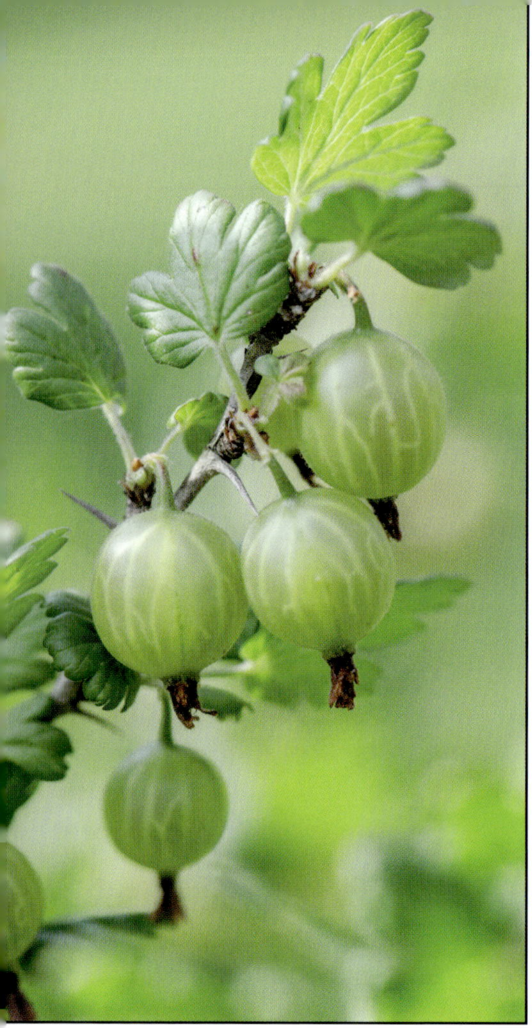

Stachelbeere

Die Stachelbeere *(Ribes uva-crispa, R. grossularia)* ist ein laubabwerfender, dornenbesetzter Strauch von 50 bis 150 cm Höhe. Die behaarten Blätter sind drei- bis fünflappig und wechselständig. Aus den Blattachseln wachsen im Frühjahr kleine hängende Blüten in grüner oder rötlicher Farbe. Daraus entwickeln sich, je nach Sorte, rote, grüne oder gelbe Beeren. Sie sind borstig behaart und 1 bis 5 cm groß (bei der Wildform nur erbsengroß). Darin befinden sich mehrere Samen. Mit der indischen Stachelbeere *Amla (Phyllanthus emblica)*, einem wichtigen Tonikum im Ayurveda, ist unsere Stachelbeere nicht verwandt.

Geschichte

Viele verschiedene Formen der Gartenstachelbeere wurden aus der ursprünglichen Wildform gezüchtet, teilweise durch Einkreuzen anderer Arten. Die Jostabeere ist beispielsweise aus einer Kreuzung mit der Schwarzen Johannisbeere *(Ribes nigrum)* entstanden. Stachelbeeren dürften seit dem 15. Jahrhundert in Gärten kultiviert worden sein. Sie wachsen heute in ganz Europa, in Nordafrika, Kleinasien bis nach China. Außer in Gärten kommen sie verwildert in Hecken, Schluchten, Auen, Laubwäldern und bis in Höhenlagen von 1600 m vor.

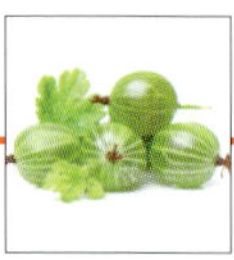

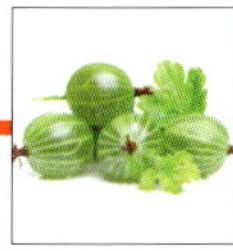

Körperliche Wirkung

Die Stachelbeere steckt voller Vitamine (A, B, E und besonders viel C), Mineralsalze, Anthozyane und Gerbstoffe. Sie wirkt blutreinigend, zusammenziehend, harntreibend und abführend. Das enthaltene Pektin und die Schleimstoffe aus den Kernchen fördern die Verdauung und regen den Appetit an. Silizium kräftigt Haare, Nägel und Bindegewebe. Sekundäre Pflanzenstoffe schützen das Herz, stärken das Immunsystem und wirken krebshemmend. In der Volksmedizin benutzte man früher neben den reifen Früchten auch die Blätter und Wurzeln. Das Grün sollte gegen Entzündungen und Aphthen im Mundraum helfen.

Hausapotheke und Rezepte

Stachelbeeren können roh gegessen werden. Da sie recht säuerlich schmecken, verarbeitet man sie traditionell gerne zu Kompott und Marmelade. Sie dienen auch als Zutat für Wein, Kuchen und Eis. Als immunstärkende Kur im Sommer zwei Wochen lang frische Stachelbeeren vom Strauch naschen. Essen Sie roh nur die vollreifen Beeren. Andernfalls können durch die Oxalsäure Nierensteine entstehen.

Stachelbeere im Garten

Der Strauch wächst unkompliziert auf eher steinigem, kalkhaltigem Boden im Halbschatten. Durch Veredelung kann die Stachelbeere auch als Hoch- oder Halbstamm gezogen werden, was bei dornenreichen Sorten die Ernte erleichtert. Der Wurzelstock bildet Ausläufer.

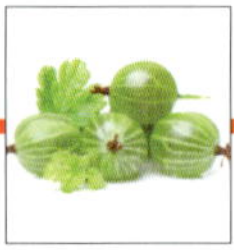

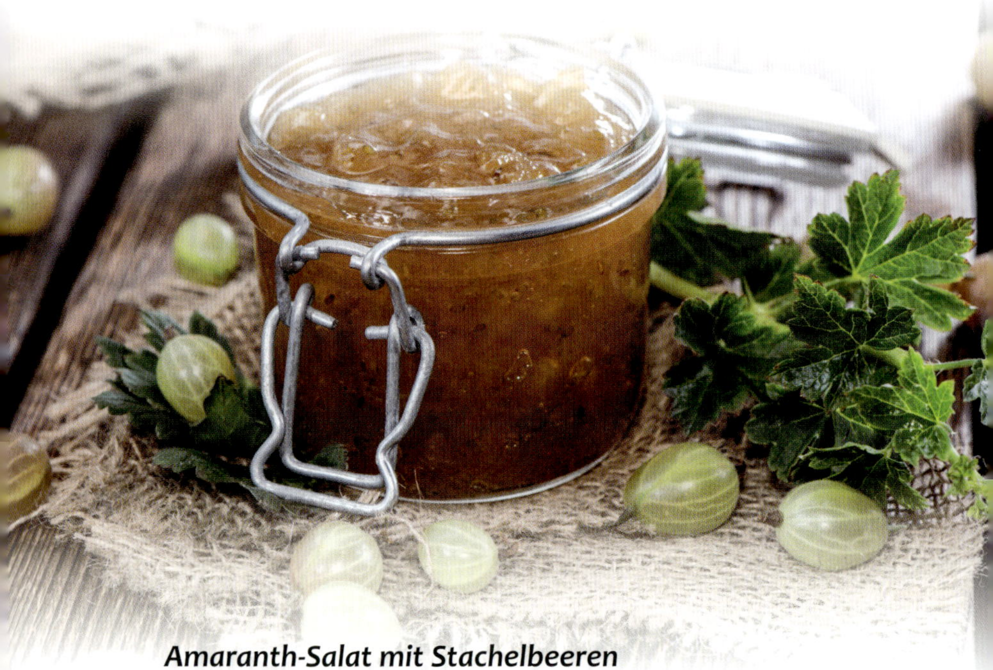

Amaranth-Salat mit Stachelbeeren

1 Tasse Amaranth nach Packungsanweisung kochen und abkühlen lassen. 1 reife Avocado entkernen, häuten und würfeln. 100 g Stachelbeeren und 200 g Cocktailtomaten halbieren. 2 Handvoll Radieschenblätter (oder Rucola) und ½ Bund Petersilie klein schneiden. Alles vermischen und mit Leinöl, Zitronensaft und Salz abschmecken.

Stachelbeer-Relish

1 kg Stachelbeeren waschen und halbieren. ½ kg Zwiebel und 1 fingerlanges Stück Ingwer schälen und fein hacken. Etwas Öl in einem Topf erhitzen und die Zwiebeln darin anbraten. Mit 250 ml Apfelessig ablöschen. Ingwer, 2 TL Senfkörner, 1 TL Nelken, 1 TL Salz, 2 Sternanis und 300 g Zucker einrühren und alles bei mäßiger Hitze 40 Min. köcheln lassen. Nach Geschmack mit Salz, Chili oder Pfeffer würzen und kochend heiß in saubere Schraubgläser füllen.

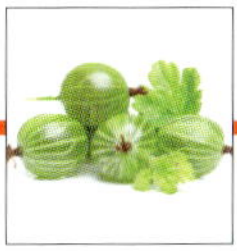

Seelische Wirkung

Willenskraft: ***»Ich realisiere meine Anliegen!«***
Die dornenbesetzte Stachelbeere zeigt uns, wie wir uns für jene Dinge, die uns wichtig sind, stark machen können.

Ritual: Bahnhof

Suche dir einen Ort mit vielen Menschen aus, zum Beispiel eine belebte Fußgängerzone oder eine Bahnhofshalle. Nun probiere zwei Möglichkeiten der Fortbewegung aus: Das eine Mal lass dich bewusst treiben wie ein Blatt im Wind. Die Masse schiebt dich durch den Raum, du folgst einfach dem Strom. Danach die zweite Variante: Verbinde dich mit der Energie der Stachelbeere, spüre dich selbst und dein einzigartiges Energiefeld. Fokussiere, wo du hingehen möchtest, und setze Kraft und Geschick ein, dort bestmöglich hinzukommen. Wo ein Wille ist, ist auch ein Weg! Du wirst erleben, dass sich, inmitten der Menschenmasse, Raum für dich öffnet.

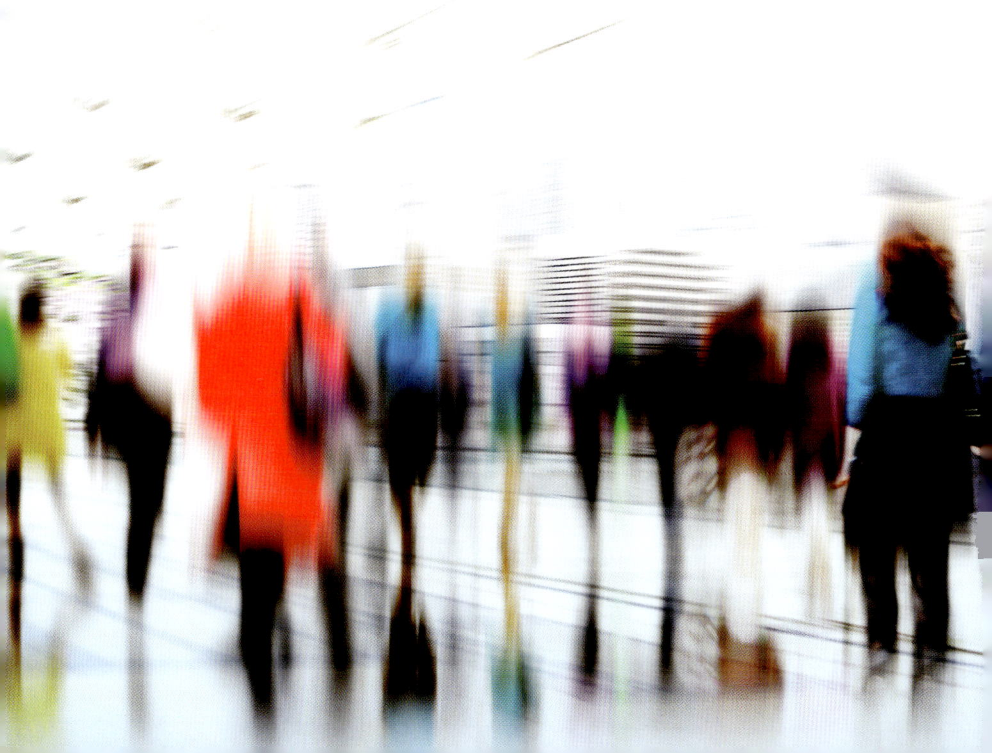

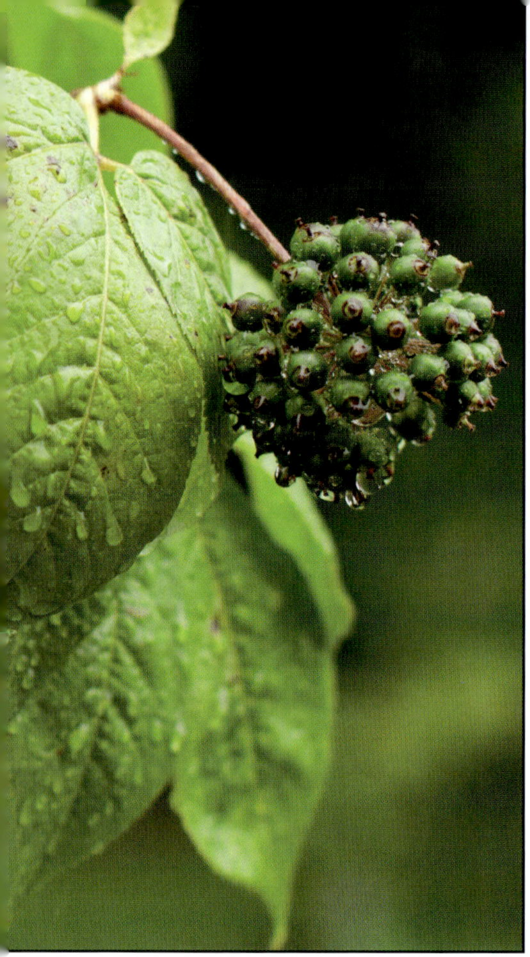

Taigawurzel

Die Borstige Taigawurzel *(Eleutherococcus senticosus, Hedera s.)*, auch Teufelsbusch oder Sibirischer Ginseng genannt, gehört zur Familie der Araliengewächse. Sie ist ein laubabwerfender, äußerst robuster Strauch von 2 bis 7 m Höhe. Kleine Stacheln dienen ihren Zweigen als Schutz vor Fressfeinden. Auf den Triebspitzen wachsen im Frühjahr typische, handförmig geteilte Laubblätter. Die Blüten sind gelblich und stehen in doldenförmigen Blütenständen zusammen. Daraus entwickeln sich im Herbst die blau-schwarzen und kugelrunden Früchte.

Geschichte

Der Sibirische Ginseng wächst in Südostsibirien, China, Japan und Nordkorea, und zwar mit Vorliebe im Schatten größerer Bäume. Trotz der Namensgleichheit ist er nicht mit dem Chinesischen Ginseng verwandt. Jedoch bewirken beide eine deutliche Leistungssteigerung, gleichwohl die Wirkung auf unterschiedliche Inhaltsstoffe zurückzuführen ist. In der TCM ist der Sibirische Ginseng seit Tausenden von Jahren eine begehrte, adaptogene Heilpflanze. Seit den 1950er-Jahren wird er in Russland auch gezielt bei Weltraumfahrern und Topsportlern eingesetzt. Unter anderem verbessert er die Reaktionszeiten und die Konzentrationsfähigkeit.

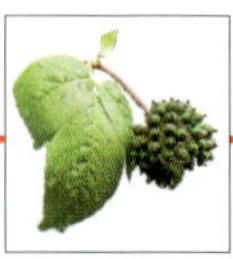

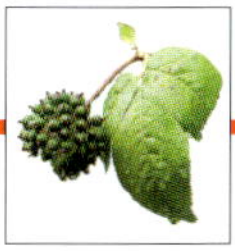

Körperliche Wirkung

Die Taigawurzel enthält vielfältige Wirkstoffe, unter anderem Chlorogensäure und Polysaccharide. Sie wirken immunstimulierend, indem sie die Bildung der T-Lymphozyten zur Abwehr von Krankheitserregern im Blut ankurbeln. Enthaltene Lignane (Syringin, Liriodendrin) helfen, die Regenerationsphase nach Krankheiten zu verkürzen.

Bei Stressbelastung hemmen sie nachweislich die Adrenalinausschüttung. Das bedeutet, dass der Körper weniger schnell in Alarmbereitschaft versetzt wird, man fühlt sich länger frisch und konzentriert. Außerdem senkt die Taigawurzel den Blutzuckerspiegel. In der TCM wird sie auch bei Nierenschmerzen und Impotenz verschrieben.

Hausapotheke und Rezepte

Die fein gehackte Wurzel und die Blätter werden sowohl als Tee als auch in Form von Tropfen und Kapseln angewendet. In manchen Fällen kann es als Nebenwirkung zu Kopfweh kommen. Bei Bluthochdruck die Einnahme mit dem behandelnden Arzt absprechen.

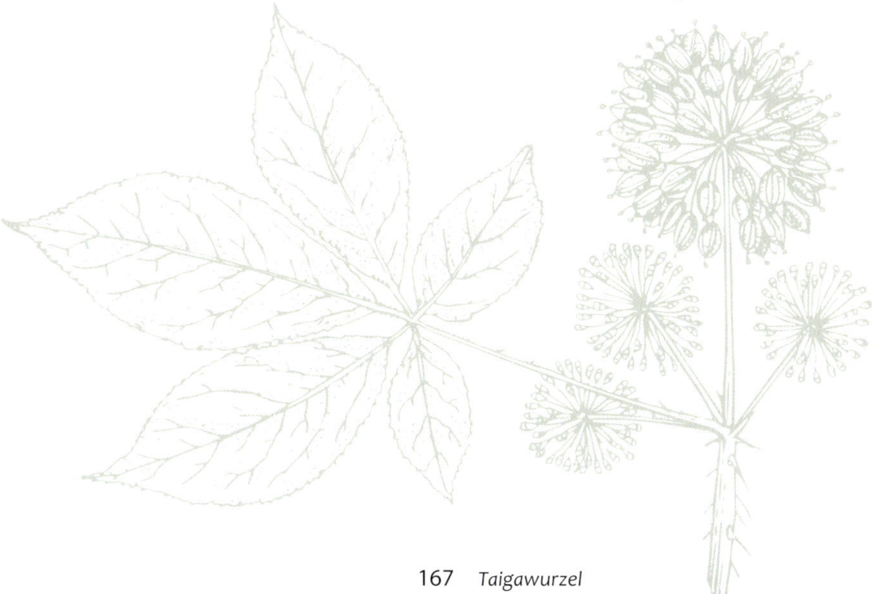

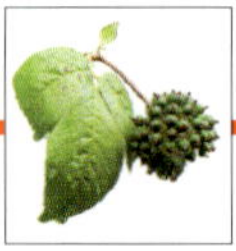

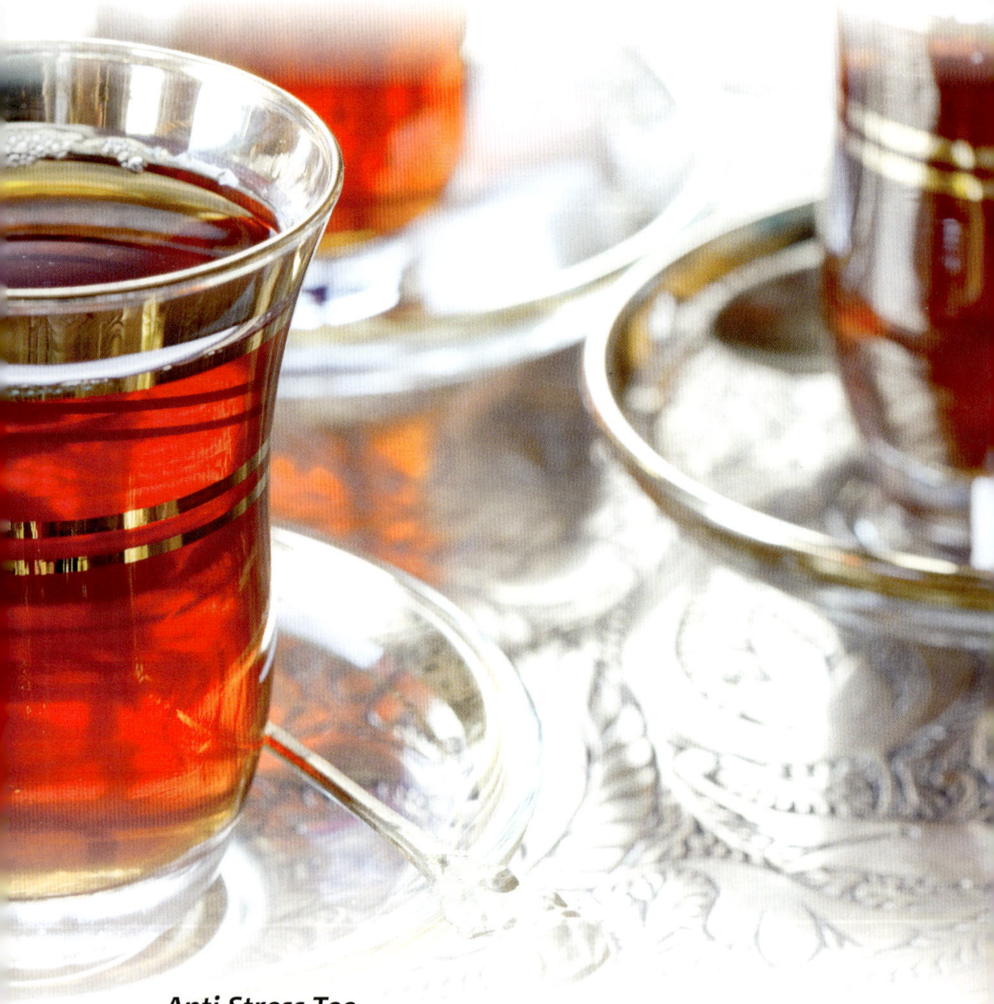

Anti-Stress-Tee

Zur Stärkung des Immunsystems oder bei psychischer Belastung 1 TL Taigawurzel in 1 Tasse Wasser aufkochen und 10 Min. zugedeckt ziehen lassen. Abgießen und schluckweise trinken. Als Kur 1 – 2 x täglich bis zu 3 Monate anwenden. Dann sollte, wie bei jeder Heilpflanze, eine Pause eingelegt werden.

Seelische Wirkung

simple living: ***»Ich brauche wenig, um glücklich zu sein!«***
Die Taigawurzel verbindet uns mit den wesentlichen Dingen im Leben.

Ritual: die Wohnung »entschlacken«

Gehe durch deine Wohnung und schau, welche Dinge (Kleidung, technische Geräte, Bücher, ...) du länger nicht benutzt hast. Packe diese in Schachteln, beschrifte sie mit Datum und räume sie in die Garage oder den Keller. Nach zwei Jahren veranstalte einen Flohmarkt für jene Schachteln, die du in der Zwischenzeit nicht gebraucht hast. Oder verschenke den Inhalt an Flüchtlingsheime und spende ihn für andere wohltätige Zwecke.

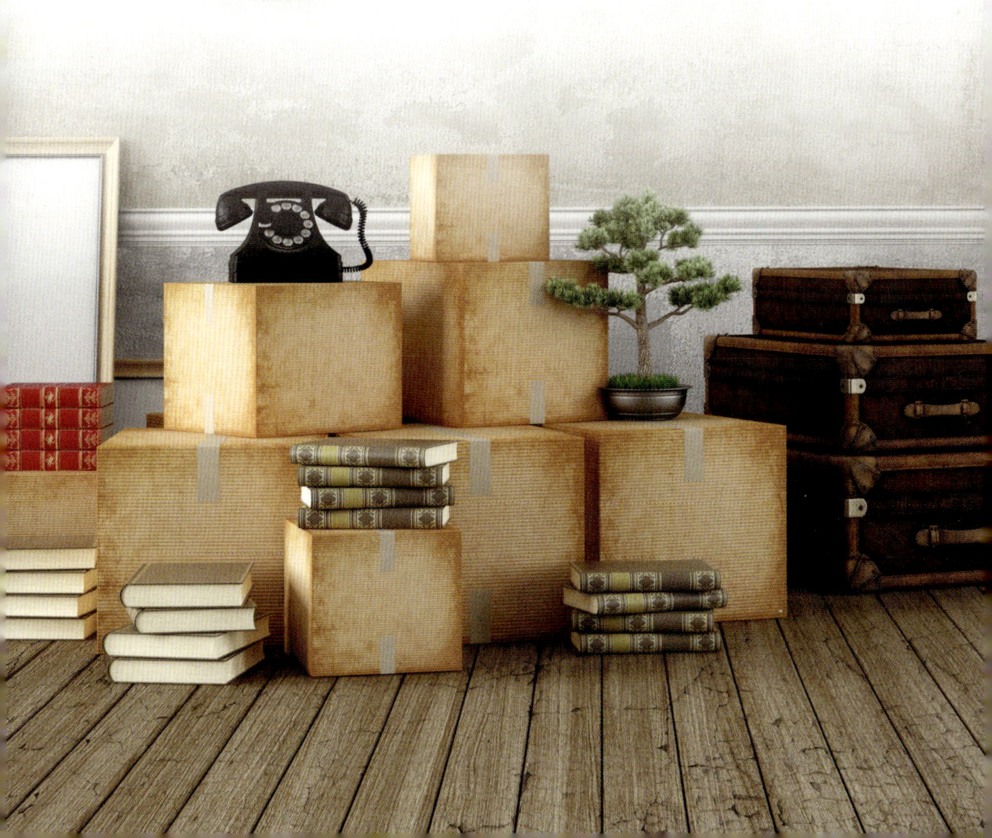

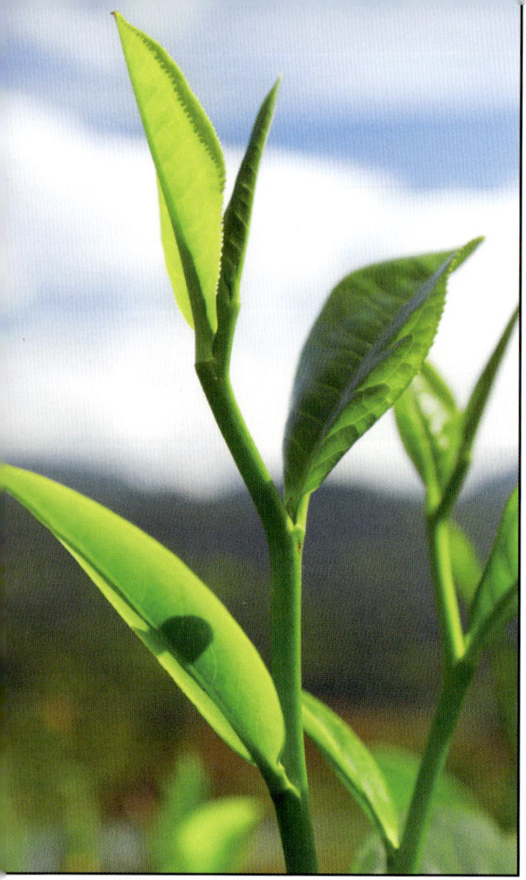

Teepflanze

Die Teepflanze *(Camellia sinensis)* gehört zur Familie der Teestrauchgewächse und ist ein immergrüner Strauch von 1 bis 6 m Höhe. Die Laubblätter sind wechselständig und länglich-eiförmig mit gezähntem Blattrand. Die Oberseite ist dabei glänzend-dunkelgrün, die Unterseite heller und manchmal behaart. Die weißen Blüten wachsen einzeln oder zu dritt in den Blattachseln. Sie bilden Kapselfrüchte mit braunen, rundlichen Samen.

Geschichte

Die Teepflanze stammt aus Südostasien, wo ihr das subtropische Monsunklima mit feuchten, heißen Sommern und eher trockenen, kühleren Wintern behagt. Manche Teepflanzen-Sorten findet man bis in Höhen von 2500 m. Grob werden zwei Varianten unterschieden: die kleinblättrige und kälteresistente *Camellia s. sinensis* (China, Indien/Darjeeling, Japan) und die erst im 19. Jahrhundert entdeckte, schnellwüchsige *Camellia s. assamica* (Indien/Assam, Sri Lanka/Ceylon). Teepflanzen werden seit Jahrtausenden vom Menschen kultiviert und Tee ist (nach Wasser) das populärste Getränk der Welt. Chadō, die kunstvolle japanische Teezeremonie, verbindet Genuss, Meditation, Kultur und Gastfreundschaft.

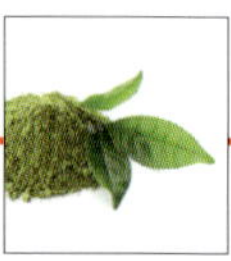

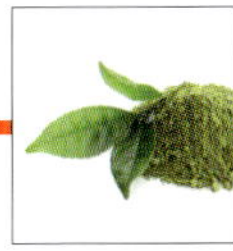

Körperliche Wirkung

Neben dem anregenden Coffein enthält die Teepflanze Gerbstoffe, Flavanole und ihre Glykoside, die dem Getränk Geschmack und Farbe geben. Bisher wurden über 300 verschiedene Aromastoffe im Tee isoliert. Grüner Tee enthält weniger Coffein (ca. 2 %), dafür deutlich mehr Polyphenole (Epigallocatechingallat). Sie fangen freie Radikale ab und haben dadurch eine schützende Wirkung vor Herz-Kreislauf-Erkrankungen und Krebs. Besonders der hochwertige Matcha (grüner Pulvertee) bietet einen beeindruckenden ORAC-Wert.[17] Er enthält viele Aminosäuren (L-Theanin), Chlorophyll, Catechine, Vitamine, Eisen, Calcium und Kalium. Damit wirkt er anregend auf den Stoffwechsel, hilft beim Abnehmen und wirkt einer Übersäuerung entgegen. Schwarzer Tee hingegen ist mehr als Genuss-, denn als Heilmittel zu sehen. Er enthält kaum krebshemmende Polyphenole, dafür mehr Coffein (ca. 4 %). Seine Gerbstoffe helfen bei leichtem Durchfall und verdorbenem Magen.

Hausapotheke und Rezepte

Aus Blättern, Knospen, Blüten oder Stängeln der Teepflanze wird durch Heißwasseraufguss das in vielen Ländern beliebte Getränk produziert. Beim schwarzen Tee tritt aus den angewelkten, eingerollten Blättern das Enzym Phenoloxidase aus, das eine Fermentation einleitet. Beim grünen Tee wird das Enzym hingegen gleich nach der Ernte durch Hitzeeinwirkung deaktiviert. Oolong-Tee nimmt als »halb fermentierter« Tee eine Mittelstellung zwischen den beiden ein. Teeblätter werden während der ganzen Wachstumsperiode alle 1 bis 2 Wochen geerntet, wobei nicht nur die Verarbeitung, sondern auch der Zeitpunkt des Pflückens (First Flush, In Between, …) und der Erntevorgang (maschinell oder per Hand) die Qualität des Produktes mitbestimmen.

17 Die Oxygen Radical Absorbance Capacity (ORAC) beschreibt den Gehalt an Antioxidantien in einem Lebensmittel.

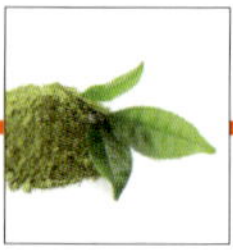

Aus gesundheitlicher Sicht sollte Tee nicht mit Milch kombiniert werden, da diese die Aufnahme der Catechine reduziert. In der Schwangerschaft und Stillzeit ist die Aufnahme von Coffein zu vermeiden.

Matcha-Tee genießen

Kenner machen einen Aufguss mit 80 °C warmem Wasser. In einer Schale wird 1 TL Pulver mit 70 ml Wasser übergossen und dann mit dem Chashaku (Bambusbesen) verschlagen, bis sich ein schöner Schaum bildet. Oder man streut das Matcha-Pulver in Kaltgetränke (Smoothies) und über Speisen. In dem Fall wird das enthaltene Coffein vom Körper langsamer aufgenommen und ist verträglicher. Matcha-Tee wird in zwei Sorten unterschieden: den Koicha für besondere Anlässe und den dünnflüssigeren, schaumigen Usucha für den Alltagsgebrauch.

Gefüllte Zucchinistreifen mit Matcha

Eine kleinere Zucchini mit dem Sparschäler in breite, flache Streifen schneiden. Diese gleich roh verwenden, kurz blanchieren oder im Ofen bei 200 °C etwa 7 Min. vorbacken (dann lassen sie sich leichter rollen). 150 g Tofu natur mit dem Pürierstab mixen. Dann eine Handvoll gehackte Kürbiskerne und je 2 TL Matcha, Sojasauce und Kürbiskernöl einrühren. Mit Salz abschmecken. Jeweils eine kleine Portion der Füllung auf einen Zucchinistreifen streichen und einrollen. Die Häppchen als Fingerfood servieren.

Green Power-Smoothie

1 Banane, 1 Orange, ½ Zitrone und ein daumennagelgroßes Stück Ingwer schälen. Zusammen mit den Blättern von 3 Roten Beten, 1 – 2 TL Matcha und 1 Glas Wasser in den Hochleistungsmixer geben. Nach Geschmack mit Agavendicksaft süßen. Gibt Energie für den Tag!

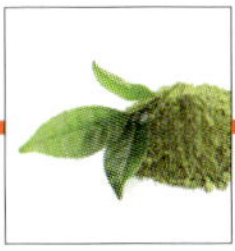

Seelische Wirkung

Konfliktbereitschaft: ***»Ich lasse mich auf Auseinandersetzungen ein!«***

Die Teepflanze hilft uns, in Kontroversen einen eigenen Standpunkt zu vertreten. Sie macht uns wach und aufmerksam, damit wir elegant mit »Gegenwind« umgehen können.

Ritual: Gewaltfreie Kommunikation

Setze dich mit der von Marshall B. Rosenberg entwickelten Methode zur gewaltfreien Kommunikation (GFK) auseinander. Im Mittelpunkt stehen dabei eine wertschätzende Haltung, Empathie und die Kooperation der Gesprächspartner. Als praktische Möglichkeit, eine angenehme Gesprächskultur in einer Gruppe zu etablieren, bietet sich der »Redestab« an. Dazu wird ein einfacher Holzstab in der Runde weitergegeben. Wer ihn hält, darf dem Rest der Gruppe seine Gedanken kundtun. Diese hören einfach zu, ohne Kommentar. Zumeist fühlen sich nach 1– 2 Redestabrunden alle Teilnehmer gut wahrgenommen. Damit entspannt sich die Lage, selbst wenn ein gemeinsamer Entschluss noch nicht möglich ist.

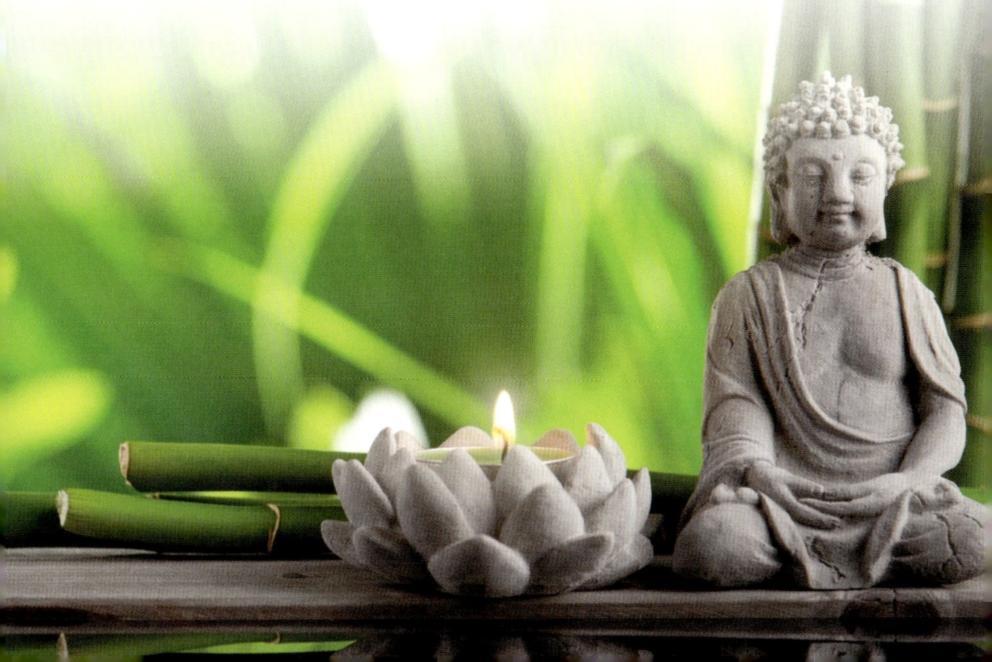

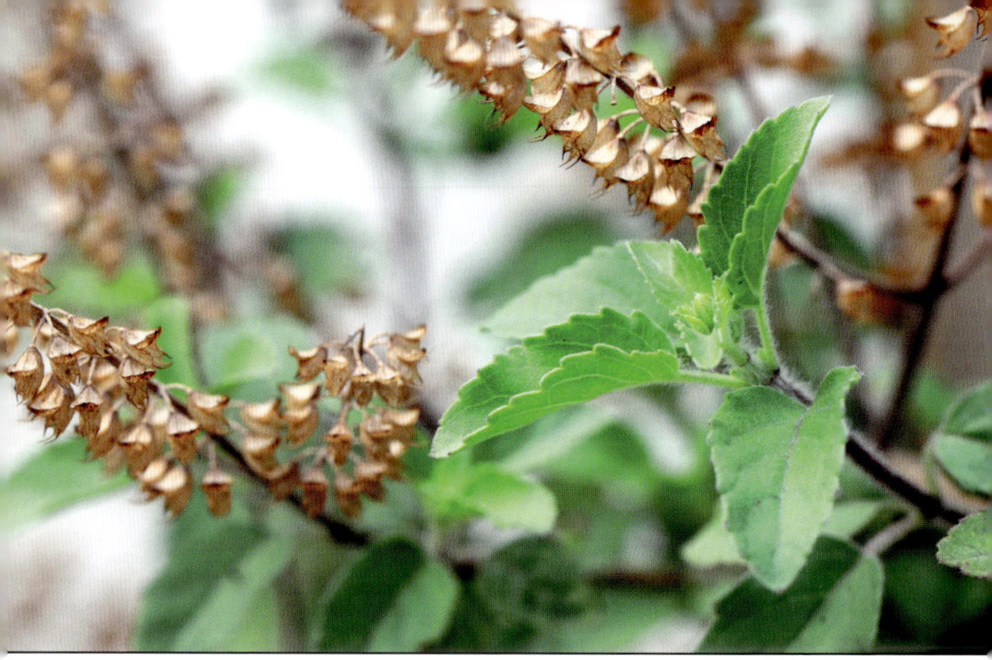

Tulsi

Tulsi, auch Königskraut, Indisches oder Heiliges Basilikum genannt *(Ocimum tenuiflorum)* gehört zur Familie der Lippenblütler und ist eine ausdauernde Pflanze von bis zu 1 m Höhe. Vom aufrechten Stängel gehen fein behaarte Zweige mit den gegenständig angeordneten Laubblättern ab. Die Blüten wachsen endständig auf langen Ähren. Sie stehen in Scheinquirlen zusammen – ähnlich dem europäischen Basilikum. Nach der Befruchtung bilden sich kleine braune Nüsschen.

Geschichte

Die Heimat von Tulsi ist das tropische und subtropische Asien. In der indischen Heilkunde, Küche und Religion spielt es eine zentrale Rolle. Das Kraut wird als heilig angesehen und repräsentiert die Gegenwart von Gott Vishnu bzw. Krishna. Es wächst in Tempeln und dient als wichtige Opfergabe im Gottesdienst. Für Gläubige haben die Blätter eine stark reinigende Wirkung, daher werden sie Sterbenden oft unter

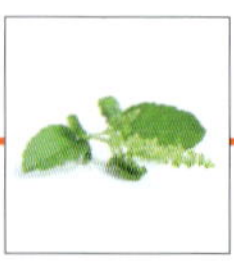

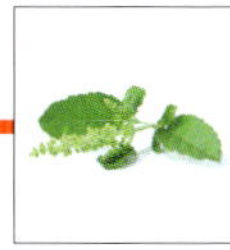

die Zunge gelegt. Auch in der indischen Heilkunde Ayurveda wird Tulsi vielfach verwendet, zum Beispiel zur Behandlung von labiler Psyche, für Verdauungs- und Immunkraft. Da es die drei Doshas ausgleicht, wird es als Elixier für ein langes, gesundes Leben angesehen. Ganz profan dient es auch zum Vertreiben von Insekten.

Körperliche Wirkung

Das Indische Basilikum hat im Vergleich zu anderen Basilikum-Arten besonders starke Antioxidantien zu bieten. Hervorzuheben ist dabei das Eugenol (25 – 80 %) und Methyleugenol, die gemeinsam mit anderen Phenolen und Flavonoiden für die antibakteriellen und zellschützenden Eigenschaften der Heilpflanze verantwortlich sind. Sie reduzieren Schmerzen, Bluthochdruck, Blutzucker und wirken nachweislich krebshemmend. Tulsi wird traditionell bei vielen entzündlichen Krankheiten angewandt: Erkältungen, Fieber, Arthritis, Insektenstichen und Infektionen im Mundraum. Auch bei Nierensteinen und Herzproblemen soll es Linderung verschaffen sowie bei Panikattacken, Depressionen und Altersdemenz.

Hausapotheke und Rezepte

Im Ayurveda werden aus Tulsi-Kraut Tees, Frischpflanzensäfte und Extrakte hergestellt. Neben den medizinischen Anwendungen ist es auch als Gewürz in der Küche populär. Um möglichst viel des Aromas zu erhalten, werden die Blätter erst gegen Ende des Kochvorgangs zugegeben. Man kann Tulsi selbstverständlich auch roh als Gewürz essen oder daraus mit Öl und Nüssen/Samen ein schmackhaftes Pesto zubereiten.

Achtung: Sicherheitshalber sollte Tulsi **nicht** in der Schwangerschaft und Stillzeit eingenommen werden! Bei einer gleichzeitigen Einnahme von Tulsi-Tee und Blutverdünnungsmitteln kann es zu einer verstärkenden Wirkung kommen!

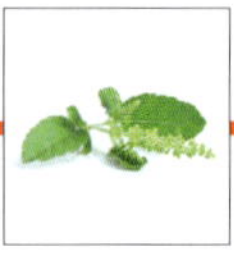

Tulsi selbst ziehen

Die Pflanze braucht viel Licht, Wärme (Temperaturen über 10 °C) und gleichmäßige Feuchtigkeit. Sie lässt sich gut auf der Fensterbank vorziehen und im Sommer in Töpfen im Freien kultivieren. Immer die oberen Blätter pflücken, damit sich die Pflanze verzweigt und schön buschig wird.

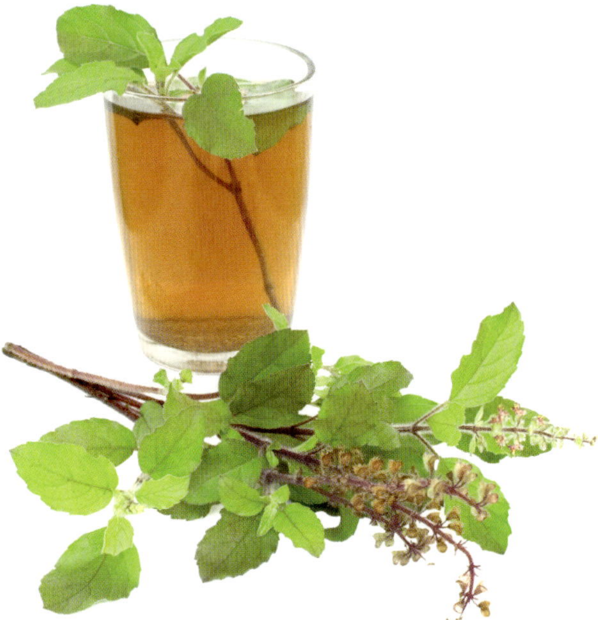

Ayurvedisches Tulsi-Dekokt

40 Blätter mit 0,5 l Wasser kochen, bis die Hälfte der Flüssigkeit verdampft ist. Dann abseihen. Bei Grippe 3 x täglich warm und schluckweise trinken (mit einer Msp. Salz). Auch zum Gurgeln verwendbar. Als wohlschmeckende Variante mit einem Stück geschältem Ingwer kochen, abseihen und mit Honig süßen.

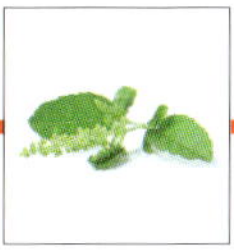

Seelische Wirkung

Freundschaft: ***»Mit dir bin ich gerne zusammen!«***
Tulsi hilft uns, freundlich und wohlwollend mit uns selbst, mit unserem Körper und den Mitgeschöpfen umzugehen.

Ritual: Freunde finden

Beschließe, die Qualität von Freundschaft in dein Leben zu bringen. Da gibt es viele Möglichkeiten: Du kannst ein freundliches Wort mit deinem Nachbarn im Treppenhaus oder am Gartenzaun wechseln. Vielleicht schenkst du deinem Sprössling oder Partner heute Zeit und hörst genau zu, wenn er dir von seinem Tag erzählt. Du kannst dich besonders achtsam um dein Haustier kümmern. Oder du behandelst dich selbst als deinen besten, ältesten und treusten Freund. Höre auch dir selbst (deiner inneren Stimme) genau zu, was du fühlst, erlebst und was dir Freude bereitet.

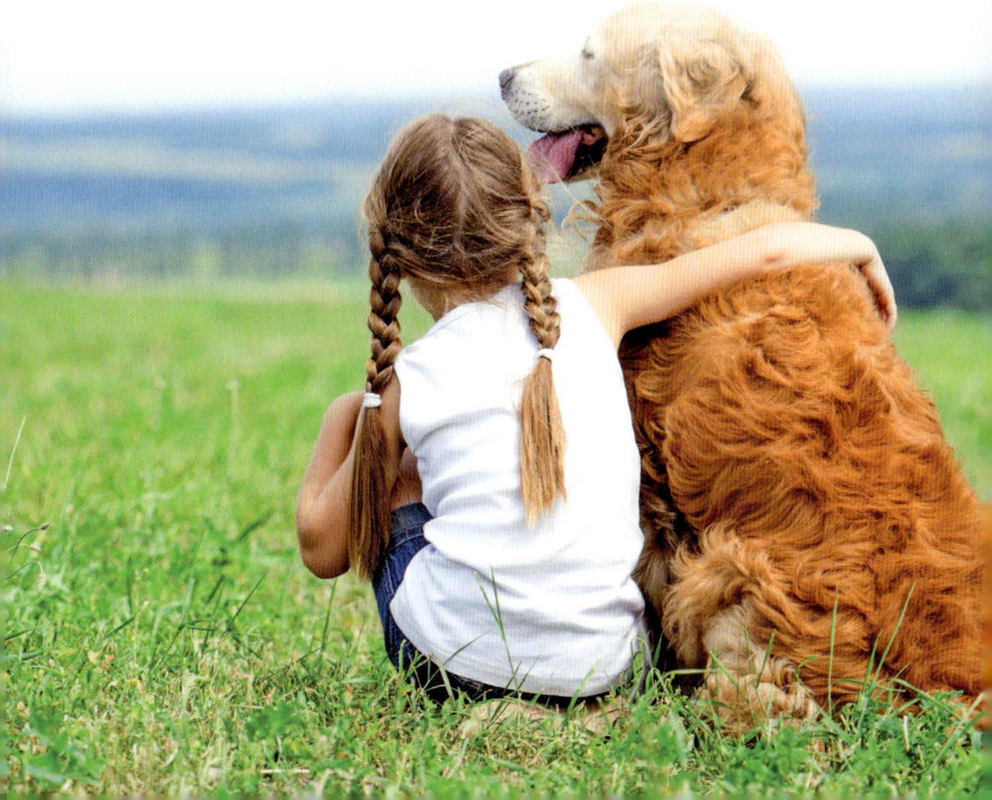

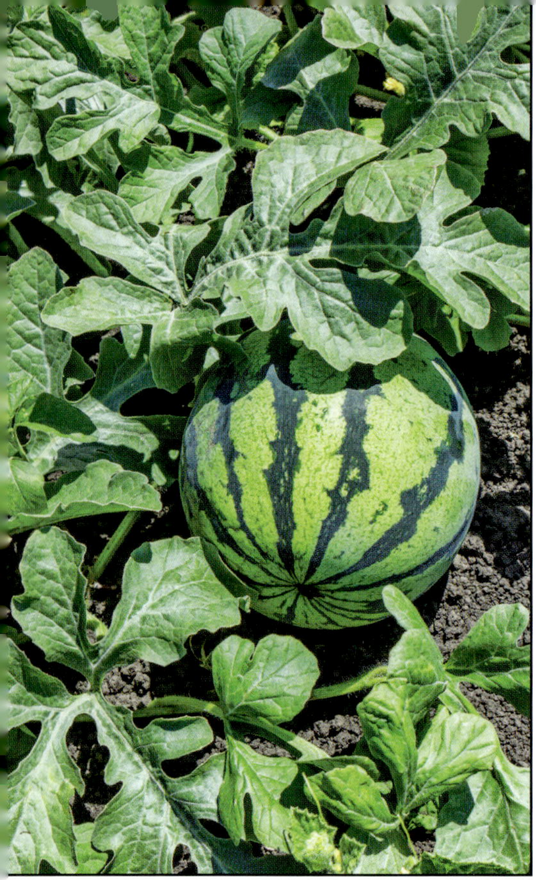

Wassermelone

Melonen gehören zur Familie der Kürbisgewächse und werden gemeinhin in Wassermelonen *(Citrullus lanatus)* und Zuckermelonen *(Cucumis melo)* eingeteilt. Die beiden Melonenarten sind botanisch nicht nah verwandt, haben jedoch einige Gemeinsamkeiten: Beide sind einjährige niederliegende oder kletternde Pflanzen mit verzweigten Ranken, bilden gelb-grüne Blüten und süße, wasserhaltige Früchte mit harter Schale aus (Panzerbeeren). Wassermelonen sind grün mit rotem Fruchtfleisch (manche Sorten auch schwarz, weiß, gelb oder grün). Sie können bis zu 100 kg wiegen und sind damit deutlich größer als die gelben Zuckermelonen. Die giftige Koloquinte (Citrullus colocynthis) wiederum ist nah mit der Wassermelone verwandt und sieht ihr auch zum Verwechseln ähnlich.

Geschichte

Wasser- und Zuckermelone stammen ursprünglich aus dem tropischen Westafrika bzw. Südasien, wo sie bereits vor 4000 Jahren aus der Wildform kultiviert wurden. In den Trockengebieten Afrikas sind die erfrischenden und süßen Früchte ein wichtiger Durstlöscher für die Menschen. Auch die bittere Wildform der Wassermelone wird genutzt: Die Rinde kann zu Konserven verarbeitet werden. Die nahr-

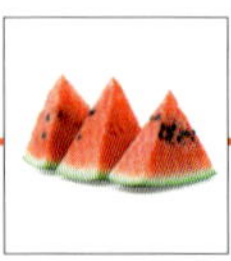

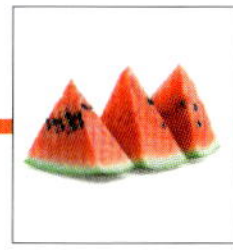

haften Samen werden geröstet, zu Öl gepresst und zu proteinreichem Mehl vermahlen. Inzwischen gibt es unglaublich viele Sorten Zuckermelonen , wobei manche ähnlich der Gurke als Gemüse gegessen werden. Melonen wachsen heute rund um den Globus in vielen warmen Gebieten.

Körperliche Wirkung

Die Wassermelone ist sehr erfrischend und kalorienarm (24 kcal/100 g), da sie fast ausschließlich aus Wasser besteht (über 90 %). An Wirkstoffen sind Vitamin C, B5 und der Farbstoff Lycopin hervorzuheben, welcher Zellen und Knochen schützt. Das enthaltene Citrullin wandelt sich in den Nieren zu Arginin um und stärkt Immunsystem und Herz. Außerdem soll es die Potenz positiv beeinflussen. Die Samen werden traditionell als Diuretikum bei Nierensteinen verwendet. Die weiße innere Rinde besitzt viele Inhaltsstoffe und wird in der TCM gegen Hitzeprozesse im Körper eingesetzt.

Die Zuckermelone wiederum enthält viel Provitamin A, Vitamin E und etliche Mineralstoffe. Sie wirkt beruhigend, appetitanregend, wassertreibend und abführend. Eine spezielle Züchtung der Cantaloupe-Melone besitzt besonders viel des stark antioxidativ wirkenden Enzyms SOD (Superoxid-Dismutase), das freie Radikale bekämpft. Das getrocknete Fruchtfleisch der bitteren Koloquinte enthält Cucurbitacine und ist ein wichtiges Heilmittel der afrikanischen Volksmedizin bei Geschwüren, Rheuma, Asthma, Verstopfung und Vergiftungen.

Hausapotheke und Rezepte

Den Reifegrad einer Wassermelone erkennt man durch Klopfen auf die Schale. Je reifer die Frucht, desto höher der Wasseranteil und desto dumpfer der Klang. Reife Honigmelonen erkennt man an ihrem süßlichen Duft. Die Früchte kühl und trocken lagern, in aufgeschnittener

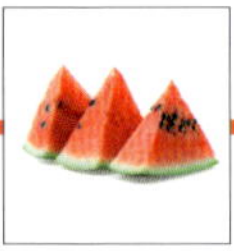

Form im Kühlschrank. Praktisch ist, dass die enthaltenen Antioxidantien auch in der geöffneten Frucht bis zu 7 Tage erhalten bleiben (bei kühler Lagerung). Der Anbau von Melonen ist im deutschsprachigen Raum in warmen Lagen oder in Gewächshäusern möglich.

Wassermelone bei Darmentzündung

100 g getrocknete Schalen mit 0,5 l kochendem Wasser übergießen und 2 Stunden ziehen lassen. Dann abseihen und über den Tag verteilt jeweils ein halbes Glas trinken. Als Kur bei Colitis 2 Monate anwenden.

Bei Verstopfung den Tag mit frischer Wassermelone als Frühstück beginnen.

Gesichtsmaske mit Honigmelone

Das feuchtigkeitsspendende Fruchtfleisch pürieren, auf die Haut auftragen und 15 Minuten einwirken lassen.

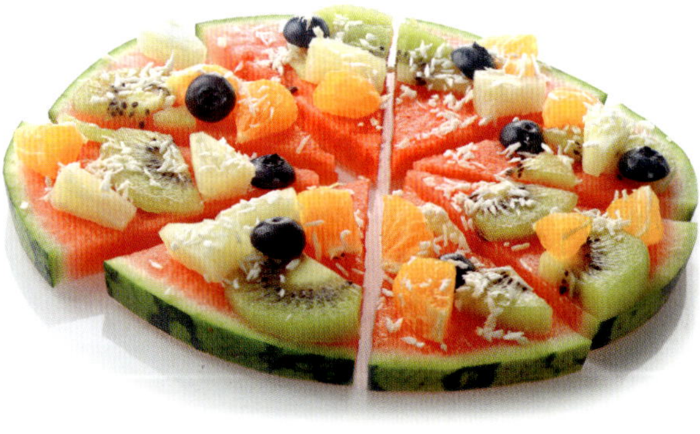

Wassermelonen-Pizza

Ein Spaß für jedes sommerliche Kindergeburtstagsfest ist eine Pizza aus Obst. Die Melone mit einem großen Messer in Scheiben schneiden. Dann mit bunten Obststücken dekorieren: Ananas, Kiwis, Trauben, Stachelbeeren, …

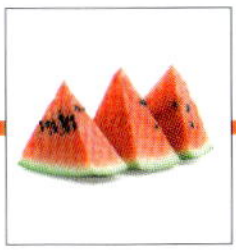

Seelische Wirkung

Erfrischung: ***»Ich lade meine Batterien auf!«***
Die Wassermelone hat eine erquickende Wirkung auf Körper und Seele.

Ritual: Körper »auslüften«

Nach langer Bildschirmarbeit oder geistig anstrengender Tätigkeit ist es wichtig, für einen Ausgleich zu sorgen und das eigene Energiefeld bewusst aufzuladen. Dazu eignet sich je nach Jahreszeit: ein Spaziergang in der Natur, Qi Gong, Schwimmen in einem nahegelegenen Gewässer, eine Runde Ballspielen mit den Kindern im Hof, … oder zumindest einige bewusste Atemzüge am offenen Fenster. Wenn du meinst, keine Zeit für Pausen an der frischen Luft zu haben, kannst du es dir zum Ritual machen, jeden Tag ein Fenster deiner Wohnung zu putzen. Oder du erledigst kleine Besorgungen bewusst mit dem Rad und genießt dabei den Spielraum, der deinem Körper ohne Autosicherheitsgurt zur Verfügung steht.

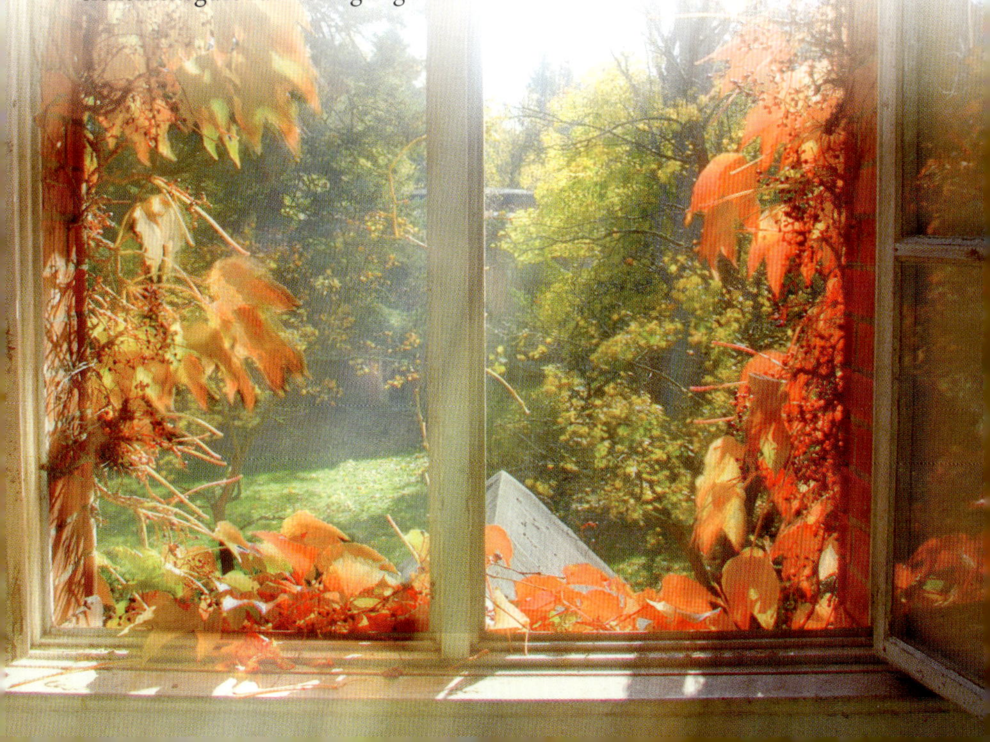

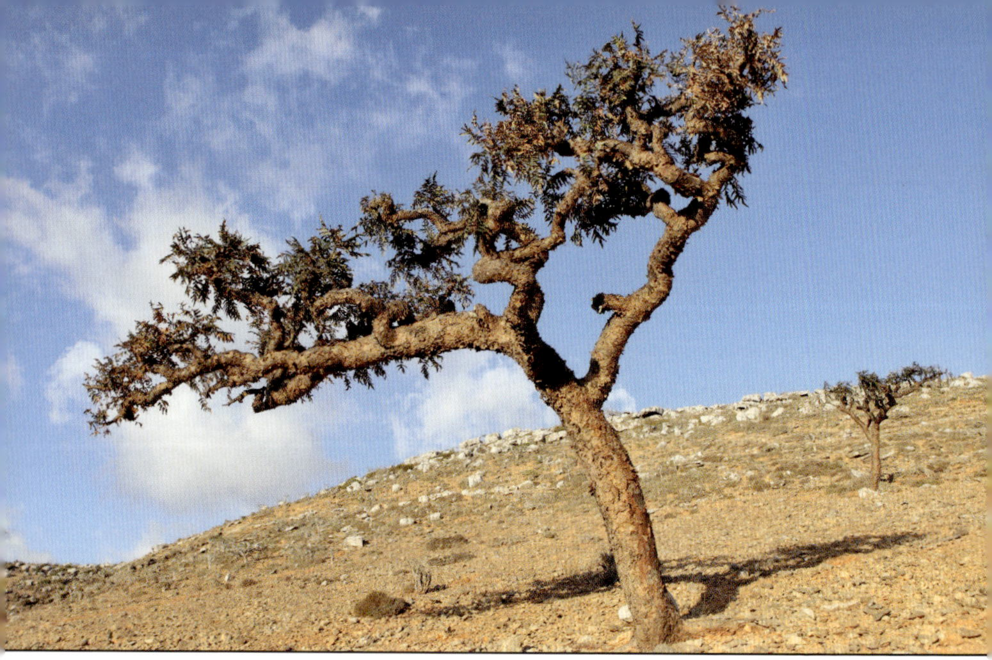

Weihrauch

Der Weihrauchbaum *(Boswellia)* gehört zur Familie der Balsambaumgewächse. Er ist ein stark verzweigter, gedrungener Baum oder Strauch mit papierartiger, dünner Borke. Die gegenständigen Laubblätter sind mehrfach gefiedert und meist weich behaart. Er hat kleine, grünweißliche Blüten, die nach der Befruchtung dreikantige Steinfrüchte bilden. Bei der Ernte wird die Baumrinde mit dem Messer eingeritzt, worauf in den folgenden Wochen eine milchig-weiße Emulsion ausfließt. Diese härtet an der Luft zu Gummiharz, dem sogenannten Weihrauch, aus. Pro Baum und Jahr können 3 bis 10 kg Weihrauch geerntet werden.

Geschichte

Weihrauch ist seit Menschengedenken ein begehrtes Räucher- und Heilmittel. Traditionell wird er in Indien *(Boswellia serrata)*, im arabischen Raum und in den Wüsten Ostafrikas gewonnen *(B. sacra, B. frereana)*. Der Weihrauchbaum liebt trockenes Klima und mineral-

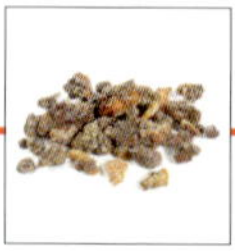

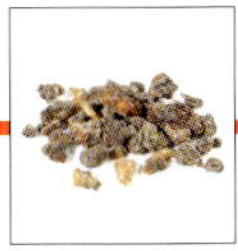

stoffreiche Böden. Bereits 7000 v. Chr. soll das Harz im Süden Omans genutzt worden sein. Auch im altägyptischen Schriftstück *Papyrus Ebers* und in der Bibel ist er mehrfach erwähnt. Die bekannte Äbtissin Hildegard von Bingen empfahl seine Verwendung unter anderem gegen Schwerhörigkeit. Bis heute wird er in unseren Kirchen an Feiertagen geräuchert.

Körperliche Wirkung

Das Harz besteht aus einer großen Vielfalt an Inhaltsstoffen, unter anderem aus Boswelliasäuren und ätherischen Ölen. Moderne wissenschaftliche Studien bestätigen die traditionelle Anwendungsweise bei Wunden, Arthritis und Geschwüren. Tatsächlich haben die enthaltenen Boswelliasäuren eine entzündungshemmende und schmerzlindernde Wirkung. Sie bekämpfen erfolgreich freie Radikale und stimulieren das Immunsystem.

Weihrauch hilft bei Rheuma, Leber- und Darmerkrankungen (Morbus Crohn, Colitis ulcerosa) – und das ohne starke Nebenwirkungen. Auch wurde beobachtet, dass das Harz die gestörte DNA von Krebszellen »rückprogrammieren« kann. Leider fehlen dazu noch die für ein Arzneimittel nötigen langjährigen Studien mit vielen Probanden. In der Aromatherapie wirkt das Harz beruhigend und reinigend.

Hausapotheke und Rezepte

Als Medikament sind Weihrauchpräparate derzeit nur in Indien und Teilen der Schweiz zugelassen. Mit ärztlichem Privatrezept können Sie es sich jedoch von Ihrer Apotheke bestellen lassen. Empfohlen wird eine Einnahme von 1800 bis 2600 mg Extrakt pro Tag mit einer Boswelliasäuren-Konzentration von 40 – 50 % (während oder nach den Mahlzeiten eingenommen). Stimmen Sie sich diesbezüglich unbedingt mit Ihrem behandelnden Arzt ab!

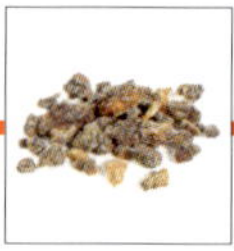

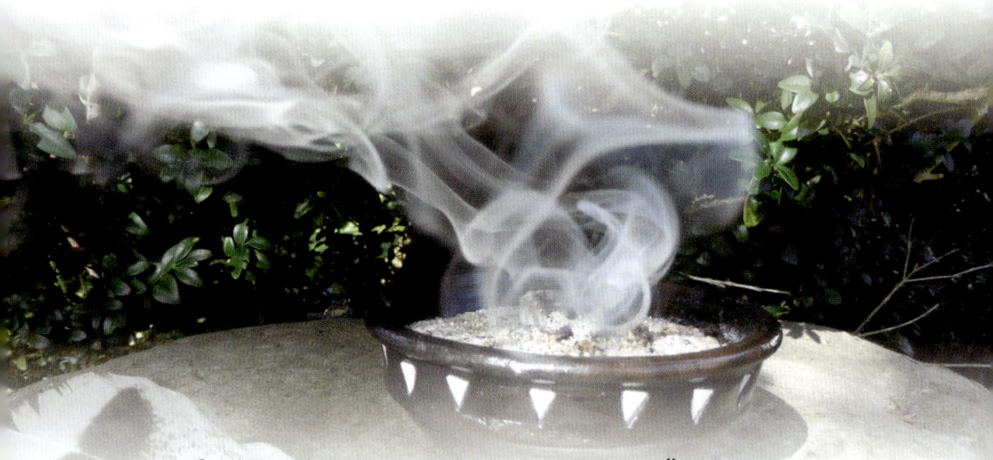

Außerdem gibt es Weihrauch als ätherisches Öl oder als Nahrungsergänzungsmittel zu kaufen (Balsam, Kapsel, Gel oder Salbe). In Indien wird Weihrauchharz auch für kosmetische Zwecke eingesetzt. Achtung: Die Qualität von Weihrauch kann sehr unterschiedlich sein. Je höher der Gehalt an ätherischen Ölen, je reiner, klarer und größer die einzelnen Stücke, desto kostbarer ist das Harz. Zur Sicherheit wird Kindern, Schwangeren und Stillenden von einem Verzehr abgeraten. Allergische Reaktionen sind nicht ausgeschlossen. Synthetisch hergestelltes Harz kann prinzipiell nicht die heilende Wirkung des Naturstoffes erzielen!

Räuchern mit Weihrauch

Das Harz eignet sich vorzüglich, um die Raumatmosphäre zu klären und zu erhellen. Legen Sie dazu eine Räucherkohle auf eine feuerfeste Unterlage. Dann anzünden und durchglühen lassen. Ein wenig Weihrauch auflegen und den entstehenden Rauch mit der Hand oder mit einer Feder in alle »dunklen« Ecken des Zimmers fächern. Beim Reinigen von Raumenergien nicht das Lüften vergessen! Probieren Sie Weihrauch auch in Kombination mit einheimischem Räucherwerk (zum Beispiel Beifuß, Fichtennadeln, Salbei).

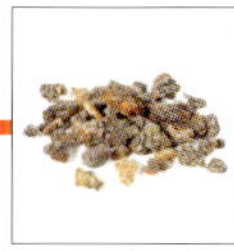

Seelische Wirkung

Würde: ***»Ich achte mich selbst und meine Herkunft!«***
Das Harz des Weihrauchbaumes erinnert uns an die Würde und einzigartige Geschichte, die jedem Lebewesen zugrunde liegt.

Ritual: Stammbaum ausforschen

Versuche etwas über deine Herkunft herauszufinden: Woher stammt deine mütterliche und deine väterliche Linie? Welche Landschaften sind deshalb Teil deiner Seele? Welche Pflanzen wachsen in der Region und was wird dort gegessen? Welche markanten Geschichten über deine Ahnen werden immer wieder in der Familie erzählt und prägen unterbewusst deine Identität? Wenn du möchtest, besuche die Gegend, aus der deine Ahnen stammen. Nimm etwas Erde von dort mit in dein jetziges Heim. (Es kann natürlich auch ein guter Wein sein.) Verbinde dich bewusst mit der Landschaft und Kultur, von der du abstammst – und erzähle auch deinen Kindern davon.

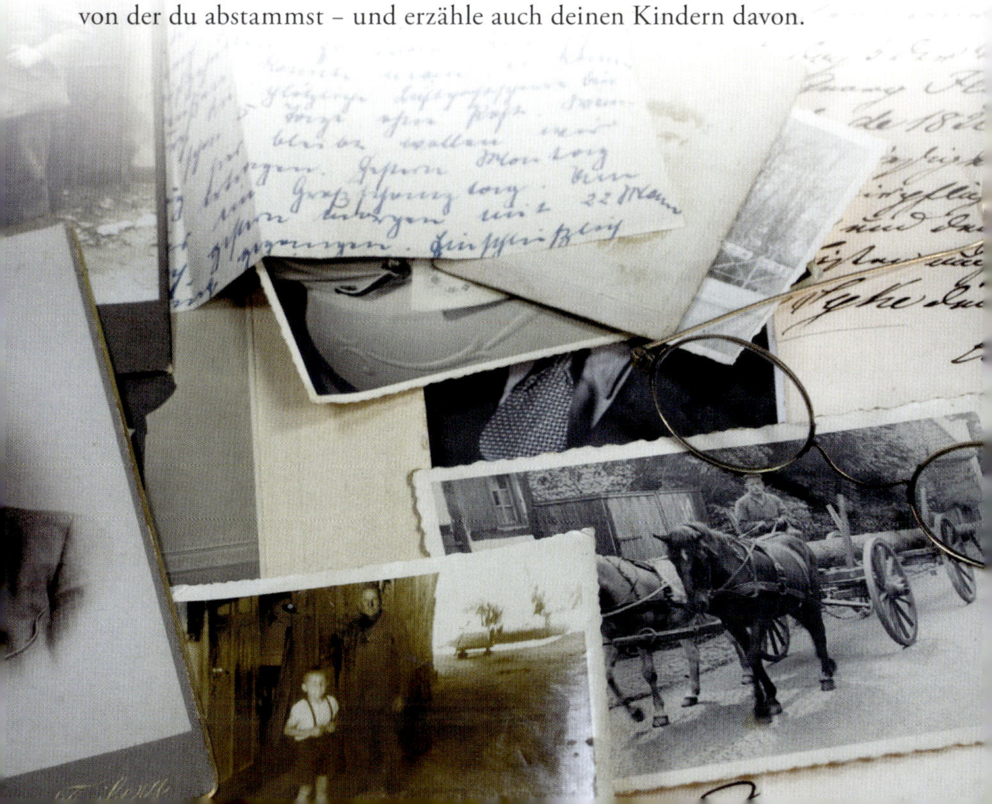

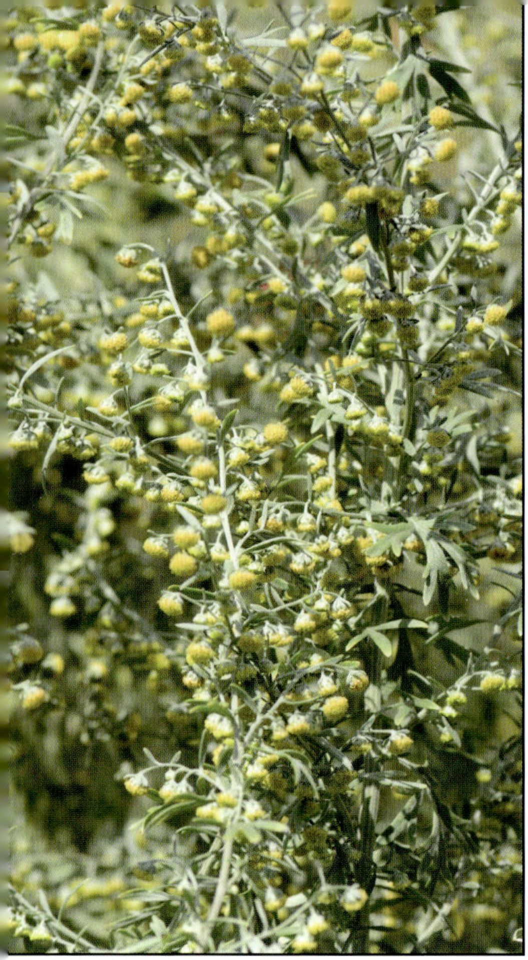

Wermut

Der Gemeine Wermut *(Artemisia absinthium)*, auch Bitterer Beifuß genannt, gehört zur großen Familie der Korbblütler. Er wächst als kräftige, mehrjährige Staudenpflanze von 50 bis 100 cm Höhe. Die Blätter sind mehrfach gefiedert und weiß behaart mit deutlich erkennbaren Öldrüsen. Wenn man sie zwischen den Fingern zerreibt, entströmt ein charakteristischer, aromatischer Duft. Die Blüten sind klein, gelb und kugelig. Der sprichwörtliche »Wermutstropfen« bezieht sich auf den außerordentlich bitteren Geschmack der Pflanze.

Geschichte

Wermut ist seit alters eine der wichtigsten europäischen Bitterpflanzen. Schon der griechische Arzt Hippokrates empfahl ihn gegen Vergesslichkeit, Hildegard von Bingen gegen Erschöpfung und Pfarrer Kneipp zur Anregung der Verdauungssäfte. Im 19. Jahrhundert war Absinth, ein Schnaps aus Wermut, Anis und anderen Kräutern, eine beliebte Rauschdroge in französischen Künstlerkreisen. Edouard Manet, Oscar Wilde, Ernest Hemingway, Vincent van Gogh und viele andere haben sich durch ihn inspirieren lassen bzw. sind ihm verfallen. Denn in hoher Dosierung bewirkt das enthaltene Nervengift Thujon Bewusstseinsstörungen und

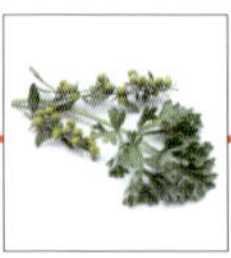

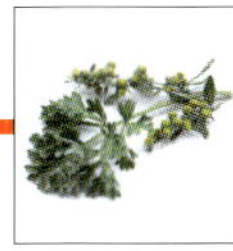

Krämpfe. Anfang des 20. Jahrhunderts war Absinth daher eine Zeit lang verboten, heute ist er in einer Thujon-armen Variante wieder im Handel.

Körperliche Wirkung

Wermut regt den Stoffwechsel an und durchwärmt den Körper. Er fördert den Appetit, die Durchblutung, Galle, Bauchspeicheldrüse und die Leber in ihrer Entgiftungsarbeit. Auch lindert er Blähungen. Wirksam sind vor allem die enthaltenen ätherischen Öle, die antibakterielle und pilzwidrige Eigenschaften aufweisen. In der traditionellen Volksmedizin wird er daher zur Bekämpfung von Parasiten eingesetzt. Des Weiteren enthält er Flavone, Gerbstoffe und Monoterpene. Äußerlich verwendet man Wermut bei schlecht heilenden Wunden, Geschwüren und Insektenstichen. Trotz seiner langen Tradition als Heilpflanze existieren zur medizinischen Wirksamkeit von Wermut nur wenige wissenschaftliche Studien.

Hausapotheke und Rezepte

In wässriger Lösung ist das giftige Thujon kaum vorhanden, daher wird Wermut gerne in Form von Tee oder Wein angewendet. Schwangere und Stillende sollten Wermut meiden.

Wermut-Tee

Bei Problemen mit dem Magen kurz vor den Mahlzeiten eine Tasse Tee trinken. Dazu 1 TL getrocknetes Kraut mit heißem Wasser übergießen und kurz ziehen lassen. Bei Gallenproblemen den Tee als Digestif nach dem Essen einnehmen.

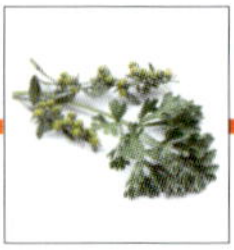

Wermut-Honigwein

Frisches Kraut zerstoßen und den Saft ausdrücken. ¾ l Wein und 100 g Honig kurz aufkochen, dann 30 ml vom Wermut-Presssaft einrühren. Noch einmal kurz aufkochen und in saubere Flaschen abfüllen.

Nach Empfehlung der Äbtissin Hildegard von Bingen trinkt man als »Maikur« jeden dritten Tag ein Likörglas davon nüchtern vor dem Frühstück. Er wärmt den Magen, reinigt den Verdauungstrakt und aktiviert allgemein die Lebenskräfte.

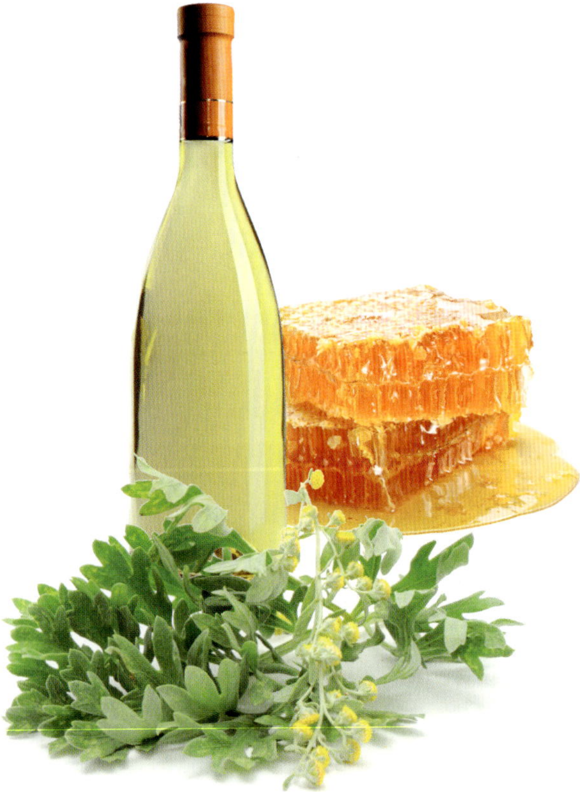

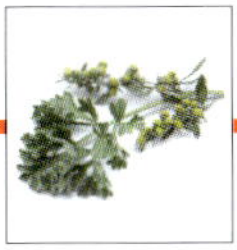

Seelische Wirkung

Belastbarkeit: ***»Ich kann die Aufgabe schultern!«***
Wermut hilft uns, den »bitteren Kelch« zu trinken und zu einer anstrengenden Herausforderung ganz Ja zu sagen.

Ritual: Herausforderungen anpacken

Oft kommt uns eine Aufgabe deshalb überfordernd vor, weil wir sie mit innerem Widerstand oder halbherzig angehen. Das gilt sowohl für körperliche, als auch für psychische Anstrengungen. Wenn du das nächste Mal deinen schweren Einkauf schulterst oder dein Kleinkind, das nicht mehr weitergehen will, dann aktiviere zuerst deinen unteren Bauch. Stelle dir vor, wie die Kraft aus diesem Zentrum in deinen ganzen Körper fließt. Ziehe Beckenboden und Nabel zur Mitte – erst dann hebe das Gewicht. Auf die Weise werden die Lasten des Alltags zu praktischen Trainingsobjekten für deine Kraft (und nebenbei sparst du dir die Ausgaben fürs Fitnessstudio).

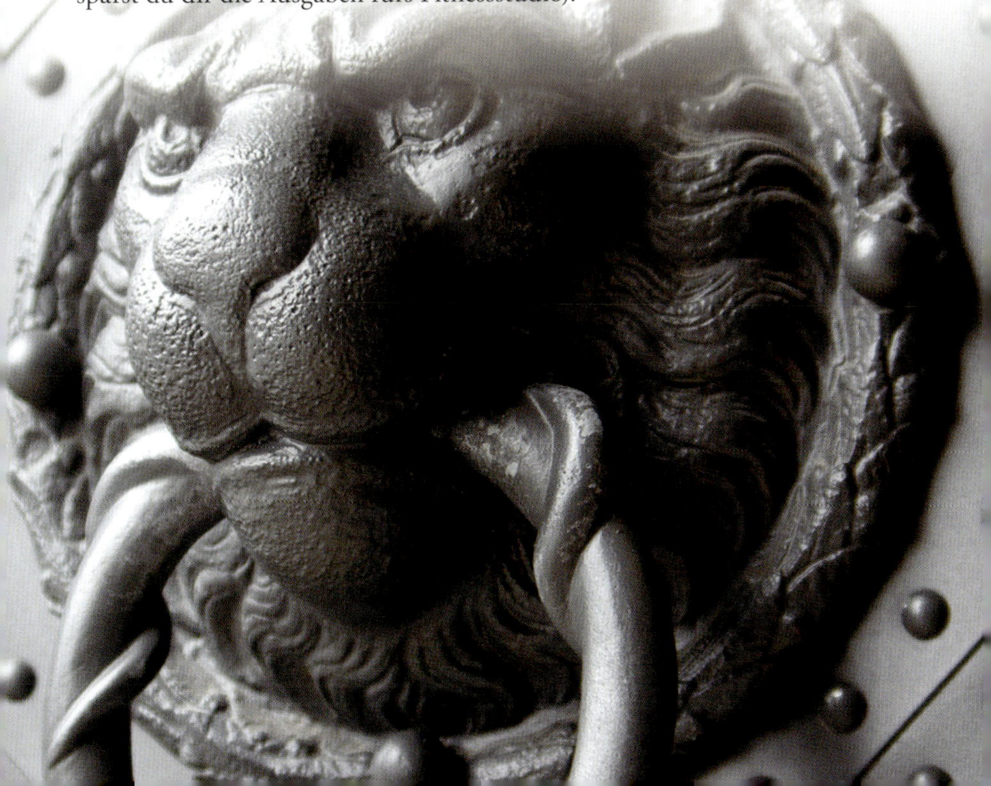

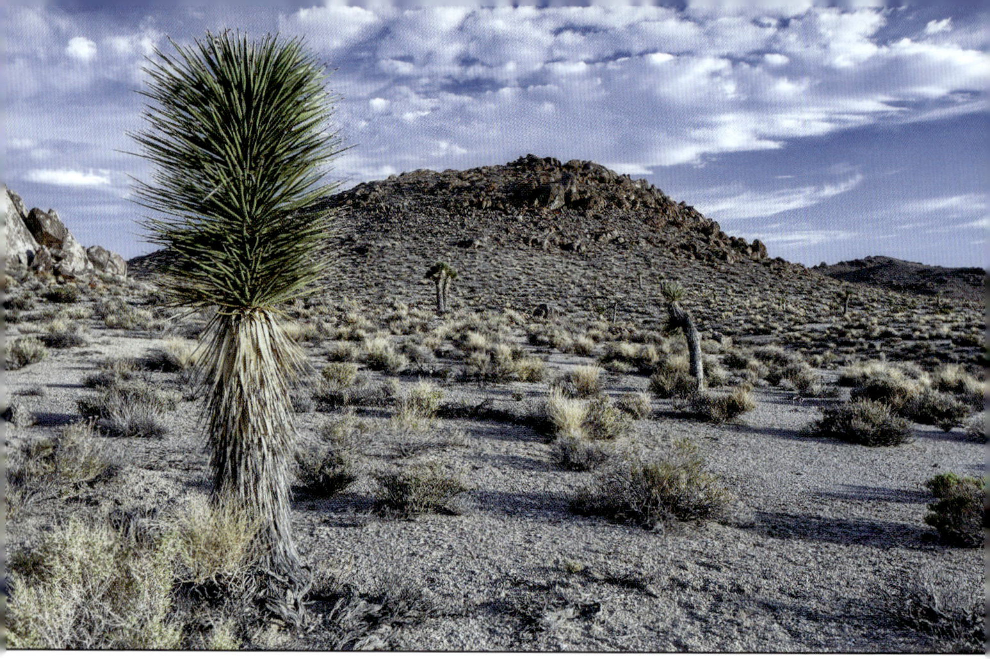

Yucca

Yucca *(Yucca schidigera)* gehört zur Familie der Spargelgewächse und gedeiht in den unwirtlichen Wüstengebieten Mittelamerikas unter härtesten Bedingungen. Sie wächst bis in Höhenlagen von 1800 m und hält bei trockenem Stand Temperaturen von -15 °C aus sowie heftige Stürme und lange Trockenperioden. Die Yucca ist mehrjährig und wächst solitär oder mit mehreren Stämmen. Dabei erreicht sie eine Höhe von bis zu 3,5 m. Ihr Name »Palmlilie« leitet sich von ihrem entfernt palmähnlichen Schopf und den lilienartigen Blüten ab. Botanisch gehört sie jedoch nicht zu den Palmengewächsen. Ihre Laubblätter sind variabel angeordnet, steif, glatt und etwa 1 m lang. Der Blütenstand ist ebenso groß, aufrecht, verzweigt und trägt kugelförmige weißliche Blüten. Man kann an die 40 Yucca-Arten unterscheiden.

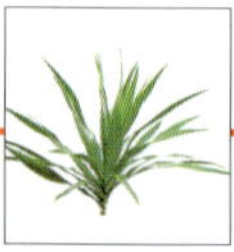

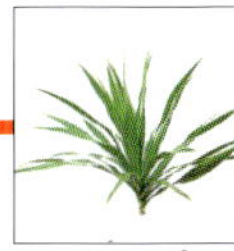

Geschichte

Die Yucca gilt als heilige Pflanze der Indianer Süd- und Mittelamerikas und heißt in der Sprache der Indigenen »Baum des Lebens«. Auf langen Wanderungen nutzte man sie als Vitalquelle. Die Wurzel wird traditionell gegen rheumatische Schmerzen gekaut. Auch Entzündungen, Hautausschläge und Altersleiden können in Form von Breiausschlägen mit der Yucca gelindert werden. Aus den Blättern und Fasern stellen die indigenen Völker Sandalen, Matten, Körbe und Seile her. Auch in Deutschland wurde schon mit großflächigen Yucca-Kulturen experimentiert: Während des Zweiten Weltkriegs meldete die IG Farben, das damals größte deutsche Chemieunternehmen, 16 Patente für Fasern und chemische Hilfsstoffe aus Yucca an. Nach dem Krieg schlief der Anbau allerdings ein. Erst in den 90er-Jahren wurde die westliche Wissenschaft erneut auf die heilenden Inhaltsstoffe der Yucca aufmerksam.

Körperliche Wirkung

Dank der enthaltenen Saponine (in der Wurzel mehr als 30 %) hat *Yucca schidigera* eine reinigende Wirkung auf den Verdauungstrakt. Die seifenähnlichen Stoffe »waschen« den Darm und helfen, Giftstoffe und Verkrustungen auszuscheiden. Gleichzeitig hemmen sie das Wachstum von Pilzen und Bakterien. Saponine unterstützen überall, wo der Blut- oder Lymphfluss durch Ablagerungen behindert ist. Neben dem hohen Basengehalt liefert die Yucca zahlreiche Mineralstoffe, Spurenelemente, Enzyme und Vitamine. Sie reguliert den Blutdruck, die Cholesterinwerte und den Zuckerstoffwechsel (empfohlen bei Diabetes). Außerdem aktiviert sie den ganzen Stoffwechsel und die Selbstheilungskräfte, reinigt die Leber und verbessert die allgemeine Vitalität. Studien zeigen, dass die Bildung von Antikörpern angeregt und freie Radikale abgefangen werden. Die Pflanze wirkt ebenso antirheumatisch, abschwellend und schmerzlindernd.

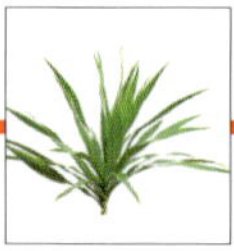

Hausapotheke und Rezepte

Yucca unterstützt bei Darmproblemen sehr sanft, daher treten keine störenden Gewöhnungseffekte auf wie bei anderen Mitteln. Dafür muss man ihr aber etwas Zeit lassen. Yucca-Extrakt enthält mehr Wirkstoffe als das günstigere Wurzelpulver. Als Erfahrungsrichtlinie gelten ca. 900 mg/Tag. Auch für Haustiere gibt es Präparate zur Darmreinigung.
Achtung: Nahrungsmittel wie Yuca-Bier oder Yuca-Salat haben nichts mit *Yucca schidigera* zu tun, sondern bestehen aus der sogenannten Yuca-root, die auch unter dem Namen Maniok bekannt ist.

Entgiftungskur

Neben den darmputzenden Yucca-Kapseln Ihrer Wahl können Sie den Körper begleitend mit folgenden Maßnahmen beim Entgiften unterstützen: Morgens den Zungenbelag mit Zungenschaber oder Teelöffel entfernen. Dann 10 Min. Ölziehen mit Sonnenblumen- oder Sesamöl. Zusätzlich 2 gestrichene TL Flohsamenschalen in ½ l Wasser oder Saft streuen und je nach Vorliebe sofort trinken oder eindicken lassen und als Grütze löffeln. Wenn sich Verstopfung einstellen sollte, mehr trinken!

Während der Kur auf Fertiggerichte, Zucker/Zuckeraustauschstoffe, Kaffee, Alkohol und möglichst auch auf tierisches Eiweiß verzichten. Glutenfreies Getreide essen (Hirse, Reis, Mais, Quinoa, Amaranth) und viel frisches Obst und Gemüse. Zusätzlich helfen entgiftende Kräutertees (Mariendistel, Goldrute, ...), Chlorella, Basenbäder, Einläufe und Lymphdrainagen. Dazu viel Bewegung an der frischen Luft einbauen und den Alltag entschleunigen.

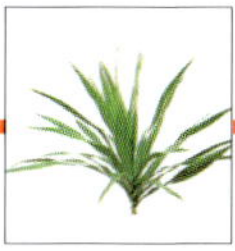

Seelische Wirkung

der Repräsentant: ***»In meiner Rolle bringe ich mich ganz zum Ausdruck!«***

Die Pflanze zeigt durch ihre Lebensweise, wie man mit den Gegebenheiten einer fremden oder kargen Umgebung souverän umgehen kann.

Ritual: bei einer systemischen Aufstellung mitmachen

Vielerorts gibt es heutzutage Angebote für sogenannte »Aufstellungsgruppen«. Bei diesen kann man erleben, wie aus den Teilnehmern Repräsentanten für zum Beispiel Familienmitglieder ausgewählt und intuitiv im Raum aufgestellt werden. Obwohl die Stellvertreter »Wildfremde« sind – also die Familie nicht kennen – beginnen sie plötzlich genau wie diese zu fühlen. So bekommt man Einblick in die Muster und Dynamik eines Familiensystems und kann bislang unbewusst ablaufende Prozesse klären. Machen Sie zum Spaß bei einer Aufstellungsgruppe mit und spüren Sie dabei, wie es sich anfühlt, verschiedene Rollen zu bekleiden.

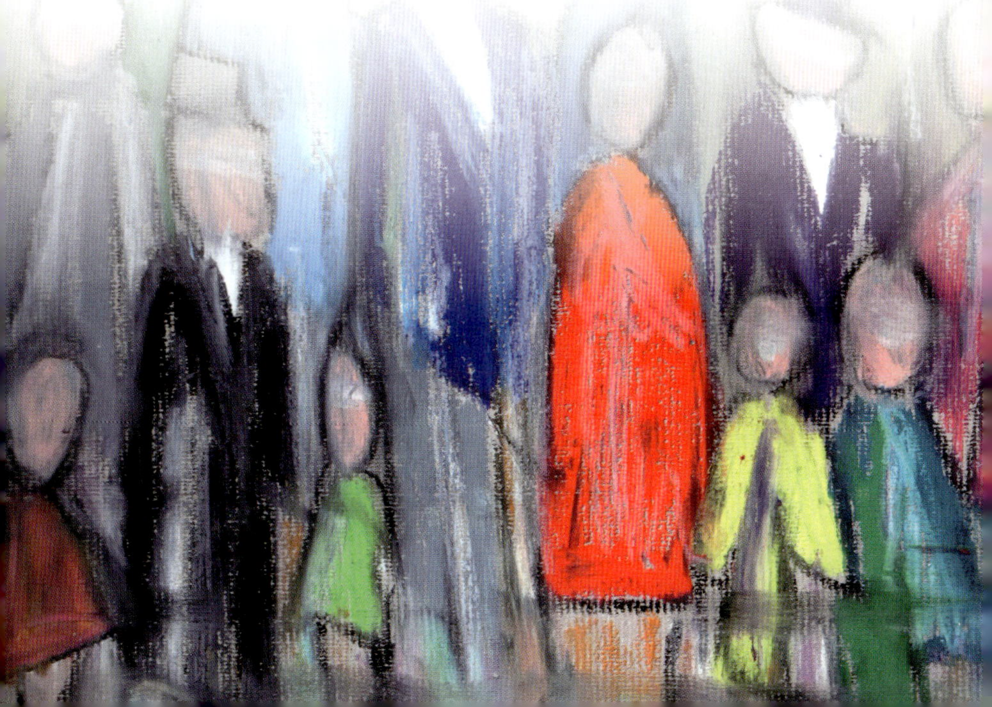

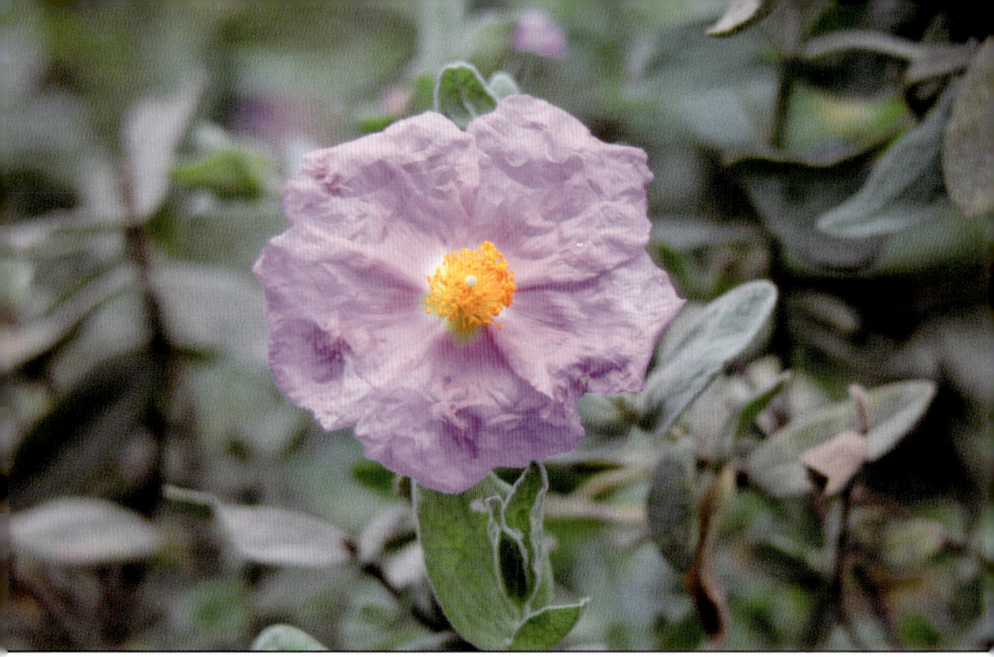

Zistrose

Die Graubehaarte Zistrose *(Cistus incanus)* gehört zur Familie der Zistrosengewächse und gedeiht als kleiner Strauch von bis zu 100 cm Höhe. Sie bildet eiförmige, gegenständige Laubblätter von grau-grünlicher Farbe aus. Diese verströmen an ihren feinen Haaren ein aromatisch riechendes Harz (Labdanum). Die Blüten der Zistrose besitzen rosa Blütenblätter, die etwas zerknittert wirken. Sie blühen nur wenige Stunden. Äußerlich erinnern sie an jene der Hundsrose, obwohl die beiden Pflanzen nicht miteinander verwandt sind.

Geschichte

Abgesehen von der Iberischen Halbinsel wächst die Zistrose im gesamten Mittelmeergebiet, dabei besonders in Griechenland und nach Süden bis in den Sudan. Sie ist genügsam und bevorzugt vollsonnige Plätze mit sandigem Untergrund. Als Pionierpflanze besiedelt sie als eine der ersten die nach Buschbränden brachliegende Erdkrume. Seit der Antike werden die Blätter der Zistrose für ihre abwehrstär-

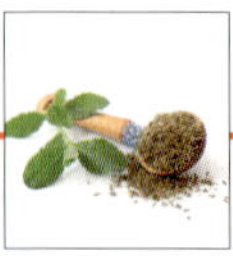

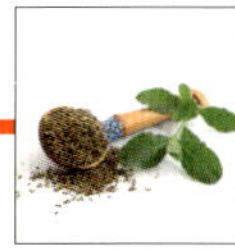

kende Wirkung bei Erkältungen und in Grippezeiten geschätzt. Ihr Harz galt im alten Ägypten als begehrtes Parfum, Räucherstoff und Zahnpflegemittel. 1999 wurde sie zur Heilpflanze Europas gewählt.

Körperliche Wirkung

Die Blätter enthalten besonders viele Polyphenole, darunter Gerbstoffe und Flavonoide. Sie binden freie Radikale und schützen die Zellen. Auch hemmen sie Bakterien und Viren, zum Beispiel den Influenza-Erreger. Traditionell wird die Zistrose bei Erkältungskrankheiten und Entzündungen im Mundraum eingesetzt sowie zur Stärkung des Immunsystems in Grippezeiten. Wegen ihrer zusammenziehenden Wirkung hilft sie bei Durchfall. Gleichzeitig soll sie Schwermetalle (Kadmium) ausleiten. Äußerlich angewandt strafft und regeneriert sie die Haut und lindert den Juckreiz von Neurodermitis. Vorhandene klinische Studien zur Effektivität der Zistrose wurden in der Vergangenheit immer wieder angefochten, wie es bei traditionellen Heilpflanzen mit breitem Wirkungsfeld so üblich ist. Nicht bestreitbar sind allerdings die vielen positiven Erfahrungen, welche die Menschen seit Jahrhunderten mit der Zistrose gemacht haben.

Hausapotheke und Rezepte

Die Zistrose wird gerne getrocknet und als Tee eingenommen. Im Handel gibt es zudem Lutschpastillen (Inhaltsstoffe beachten). Äußerlich angewendet eignet sich die Abkochung als Waschung, Bad oder Umschlag. Das Harz der Zistrose dient ebenso als Räucherstoff.

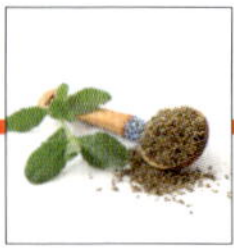

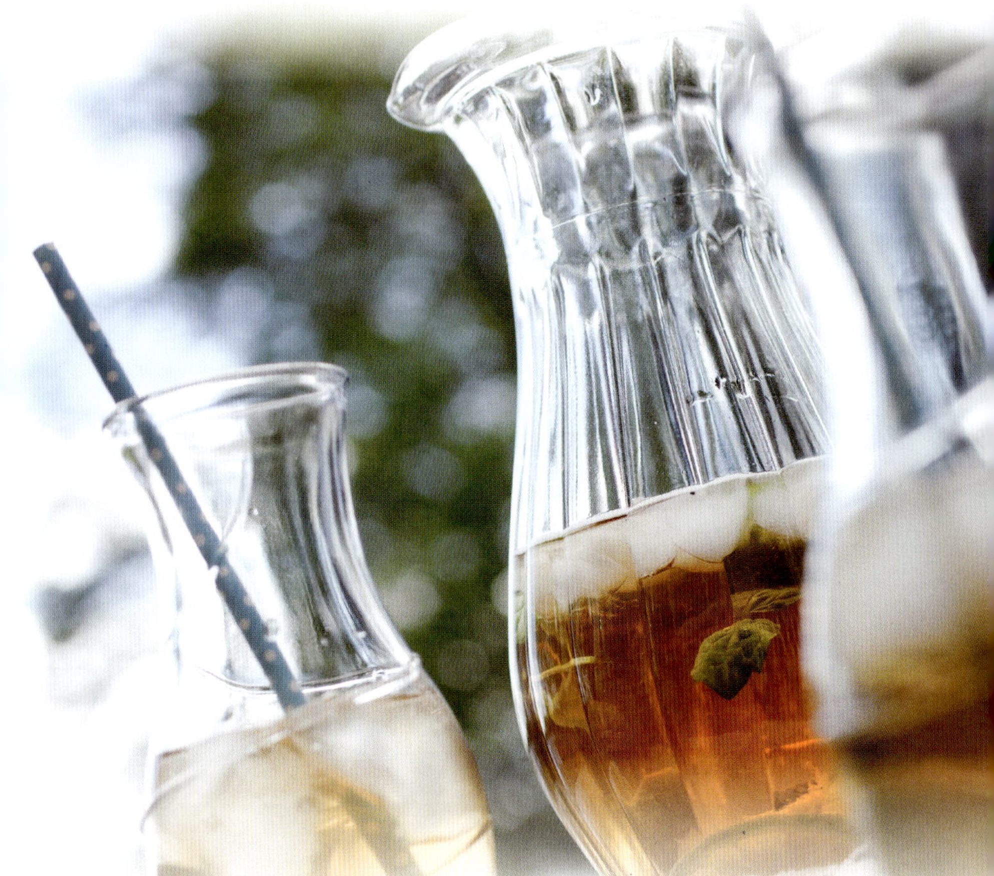

Sportler-Limo

¼ l Zistrosen-Tee, ¼ l Apfelsaft, Saft einer ½ Zitrone, 1 Schuss Agavendicksaft und 1 Prise unraffiniertes Steinsalz vermischen. Gekühlt servieren.

Immunstärkender Tee

1 – 2 TL getrocknetes Kraut mit 1 Tasse siedendem Wasser übergießen und 5 Min. köcheln lassen, dann abseihen. Täglich 2 – 3 Tassen trinken. Auch zum Gurgeln und für Waschungen verwendbar.

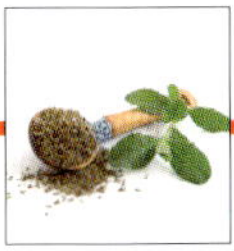

Seelische Wirkung

der rechte Zeitpunkt: ***»Ich warte auf den inneren Impuls!«***
Die Zistrose schützt uns vor voreiligen Handlungen.

Ritual: Fliegen fangen

Fliegen sind flink – dank ihrer Facettenaugen, die ihnen deutlich mehr Bilder pro Sekunde liefern als unsere. Wer sie fangen möchte, muss den rechten Zeitpunkt dafür abwarten können und dann geschwind agieren. Statte dich dafür mit einem Glas (durchsichtig) und einem Stück Karton (Postkarte) aus. Bringe dich in Position und warte die optimale Gelegenheit ab. Jetzt stülpe blitzschnell das Glas über das Insekt. Schiebe nun den Karton darunter, du siehst ja, dass du dem Insekt nichts zuleide tust. Jetzt ist die Fliege fertig zum Abtransport ins Freie.

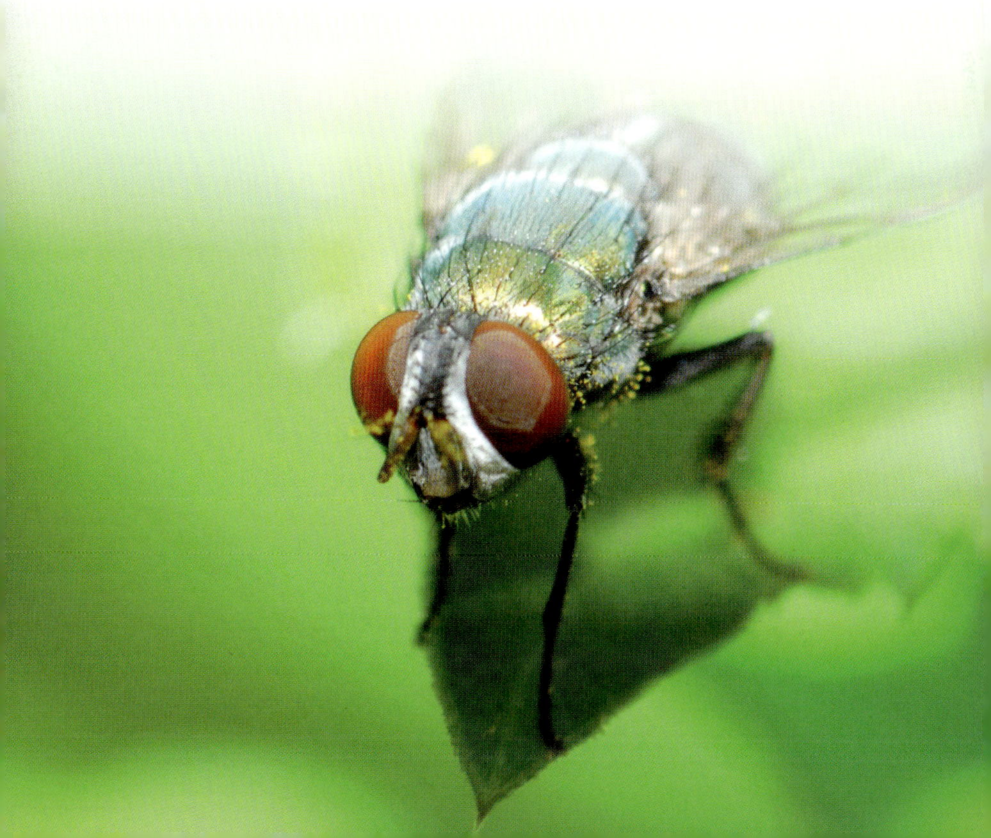

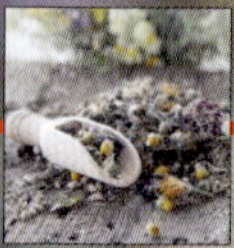

Seelische Botschaften der Heilpflanzen

ACAI – Kobold:
»Ich durchkreuze deine Pläne!«

AMARANTH – Transzendenz:
»Ich blicke hinter die Erscheinungen!«

ARONIA – Mut:
»Ich fasse mir ein Herz und tue es jetzt!«

ASHWAGANDHA – mind-blowing:
»Meine Gedankenkonzepte lösen sich auf!«

BUCHWEIZEN – Energiebündel:
»Volle Kraft voraus!«

CHAGA – Zusammenbruch:
»Ich lasse das Alte gehen!«

CHIA – Naturverbundenheit:
»Ich bin aus Erde gemacht!«

CHLORELLA – Leere:
»Es ist nichts zu tun oder zu wissen!«

CRANBERRY – Entschleunigung:
»Es gibt Zeit genug für alles!«

EHRENPREIS – Idealismus:
»Ich richte mich auf das Vollkommene in allem aus!«

EISENKRAUT – Ritterlichkeit:
»Mit meiner Stärke diene ich der Zartheit!«

ERDMANDEL – Unterstützung:
»Ich mache mich nützlich!«

ERDSTACHELNUSS – Körperreflexe:
»Ich handle impulsiv!«

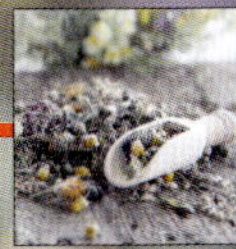

FLOHSAMEN – Reinigung:
»Ich werfe Ballast ab!«

HAGEBUTTE – Jugend:
»Die Welt gehört uns!«

INDISCHE BUNTNESSEL – Umgangsformen:
»Ich bleibe mir selbst treu!«

KALMEGH – versorgt sein:
»Ich habe alles, was ich brauche!«

KAPUZINERKRESSE – Extravaganz:
»Ich mache es so, wie ich es will!«

KARDE – weise Herrscherin:
»Ich schütze und sorge für alle, die mir anvertraut sind.«

KIEFER – Seelenführer:
»Erkenne dein Wesen!«

KIWI – Hartnäckigkeit:
»Ich bleibe dabei!«

KONJAKWURZEL – Temperament:
»Ich genieße meine Gefühle!«

MALVE – Schönheit:
»Ich bezaubere durch meine Anmut!«

MANGO – Vertrauen:
»Das Leben ist gut zu mir!«

MEISTERWURZ – Seelenruhe:
»Ich finde Frieden!«

MORINGA – Geistesblitz:
»Jetzt weiß ich es!«

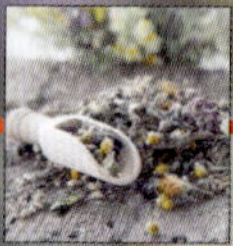

PHYSALIS – Trauerprozess:
»Ich sage trotzdem Ja zum Leben!«

PREISELBEERE – Essenz:
»Ich bin schöpferisch!«

RADIESCHEN – Start:
»Lasst uns anfangen!«

SCHISANDRA – Bedachtsamkeit:
»Ich wäge ab, bevor ich handle!«

SESAM – Toröffner:
»Jetzt wird vieles möglich!«

STACHELBEERE – Durchsetzungskraft:
»Ich realisiere meine Anliegen!«

TAIGAWURZEL – simple living:
»Ich brauche wenig, um glücklich zu sein!«

TEEPFLANZE – Konfliktbereitschaft:
»Ich lasse mich auf Auseinandersetzungen ein!«

TULSI – Kameradschaft:
»Mit dir bin ich gerne zusammen!«

WASSERMELONE – Erfrischung:
»Ich lade meine Batterien auf!«

WEIHRAUCH – Würde:
»Ich achte mich selbst und meine Herkunft!«

WERMUT – Belastbarkeit:
»Ich kann die Aufgabe schultern!«

YUCCA – der Repräsentant:
»In meiner Rolle bringe ich mich ganz zum Ausdruck!«

ZISTROSE – der rechte Zeitpunkt:
»Ich warte auf den inneren Impuls!«

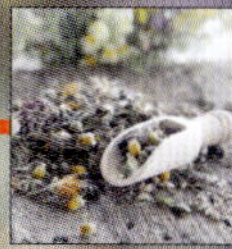

Hauptnutzen der Heilpflanzen

ACAI: Immunabwehr, Vitalisierung

AMARANTH: bei Zöliakie, gute Verdauung

ARONIA: Immunabwehr, gegen Arterienverkalkung

ASHWAGANDHA: Nerventonikum, Libido

BUCHWEIZEN : bei Zöliakie, Vitalisierung

CHAGA: Anti-Krebs, bei Entzündungen

CHIA: Vitalisierung, Darmsanierung

CHLORELLA: Entgiftung

CRANBERRY : bei Harnwegsentzündungen, Vitamin-C-Lieferant

EHRENPREIS: bei Husten, Hautleiden, Blutreinigung

EISENKRAUT: bei Nasennebenhöhleninfekten, Abgeschlagenheit

ERDMANDEL: Darmsanierung, Diätnahrung

ERDSTACHELNUSS: bei Impotenz, Unfruchtbarkeit

FLOHSAMEN: bei Verstopfung, Durchfall

HAGEBUTTE: bei Infekten, Arthrose

INDISCHE BUNTNESSEL: Durchblutung, Gewichtsreduktion

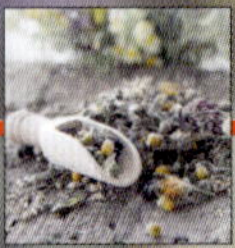

KALMEGH: bei Lebererkrankungen, Immunabwehr

KAPUZINERKRESSE: bei Infekten, Blasenentzündung

KARDE: bei Borreliose, Entgiftung

KIEFER: bei Atemwegserkrankungen, Gelenkbeschwerden

KIWI: Anti-Aging, Vitamin-C-Lieferant

KONJAK-WURZEL: bei Übergewicht, Zöliakie

MALVE : bei Entzündungen, Reizhusten

MANGO: Immunabwehr, Hauterneuerung

MEISTERWURZ: Entgiftung, bei Verdauungsbeschwerden

MORINGA: Anti-Aging, bei Krebs

PHYSALIS: bei Stress, Krebs

PREISELBEERE: bei Blasenentzündung, Vitaminmangel

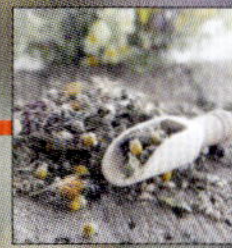

RADIESCHEN: bei Magen-Darm-Problemen, zum Abnehmen

SCHISANDRA: bei Stress, Anti-Aging

SESAM: Hautpflege, Anti-Aging

STACHELBEERE: gegen Vitaminmangel, Entgiftung

TAIGAWURZEL: bei Müdigkeit, Immunsystem

TEEPFLANZE: bei Müdigkeit, Anti-Aging

TULSI: bei Infekten, Depressionen

WASSERMELONE: Flüssigkeitslieferant, bei Darmentzündungen

WEIHRAUCH: bei Rheuma, Krebs

WERMUT: bei Verdauungsproblemen, Parasiten

YUCCA: Darmpflege

ZISTROSE: bei Infektionen, Hautkrankheiten

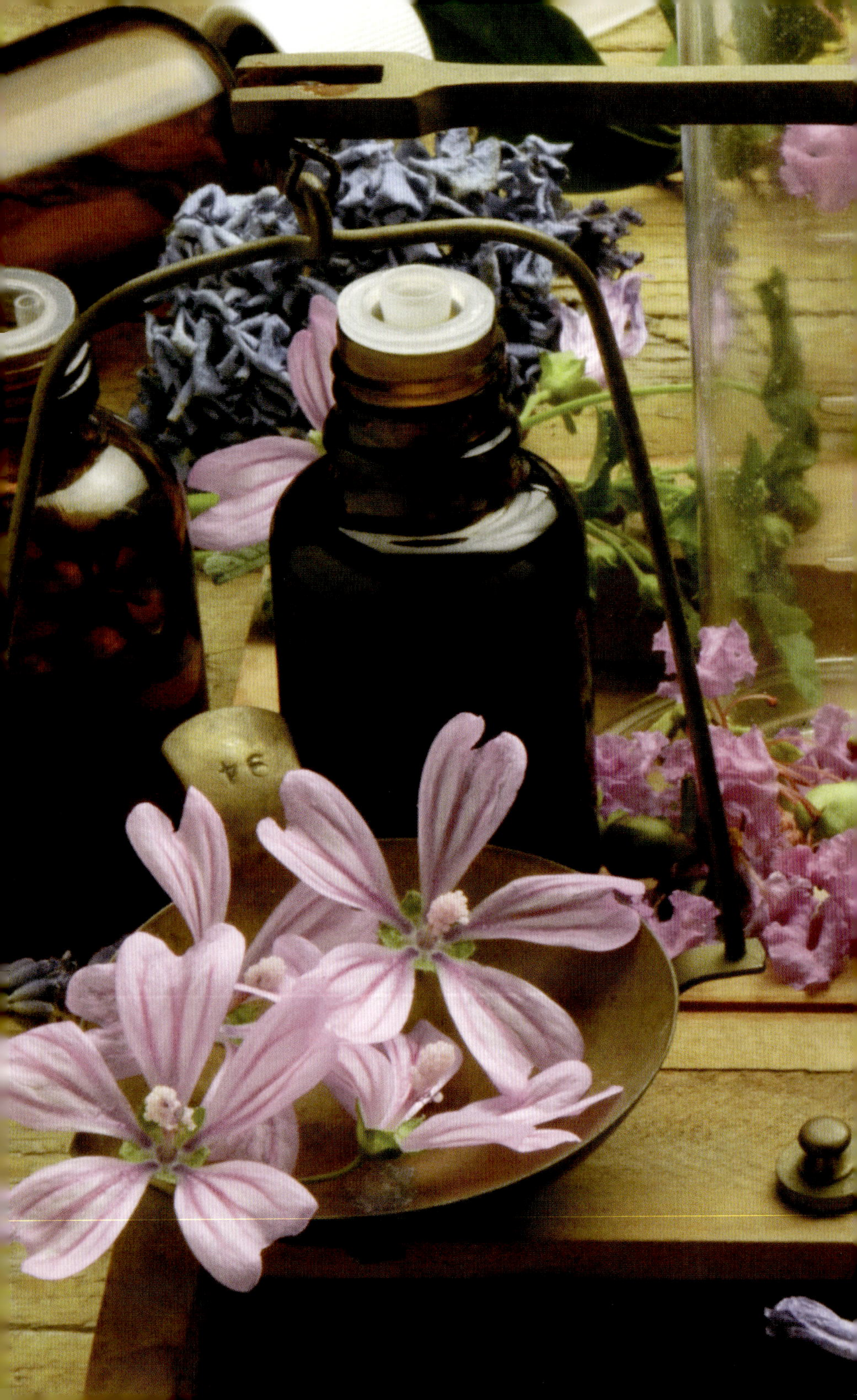

Endnoten

Nachweise der Heilwirkungen

Manche der im Kartenset vorgestellten Pflanzen und deren Teile haben in Europa eine lange Heiltradition, und der Umgang mit ihnen ist uns selbstverständlich (wie Hagebutte oder Preiselbeere). Andere wiederum sind bei uns noch relativ unbekannt. Daher liste ich im Folgenden eine Auswahl von Studien auf, die den gesundheitsfördernden Effekt unter Laborbedingungen nachweisen. Die Forschungsergebnisse finden sich meistens auf der Plattform www.sciencedirect.com und www.ncbi.nlm.nih.gov/pubmed/. Bei Interesse können Sie dort mit den entsprechenden Keywords weitere relevante Studien finden.

Acai – Krebs, Antioxidantien

Talcott Stephen: Brazilian berry destroys cancer cells in lab, 12 2006 (http://news.ufl.edu/archive/2006/01/brazilian-berry-destroys-cancer-cells-in-lab-uf-study-shows.html)

Mertens-Talcott SU, u. a.: Pharmokinetics of Anthocyanins and Antioxidant Effects after Consumption of Anthocyanin-Rich Açaí Juice and Pulp (Euterpe oleracea Mart.) in Human Healthy Volunteers. Journal of Agricultural and Food Chemistry 2008; 56 (17): 7796 – 7802 (www.ncbi.nlm.nih.gov/pubmed/18693743)

Jensen GS. u. a.: In Vitro and in Vivo Antioxidant and Anti-Inflammatory Capacities of an Antioxidant-Rich Fruit and Berry Juice Blend. Results of a Pilot and Randomized, Double-Blind, Placebo-Controlled, Crossover Study. Journal of Agricultural and Food Chemistry 2008; 56 (18): 8326 – 8333 (www.ncbi.nlm.nih.gov/pubmed/18717569)

Jensen GS. u. a.: Pain reduction and improvement in range of motion after daily consumption of an açai (Euterpe oleracea Mart.) pulp-fortified polyphenolic-rich fruit and berry juice blend. J Med Food. 2011 Jul-Aug;14(7-8):702-11 (www.ncbi.nlm.nih.gov/pubmed/21470042)

Amaranth – antioxidative Wirkung und Nährstoffgehalt

Bressani R. u. a.: Nutritional evaluation of roasted, flaked and popped A. caudatus. Arch Latinoam Nutr. 1987 Sep;37(3):525-31 (www.ncbi.nlm.nih.gov/pubmed/3506406)

Conforti F. u. a.: In Vitro antioxidant effect and inhibition of alpha-amylase of two varieties of Amaranthus caudatus seeds. Biol Pharm Bull. 2005 Jun;28(6):1098-102 (www.ncbi.nlm.nih.gov/pubmed/15930754)

Aronia – Immunsystem, Krebs

Kokotkiewicz, A. u. a.: Aronia plants: a review of traditional use, biological acti-

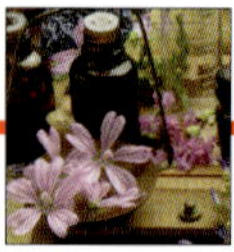

vities, and perspectives for modern medicine. J Med Food. 2010 Apr;13(2): 255-69 (www.ncbi.nlm.nih.gov/pubmed/20170359)

Zhao C. u. a.: Effects of commercial anthocyanin-rich extracts on colonic cancer and nontumorigenic colonic cell growth. J Agric Food Chem. 2004 Oct 6;52(20):6122-8 (www.ncbi.nlm.nih.gov/pubmed/15453676)

Malik M. u. a.: Anthocyanin-rich extract from Aronia meloncarpa E induces a cell cycle block in colon cancer but not normal colonic cells. Nutr Cancer. 2003;46(2):186-96 (www.ncbi.nlm.nih.gov/pubmed/14690795)

Ashwagandha – Krebs, Depression und Stress

Rai M. u. a.: Anticancer activities of Withania somnifera: Current research, formulations, and future perspectives. Pharm Biol. 2015 Apr 7:1-9 (www.ncbi.nlm.nih.gov/pubmed/25845640)

Bhattacharya SK u. a.: Anxiolytic-antidepressant activity of Withania somnifera glycowithanolides: an experimental study. Phytomedicine. 2000 Dec;7(6):463-9 (www.ncbi.nlm.nih.gov/pubmed/11194174)

Pratte MA u. a.: An alternative treatment for anxiety: a systematic review of human trial results reported for the Ayurvedic herb ashwagandha (Withania somnifera). J Altern Complement Med. 2014 Dec;20(12):901-8 (www.ncbi.nlm.nih.gov/pubmed/25405876)

Buchweizen – Aminosäurenprofil und Blutdruckregulierung

Pomeranz Y. u. a.: Amino acid composition of buckwheat. J. Agric. Food Chem., 1972, 20 (2), pp 270–274 (http://pubs.acs.org/doi/abs/10.1021/jf60180a029)

Kim DW u. a.: Germinated Buckwheat extract decreases blood pressure and nitrotyrosine immunoreactivity in aortic endothelial cells in spontaneously hypertensive rats. Phytother Res. 2009 Jul;23(7):993-8 (www.ncbi.nlm.nih.gov/pubmed/19140152)

Chaga – Entzündungen und Krebs

Zheng W. u. a.: Chemical diversity of biologically active metabolites in the sclerotia of Inonotus obliquus and submerged culture strategies for up-regulating their production, Appl Microbiol Biotechnol 87:1237 – 1254, 2010 (www.ncbi.nlm.nih.gov/pubmed/20532760)

Olennikov D. N. u. a.: Physicochemical properties and antioxidant activity of melanin fractions from Inonotus obliquus Sclerotia. Chemistry of Natural Compounds, 48(3): 396 – 403, 2012

Park Y. M. u. a.: In vivo and in vitro anti-inflammatory and anti-nociceptive effects of the methanol extract of Inonotus obliquus. J Ethnopharmacol 101:120 – 128, 2005 (www.ncbi.nlm.nih.gov/pubmed/15905055)

Babitskaya V. G. u. a.: Melanin Complex of the Fungus Inonotus obliquus, Applied Biochemistry and Microbiology, 36(4): 377 – 381, 2000 (www.ncbi.nlm.nih.gov/pubmed/10994193)

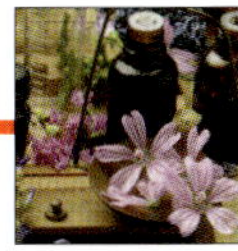

Chia – Herz-Kreislauf-Erkrankungen und Diabetes

Ayerza R. u. a.: Effect of dietary alpha-linolenic fatty acid derived from chia when fed as ground seed, whole seed and oil on lipid content and fatty acid composition of rat plasma. Ann Nutr Metab. 2007;51(1):27-34. Epub 2007 Mar 14 (www.ncbi.nlm.nih.gov/pubmed/17356263)

Chicco AG u. a.: Dietary chia seed (Salvia hispanica L.) rich in alpha-linolenic acid improves adiposity and normalises hypertriacylglycerolaemia and insulin resistance in dyslipaemic rats. Br J Nutr. 2009 Jan;101(1):41-50 (www.ncbi.nlm.nih.gov/pubmed/18492301)

Chlorella – Entgiftung und Krebs

Egner PA u. a.: Chlorophyllin intervention reduces aflatoxin-DNA adducts in individuals at high risk for liver cancer. Proc Natl Acad Sci U S A. 2001 Dec 4;98(25):14601-6 (www.ncbi.nlm.nih.gov/pubmed/11724948)

Carr HP u. a.: Characterization of the cadmium-binding capacity of Chlorella vulgaris. Bull Environ Contam Toxicol. 1998 Mar;60(3):433-40. (www.ncbi.nlm.nih.gov/pubmed/9580309)

Perales-Vela HV u. a.: Heavy metal detoxification in eukaryotic microalgae. Chemosphere. 2006 Jun;64(1):1-10. Epub 2006 Jan 6. (www.ncbi.nlm.nih.gov/pubmed/16405948)

Cranberry – Harnwegsentzündungen

L. Stothers: A randomized trial to evaluate effectiveness and cost effectiveness of naturopathic cranberry products as prophylaxis against urinary tract infection in women. The Canadian journal of urology (Can. J. Urol.) St. Laurent Q 2002, 9, 1558–1562 (www.ncbi.nlm.nih.gov/pubmed/12121581)

N. Cimolai u. a.: The cranberry and the urinary tract. In: European journal of clinical microbiology & infectious diseases, Eur J Clin. Microbiol. Infect. Dis. 2007,26, 767–776 (www.ncbi.nlm.nih.gov/pubmed/17694340)

A. E. Sobota: Inhibition of bacterial adherence by cranberry juice: potential use for the treatment of urinary tract infections. The Journal of Urology 1984, 131, S. 1013–1016 (www.ncbi.nlm.nih.gov/pubmed/6368872)

Zhang L. u. a.: Efficacy of cranberry juice on Helicobacter pylori infection: a double-blind, randomized placebo-controlled trial. Helicobacter. 2005 Apr;10(2):139-45 (www.ncbi.nlm.nih.gov/pubmed/15810945)

Ehrenpreis – Atemwegserkrankungen, Magengeschwüre

Gründemanna C. u. a.: Traditionally used Veronica officinalis inhibits proinflammatory mediators via the NF-κB signalling pathway in a human lung cell line, Journal of Ethnopharmacology, Volume 145, Issue 1, 9 January 2013, Pages 118–126 (www.sciencedirect.com/science/article/pii/S0378874112007362)

Scarlat M. u. a.: Experimental anti-ulcer activity of veronica officinalis L. Extracts,

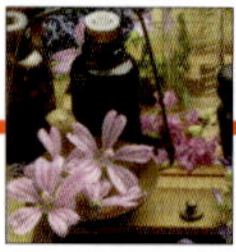

Journal of Ethnopharmacology, Volume 13, Issue 2, May 1985, Pages 157–163 (www.sciencedirect.com/science/article/pii/0378874185900030)

Eisenkraut – Nebenhöhlenentzündungen und Alzheimer

Jund R. u. a.: Clinical efficacy of a dry extract of five herbal drugs in acute viral rhinosinusitis. Rhinology. 2012 Dec;50 (4):417-26 (www.ncbi.nlm.nih.gov/pubmed/23193534?dopt=Abstract)

Sau-Wan Lai u. a.: Novel neuroprotective effects of the aqueous extracts from Verbena officinalis Linn, Neuropharmacology Volume 50, Issue 6, May 2006, Pages 641–650 (www.sciencedirect.com/science/article/pii/S0028390805003953)

Erdmandel – Anwendung

Pascuali B. u. a.: Chufa (Cyperus esculentus L. var. sativus Boeck.): an unconventional crop. Studies related

Erdstachelnuss – Sexualität und Harnwegsentzündungen

Gauthaman K. u. a.: Aphrodisiac properties of Tribulus Terrestris extract (Protodioscin) in normal and castrated rats. Life Sciences 71 (12): 1385–96. 2002 (www.sciencedirect.com/science/article/pii/S0024320502018581)

Gauthaman K. u. a.: The hormonal effects of Tribulus terrestris and its role in the management of male erectile dysfunction – an evaluation using primates, rabbit and rat. Phytomedicine 15 (1–2): 44–54. 2008 (www.sciencedirect.com/science/article/pii/S0944711307002838)

Firas A. Al-Bayati u. a.: Antibacterial and antifungal activities of different parts of Tribulus terrestris L. growing in Iraq. J Zhejiang Univ Sci B. 2008 Feb; 9(2): 154–159. Published online 2008 Jan 16 (www.ncbi.nlm.nih.gov/pmc/articles/PMC2225498/)

Flohsamenschalen – Darmgesundheit

Singh B.: Psyllium as therapeutic and drug delivery agent. In: International Journal of Pharmaceutics. Band 334, Nummer 1–2, April 2007, S. 1–14 (www.sciencedirect.com/science/article/pii/S0378517307000610)

Damaskos D. u. a.: Probiotics and prebiotics in inflammatory bowel disease: microflora ‚on the scope'. In: British journal of clinical pharmacology. Band 65, Nummer 4, April 2008, S. 453–467 (http://onlinelibrary.wiley.com/doi/10.1111/j.1365-2125.2008.03096.x/abstract;jsessionid=B902FABD7EBEF4CB69A8C820A204F0F3.f02t01)

Pal, S. u. a.: Effects of psyllium on metabolic syndrome risk factors. Obesity Reviews 2012, 13: 1034–1047 (www.ncbi.nlm.nih.gov/pubmed/22863407)

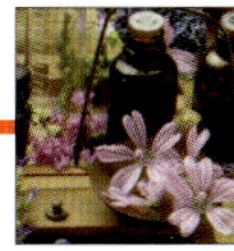

Hagebutte – Arthrose

Warholm, Odd u. a.: The Effects of a Standardized Herbal Remedy Made from a Subtype of Rosa canina in Patients with Osteoarthritis: A Double-Blind, Randomized, Placebo-Controlled Clinical Trial, Curr Ther Res Clin Exp. 2003 Jan; 64(1): 21–31 (www.ncbi.nlm.nih.gov/pmc/articles/PMC4053021/)

Christensen R.: Does the hip powder of Rosa canina (rosehip) reduce pain in osteoarthritis patients? – a meta-analysis of randomized controlled trials, Osteoarthritis and Cartilage, Volume 16, Issue 9, September 2008, Pages 965–972 (www.sciencedirect.com/science/article/pii/S1063458408000654)

Indische Buntnessel – Übergewicht und Blutgefäße

Godard M. u. a.: Body Composition and Hormonal Adaptations Associated with Forskolin Consumption in Overweight and Obese Men, August 2005, Obesity Research Vol. 13 No. 8 (www.ncbi.nlm.nih.gov/pubmed/16129715)

Henderson S. u. a.: Effects of Coleus Forskohlii Supplementation on Body Composition and Hematological Profiles in Mildly Overweight Women. J Int Soc Sports Nutr. 2005; 2(2): 54–62 Published online 2005 Dec 9 (www.ncbi.nlm.nih.gov/pmc/articles/PMC2129145/)

Bubolz AH u. a.: Enhanced oxidative stress impairs cAMP-mediated dilation by reducing Kv channel function in small coronary arteries of diabetic rats. Am J Physiol Heart Circ Physiol. 2005 Nov;289(5):H1873-80 (www.ncbi.nlm.nih.gov/pubmed/15937095)

Kalmegh – Lebererkrankungen, Immunsystem

Chturvedi G. u. a.: Clinical Studies on Kalmegh (Andrographis Paniculata Nees) in Infective Hepatitis, Anc Sci Life. 1983 Apr-Jun; 2(4): 208–215 (www.ncbi.nlm.nih.gov/pmc/articles/PMC3336768/)

Thamlikitkul V. u. a.: Efficacy of Andrographis paniculata, Nees for pharyngotonsillitis in adults. J Med Assoc Thai. 1991 Oct;74(10):437-42 (www.ncbi.nlm.nih.gov/pubmed/1797953)

Sanower Hossain u. a.: Andrographis paniculata (Burm. f.) Wall. ex Nees: A Review of Ethnobotany, Phytochemistry, and Pharmacology, ScientificWorldJournal. 2014; 2014: 274905 (www.ncbi.nlm.nih.gov/pmc/articles/PMC4408759/)

Kapuzinerkresse – Infekte und Blasenentzündung

Frank, U. u. a.: Breites antibakterielles Wirkspektrum einer Kombination von Kapuzinerkresse (Tropaeolum majus) und Meerrettich (Armoracia rusticana) [Angocin® Anti-Infekt N]; Kongressband Phytopharmaka Phytotherapie, S7; 2005

Goos, K.-H. u. a.: Aktuelle Untersuchungen und Verträglichkeit eines pflanzlichen Arzneimittels mit Kapuzinerkressenkraut und Meerrettich bei akuter Sinusitis, akuter Bronchitis und akuter Blasenentzündung bei Kindern im Vergleich zu anderen Antibiotika, Arzneim.-Forsch./Drug Res. 57, No. 4, 238-246, 2007

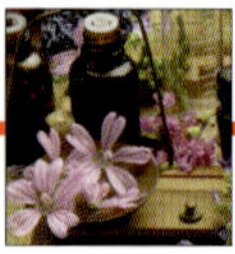

Karde – Wundheilung, Alzheimer, Borreliose

Choi JS u. a.: Effects of C-glycosylation on anti-diabetic, anti-Alzheimer's disease and anti-inflammatory potential of apigenin. Food Chem Toxicol. 2014 Feb;64:27-33 (www.ncbi.nlm.nih.gov/pubmed/24291393)

Barreto RS u. a.: A systematic review of the wound-healing effects of monoterpenes and iridoid derivatives. Molecules. 2014 Jan 13;19(1):846-62 (www.ncbi.nlm.nih.gov/pubmed/24419138)

Liebold T. u. a.: Growth inhibiting activity of lipophilic extracts from Dipsacus sylvestris Huds. roots against Borrelia burgdorferi s. s. in vitro. Pharmazie. 2011 Aug;66(8):628-30. (www.ncbi.nlm.nih.gov/pubmed/21901989)

Niu YB u. a.: The beneficial effect of Radix Dipsaci total saponins on bone metabolism in vitro and in vivo and the possible mechanisms of action. Osteoporos Int. 2012 Nov;23(11):2649-60 (www.ncbi.nlm.nih.gov/pubmed/22535190)

Kiefer/MSM – Arthritis und Krebs

Amiel D. u. a.: Assessment of methylsulfonylmethane (MSM) on the development of osteoarthritis (OA): An animal study, The FASEB Journal. 2008;22:1094.3. 2008 (www.fasebj.org/cgi/content/meeting_abstract/22/1_MeetingAbstracts/1094.3)

Debbi EM u. a.: Efficacy of methylsulfonylmethane supplementation on osteoarthritis of the knee: a randomized controlled study, BMC Complement Altern Med. 2011; 11: 50 (www.ncbi.nlm.nih.gov/pmc/articles/PMC3141601/)

Lim EJ u. a.: Methylsulfonylmethane Suppresses Breast Cancer Growth by Down-Regulating STAT3 and STAT5b Pathways, PLoS One. 2012; 7(4): e33361 (www.ncbi.nlm.nih.gov/pmc/articles/PMC3317666/)

Kiwi – Antioxidantien

Zuo L u. a.: Evaluation of Antioxidant and Antiproliferative Properties of Three Actinidia (Actinidia kolomikta, Actinidia arguta, Actinidia chinensis) Extracts in Vitro, Int J Mol Sci. 2012; 13(5): 5506–5518 (www.ncbi.nlm.nih.gov/pmc/articles/PMC3382775/)

Konjakwurzel – Diabetes, Herz-Kreislauf-Erkrankungen und Gewicht

Chearskul S. u. a.: Immediate and long-term effects of glucomannan on total ghrelin and leptin in type 2 diabetes mellitus. Diabetes Res Clin Pract. 2009 Feb;83(2):e40-2. doi: 10.1016/j.diabres.2008.11.014 (www.ncbi.nlm.nih.gov/pubmed/19108925)

Vuksan V. u. a.: Konjac-mannan (glucomannan) improves glycemia and other associated risk factors for coronary heart disease in type 2 diabetes. A randomized controlled metabolic trial. Diabetes Care. 1999 Jun;22(6):913-9 (www.ncbi.nlm.nih.gov/pubmed/10372241)

Sood N. u. a.: Effect of glucomannan on plasma lipid and glucose concentrations, body weight, and blood pressure: systematic review and meta-analysis. Am J Clin Nutr. 2008 Oct;88(4):1167-75 (www.ncbi.nlm.nih.gov/pubmed/18842808)

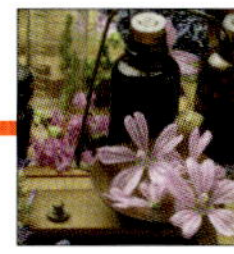

Malve – Entzündungen und Hauterkrankungen

Barros L. u. a.: Leaves, flowers, immature fruits and leafy flowered stems of Malva sylvestris: a comparative study of the nutraceutical potential and composition. Food Chem Toxicol. 2010 Jun;48(6):1466-72 (www.ncbi.nlm.nih.gov/pubmed/20233600)

Prudente AS u. a.: Pre-clinical anti-inflammatory aspects of a cuisine and medicinal millennial herb: Malva sylvestris L., Food Chem Toxicol. 2013 Aug; 58:324-31. (www.ncbi.nlm.nih.gov/pubmed/23684757)

Mango – Stress und Abwehrkräfte

Jangra A. u. a.: Protective effect of mangiferin against lipopolysaccharide-induced depressive and anxiety-like behaviour in mice. Eur J Pharmacol. 2014 Oct 5;740:337-45 (www.ncbi.nlm.nih.gov/pubmed/25064341)

Pardo-Andreu GL u. a.: Mangifera indica L. extract (Vimang) and its main polyphenol mangiferin prevent mitochondrial oxidative stress in atherosclerosis-prone hypercholesterolemic mouse. Pharmacol Res. 2008 May;57(5):332-8 (www.ncbi.nlm.nih.gov/pubmed/18450471)

Hernandez P. u. a.: Protective effect of Mangifera indica L. polyphenols on human T lymphocytes against activation-induced cell death. Pharmacol Res. 2007 Feb; 55(2):167-73 (www.ncbi.nlm.nih.gov/pubmed/17184998)

Meisterwurz – Entzündungen und Fieber

Zimecki M. u. a.: Immunomodulatory and anti-inflammatory activity of selected osthole derivatives. Z Naturforsch C. 2009 May-Jun; 64(5-6):361-8 (www.ncbi.nlm.nih.gov/pubmed/19678539)

Hiermann A. u. a.: Antiphlogistic and antipyretic activity of Peucedanum ostruthium. Planta Med. 1998 Jun;64(5):400-3 (www.ncbi.nlm.nih.gov/pubmed/9690339)

Moringa – Wasserreinigung

Lea M.: Seed Extract from Moringa oleifera Lam.(Drumstick Tree) for Water Bioremediation, Low-cost Water Treatment Technologies for Developing Countries, Ottawa, Ontario, Canada, Curr. Protoc. Microbiol. 16:1G.2.1-1G.2.14, February 2010 (http://onlinelibrary.wiley.com/book/10.1002/9780471729259)

Moringa – Krebs, Entzündungen

Tumer TB u. a.: Direct and indirect antioxidant activity of polyphenol- and isothiocyanate-enriched fractions from Moringa oleifera. J Agric Food Chem. 2015 Feb 11;63(5):1505-13 (www.ncbi.nlm.nih.gov/pubmed/25605589)

Jung IL: Soluble extract from Moringa oleifera leaves with a new anticancer activity. PLoS One. 2014 Apr 18;9(4):e95492 (www.ncbi.nlm.nih.gov/pubmed/24748376)

Hussain S. u. a.: Review: an exposition of medicinal preponderance of Moringa oleifera (Lank.). Pak J Pharm Sci. 2014 Mar;27(2):397-403. (www.ncbi.nlm.nih.gov/pubmed/24577932)

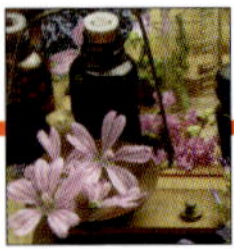

Physalis – Antioxidantien, Krebs

Wu SJ. u. a.: Antioxidant activities of Physalis peruviana. Biol Pharm Bull. 2005 Jun;28(6):963-6 (www.ncbi.nlm.nih.gov/pubmed/15930727)

Franco LA u. a.: Sucrose esters from Physalis peruviana calyces with anti-inflammatory activity. Planta Med. 2014 Nov;80(17):1605-14 (www.ncbi.nlm.nih.gov/pubmed/25338213)

Ching-Yu Yen u. a.: 4β-Hydroxywithanolide E from Physalis peruviana (golden berry) inhibits growth of human lung cancer cells through DNA damage, apoptosis and G2/M arrest, BMC Cancer 2010 (www.biomedcentral.com/1471-2407/10/46)

Preiselbeere – Anti-Aging, Entzündungen

Kylli P. u. a.: Lingonberry (Vaccinium vitis-idaea) and European cranberry (Vaccinium microcarpon) proanthocyanidins: isolation, identification, and bioactivities. J Agric Food Chem. 2011 Apr 13;59(7):3373-84 (www.ncbi.nlm.nih.gov/pubmed/21370878)

Johnson BJ. u. a.: Genus vaccinium: medicine, cosmetics, and coatings. Recent Pat Biotechnol. 2010 Jun;4(2):112-24 (www.ncbi.nlm.nih.gov/pubmed/20156133)

Rimando AM. u. a.: Resveratrol, pterostilbene, and piceatannol in vaccinium berries. J Agric Food Chem. 2004 Jul 28;52(15):4713-9 (www.ncbi.nlm.nih.gov/pubmed/15264904)

Radieschen – Krebs, Entzündungen

Kim KH u. a.: 4-Methylthio-butanyl derivatives from the seeds of Raphanus sativus and their biological evaluation on anti-inflammatory and antitumor activities. J Ethnopharmacol. 2014;151(1):503-8 (www.ncbi.nlm.nih.gov/pubmed/24231071)

Beevi SS u. a.: Hexane extract of Raphanus sativus L. roots inhibits cell proliferation and induces apoptosis in human cancer cells by modulating genes related to apoptotic pathway. Plant Foods Hum Nutr. 2010 Sep;65(3):200-9 (www.ncbi.nlm.nih.gov/pubmed/20652750)

Barillari J. u. a.: Kaiware Daikon (Raphanus sativus L.) extract: a naturally multipotent chemopreventive agent. J Agric Food Chem. 2008 Sep 10;56(17):7823-30 (www.ncbi.nlm.nih.gov/pubmed/18665601)

Schisandra – Gewicht, Anti-Aging, Hepatitis

Song MY u. a.: Schisandra chinensis fruit modulates the gut microbiota composition in association with metabolic markers in obese women: a randomized, double-blind placebo controlled study. Nutr Res. 2015 May 14. pii: S0271-5317(15)00096-2 (www.ncbi.nlm.nih.gov/pubmed/26048342)

Hou W. u. a.: The Protecting Effect of Deoxyschisandrin and Schisandrin B on HaCaT Cells against UVB-Induced Damage. PLoS One. 2015 May 15;10(5):e0127177 (www.ncbi.nlm.nih.gov/pubmed/25978330)

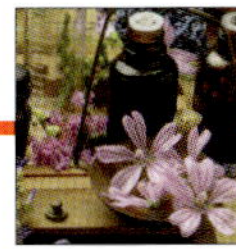

Xue Y. u. a.: Isolation and anti-hepatitis B virus activity of dibenzocyclooctadiene lignans from the fruits of Schisandra chinensis. Phytochemistry. 2015 Apr 13 (www.ncbi.nlm.nih.gov/pubmed/2588250)

Sesam – Blutdruck, Krebs

Sankar D. u. a.: Sesame and rice bran oil lowers blood pressure, improves cholesterol. American Heart Association Meeting Report – Abstract 186 (September 19,2012) (http://newsroom.heart.org/news/sesame-and-rice-bran-oil-lowers-238424)

Harikumar KB u. a.: Sesamin manifests chemopreventive effects through the suppression of NF-kappa B-regulated cell survival, proliferation, invasion, and angiogenic gene products. Mol Cancer Res. 2010 May;8(5):751-61 (www.ncbi.nlm.nih.gov/pubmed/20460401)

Hosseini MJ u. a.: Protective effects of Sesamum indicum extract against oxidative stress induced by vanadium on isolated rat hepatocytes. Environ Toxicol. 2015 Mar 2 (www.ncbi.nlm.nih.gov/pubmed/25727928)

Stachelbeere – Antioxidantien

Jordheim M. u. a.: Anthocyanins in berries of ribes including gooseberry cultivars with a high content of acylated pigments. J Agric Food Chem. 2007 Jul 11;55(14):5529-35 (www.ncbi.nlm.nih.gov/pubmed/17579440)

Wu X. u. a.: Characterization of anthocyanins and proanthocyanidins in some cultivars of Ribes, Aronia, and Sambucus and their antioxidant capacity. J Agric Food Chem. 2004 Dec 29;52(26):7846-56 (www.ncbi.nlm.nih.gov/pubmed/15612766)

Seeram NP u. a.: Berry fruits: compositional elements, biochemical activities, and the impact of their intake on human health, performance, and disease. J Agric Food Chem. 2008 Feb 13;56(3):627-9 (www.ncbi.nlm.nih.gov/pubmed/18211023)

Taigawurzel – Leistungssteigerung

Asano K. u. a.: Effect of Eleutherococcus senticosus extract on human physical working capacity. Planta Medica, Nummer 3, Juni 1986, S. 175–177 (www.ncbi.nlm.nih.gov/pubmed/3749339)

Kuo J. u. a.: The effect of eight weeks of supplementation with Eleutherococcus senticosus on endurance capacity and metabolism in human. The Chinese journal of physiology. Band 53, Nummer 2, April 2010, S. 105–111 (www.ncbi.nlm.nih.gov/pubmed/21793317)

Teepflanze (Grüner Tee) – Krebs

Lamy S. u. a.: Green tea catechins inhibit vascular endothelial growth factor receptor phosphorylation.

Cancer Res. 2002 Jan 15;62(2):381-5 (www.ncbi.nlm.nih.gov/pubmed/11809684)

Demeule M. u. a.: Green tea catechins as novel antitumor and antiangiogenic compounds. Curr Med Chem Anticancer Agents. 2002 Jul;2(4):441-63 (www.ncbi.nlm.nih.gov/pubmed/12678730)

Tulsi – Schutz vor Infekten, Krebs und Magengeschwüren

Kelm MA u. a.: Antioxidant and cyclooxygenase inhibitory phenolic compounds from Ocimum sanctum Linn. Phytomedicine. 2000 Mar;7(1):7-1 (www.ncbi.nlm.nih.gov/pubmed/10782484)

Singh S. u. a.: Antibacterial activity of Ocimum sanctum L. fixed oil. Indian J Exp Biol. 2005 Sep;43(9):835-7 (www.ncbi.nlm.nih.gov/pubmed/16187537)

Nangia-Makker P. u. a.: Inhibition of breast tumor growth and angiogenesis by a medicinal herb: Ocimum sanctum, Int J Cancer. 2007 Aug 15; 121(4): 884–894 (www.ncbi.nlm.nih.gov/pmc/articles/PMC3613994)

Goel RK u. a.: Effect of standardized extract of Ocimum sanctum Linn. on gastric mucosal offensive and defensive factors. Indian J Exp Biol. 2005 Aug;43(8):715-21 (www.ncbi.nlm.nih.gov/pubmed/16121713)

Wassermelone – entzündungshemmende Antioxidantien

Abdelwahab SI u. a.: Anti-inflammatory activities of cucurbitacin E isolated from Citrullus lanatus var. citroides: role of reactive nitrogen species and cyclooxygenase enzyme inhibition. Fitoterapia. 2011 Dec;82(8):1190-7 (www.ncbi.nlm.nih.gov/pubmed/21871542)

Poduri A. u. a.: Citrullus lanatus ‚sentinel' (watermelon) extract reduces atherosclerosis in LDL receptor-deficient mice. J Nutr Biochem. 2013 May;24(5):882-6 (www.ncbi.nlm.nih.gov/pubmed/22902326)

Weihrauch – Gehirntumor, Entzündungen

Syrovets T. u. a.: Acetyl-boswellic acids are novel catalytic inhibitors of human topoisomerases I and IIalpha.

Mol Pharmacol. 2000 Jul;58(1):71-81 (www.ncbi.nlm.nih.gov/pubmed/10860928)

Kirste S. u. a.: Boswellia serrata acts on cerebral edema in patients irradiated for brain tumors

A prospective, randomized, placebo-controlled, double-blind pilot trial, Cancer. 2011 Aug 15;117(16):3788-95 (www.ncbi.nlm.nih.gov/pubmed/21287538)

Shenvi S. u. a.: Synthesis and biological evaluation of boswellic acid-NSAID hybrid molecules as anti-inflammatory and anti-arthritic agents. Eur J Med Chem. 2015 Jun 15;98:170-178 (www.ncbi.nlm.nih.gov/pubmed/26010018)

Catanzaro D. u. a.: Boswellia serrata Preserves Intestinal Epithelial Barrier from Oxidative and Inflammatory Damage. PLoS One. 2015 May 8;10(5):e0125375 (www.ncbi.nlm.nih.gov/pubmed/25955295)

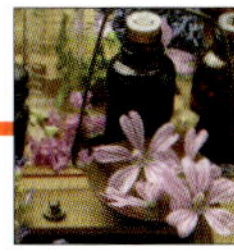

Wermut: Infekte, Verdauungsbeschwerden

Mihajilov-Krstev T. u. a.: Antimicrobial, antioxidative, and insect repellent effects of Artemisia absinthium essential oil. Planta Med. 2014 Dec;80(18):1698-705 (www.ncbi.nlm.nih.gov/pubmed/25317772)

Monzote L. u. a.: Chemistry and leishmanicidal activity of the essential oil from Artemisia absinthium from Cuba. Nat Prod Commun. 2014 Dec;9(12):1799-804 (www.ncbi.nlm.nih.gov/pubmed/25632489)

Triantafyllidi A. u. a.: Herbal and plant therapy in patients with inflammatory bowel disease. Ann Gastroenterol. 2015 Apr-Jun;28(2):210-220 (www.ncbi.nlm.nih.gov/pubmed/25830661)

Yucca – antioxidative Wirkung

Olas B. u. a.: Comparative anti-platelet and antioxidant properties of polyphenol-rich extracts from: berries of Aronia melanocarpa, seeds of grape and bark of Yucca schidigera in vitro. Platelets. 2008 Feb;19(1):70-7 (www.ncbi.nlm.nih.gov/pubmed/18231940)

Cheeke PR u. a.: Anti-inflammatory and anti-arthritic effects of Yucca schidigera: a review. J Inflamm (Lond). 2006 Mar 29;3:6 (www.ncbi.nlm.nih.gov/pubmed/16571135)

Piacente S. u. a.: Yucca schidigera bark: phenolic constituents and antioxidant activity. J Nat Prod. 2004 May;67(5):882-5 (www.ncbi.nlm.nih.gov/pubmed/17625876)

Zistrose – Infektionen

Ehrhardt C. u. a.: A polyphenol rich plant extract, CYSTUS052, exerts anti influenza virus activity in cell culture without toxic side effects or the tendency to induce viral resistance. Antiviral Res. 2007 Oct;76(1):38-47 (www.ncbi.nlm.nih.gov/pubmed/17572513)

Droebner K. u. a.: CYSTUS052, a polyphenol-rich plant extract, exerts anti-influenza virus activity in mice. Antiviral Res. 2007 Oct;76(1):1-10 (www.ncbi.nlm.nih.gov/pubmed/17573133)

Kalus U. u. a.: Cistus incanus (CYSTUS052) for treating patients with infection of the upper respiratory tract. A prospective, randomized, placebo-controlled clinical study. Antiviral Res. 2009; 84(3):267-71 (www.ncbi.nlm.nih.gov/pubmed/19828122)

Service und Informationen

Die Auswahl an Heilpflanzen und Superfoods im Handel vor Ort wächst erfreulicherweise ständig, auch in vielen regulären Supermärkten. Gute Bezugsquellen sind besonders Bioläden, Biosupermärkte, Reformhäuser, Apotheken und Drogeriemärkte in Ihrer Nähe. Sie finden diese im Telefonbuch oder auf folgenden Websites:

www.bioverzeichnis.de/biolaeden.htm
www.biologisch.at
www.schrotundkorn.de
www.reformhaus.de/filialfinder.html
www.meinbioportal.de/BioSupermarkt.html
www.biodukte.de
www.bionetz.ch
www.greenpeace.org/austria/de/marktcheck/aktivwerden/tatensetzen/bio-einkaufsadressen/

Bezugsquellen von seltenen Pflanzen und Saatgut im Internet (Auswahl)

www.helenion.de
www.kraeuter-und-duftpflanzen.de
www.asklepios-seeds.de
www.templiner-kraeutergarten.de
www.saemereien.ch
www.ethnoplants.com
www.arche-noah.at
www.reinsaat.at

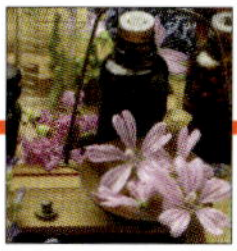

Bezugsquellen von Pflanzenprodukten im Internet (Auswahl)

www.dr-ehrenberger.eu
www.cosmoveda.com
www.ayurveda-handel.de
www.meine-teemischung.de
www.teemixer.de
www.magicherbs.de
www.ayurveda-marktplatz.de
www.moringa.de
www.moringafarm.eu
www.moringa4.de
www.moringapulver.info
www.vitalpilze-naturheilkraft.de
www.konjaknudel.com
www.vitanu.de

Weiterführende Informationen zu Heilpflanzen im Internet

www.vitalpilzratgeber.de
www.pflanzenguru.com
www.heilpflanzenkatalog.net
www.awl.ch/heilpflanzen/
www.medizinalpflanzen.de/
www.wildfind.com
http://gesund.co.at/gesund/heilpflanzenlexikon/
www.heilkraeuter.de
www.heilpflanzen-katalog.de
www.phytodoc.de/
www.kraeuter-verzeichnis.de

Die Angaben auf dieser Seite stellen eine Auswahl vorhandener Bezugsquellen dar und verstehen sich als Hinweise ohne Haftung oder Gewähr für die Inhalte der Links.

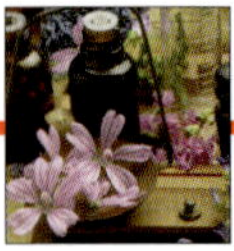

Bildquellenverzeichnis

Historische Abbildungen

Buchweizen (S. 55), Hagebutte (s. 5 + 95), Karde (S. 7 + 111): Otto Wilhelm Thomé: *Flora von Deutschland, Österreich und der Schweiz* (1885) (http://caliban.mpiz–koeln.mpg.de/thome/index.html, Wikipedia)

Ehrenpreis (S. 75), Eisenkraut (S. 78): Johann Georg Sturm: *Deutschlands Flora in Abbildungen* (1796) (http://caliban.mpipz.mpg.de/sturm/flora/index.html, Wikipedia)

Kiefer (S. 115), Malve (S. 9 + 127), Meisterwurz (S. 135), Sesam (S. 159), Teepflanze (S. 171), Weihrauch (S. 183), Wermut (S. 187): Franz Eugen Köhler: *Köhler's Medizinal Pflanzen Atlas,* 1887 (Wikipedia) (http://caliban.mpiz-koeln.mpg.de/koehler2/index.html)

Amaranth (S. 6 + 43), Moringa (S. 139), Tulsi (S. 175): Francisco Manuel Blanco (O.S.A.): *Flora de Filipinas,* Gran edicion, (Wikipedia)

Kapuzinerkresse (S. 107, Kiwi (S. 119), Mango (S. 131), Zistrose (S. 8 + 195): William Curtis: *The Botanical Magazine,* London

Acai (S. 39: *The assai palm euterpe oleracea,* Verfasser unbekannt, Popular Science Monthly Volume 60 (Wikipedia)

Aronia (S. 47): Britton, N.L., and A. Brown: *An illustrated flora of the northern United States, Canada and the British Possessions*. 3 vols. Charles Scribner's Sons, New York, 1913 (Wikipedia)

Chia (S. 63): Fr. Bernardino de Sahagun: *Florentine codex* (1575 – 1577) Library Medicea Laurentiana, Florence (Wikipedia)

Chlorella (S. 67): Henri Coupin: *Album général des diatomées marines, d'eau douce ou fossiles* (Wikipedia)

Cranberry (S. 71): Archives of Pearson Scott Foresman (Wikipedia)

Flohsamen (S. 91): Smithsonian Institute, Washington, U.S.A (http://plantillustrations.org)

Indische Buntnessel (S. 99): Missouri Botanical Garden, St. Louis, U.S.A (http://plantillustrations.org)

Kalmegh (S. 103): Smithsonian Institute, Washington, U.S.A (http://plantgenera.org)

Konjakwurzel (S. 8 + 123): Missouri Botanical Garden, St. Louis, U.S.A, (http://plantgenera.org)

Physalis (S. 143): *Der Wiener Dioskurides* (Wikipedia)

Preiselbeere (S. 147), Stachelbeere (S. 163): Carl Axel Magnus Lindman: *Bilder ur Nordens Flora* (1901 – 1905) (Wikipedia)

Radieschen (S. 151): Amédée Masclef: *Atlas des plantes de France.* 1891 (Wikipedia)

Schisandra (S. 155): Louis van Houtte: *Flore des serres et des jardins de l'Europe* (Wikipedia)

Wassermelone (S. 179): Albert Meyer: New Kreüterbuch. Basel, 1543 (Wikipedia)

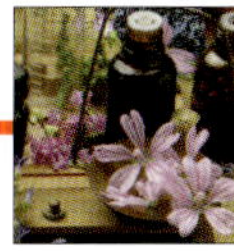

Abbildungen von Fotolia.com (wenn nicht anders angegeben)

| Icons: Heilmittel Blüte © Hermann Betken – grafik-seite.de • Heilmittel Blatt/Kraut © Artanika • Heilmittel Frucht © ecco • Heilmittel Wurzel © Erik Schumann • Heilmittel Samen © Bambuh • Heilmittel Pilz © Anja Kaiser • Heilmittel Rinde © Nik Merkulov• fair trade © butenkow• Anbau im Garten oder Topf möglich © Steve Young | S. 3: Nasturtium flowers © alenalihacheva + Cranberries © margo555 + green tea leaf © sommai | S. 5: Eisenkraut © tunedin | S. 6: Erdstachelnuss © EcoView | S. 7: Ehrenpreis © emer | S. 9: Meisterwurz: Norbert Mittermaier und Artur Huber © naturganznah + Stachelbeere © Valentina R. | S. 10: Kräuter © Grecaud Paul | S. 14: Siena, Piazza del Campo e Fonte Gaia Datei: #51904487 | Urheber: lamio | S. 15: Lymphozyten © Juan Gärtner | S. 16: Verdauungssystem © nerthuz | S. 23: Chance © signcloud | S. 24: © Tamas Zsebok | S. 29: Picknich © sarsmis | S. 31: Karde © VRD | S. 32: Malve: M. Schuppich | S. 36: Preiselbeere © Tamara Kulikova + Moringa © Swapan + Kiefer © mates + Weihrauch 78778790 © | S. 37: Wermut © emberiza + Indische Buntnessel © Daniel Rühlemann Rühlemann's Kräuter und Duftpflanzen, www.kraeuter-und-duftpflanzen.de + Aronia © Bernd S. | S. 38 und Karte: Acaipalme © lazyllama | S. 38 und Rückseite der Karte: acai fruit © lchumpitaz | S. 40: Eis © Brent Hofacker | S. 41: Bahngleis in der Abendsonne © Harald Biebel | S. 42 und Karte: Amaranth © 9179126124 | S. 42 und Rückseite der Karte: Amaranth tree © yotrakbutda | S. 44: Kohlrabischnitzel mit Amaranthkruste: © Julia Gruber | S. 45: Frau denkt nach © contrastwerkstatt | S. 46 und Karte: Aronia © emer | S. 46 und Rückseite der Karte: Apfelbeeren © Bernd S. | S. 48: Wildbeeren-Schoko-ecken © alex9500 + Aroniabeeren © Joachim Opelka | S. 49: Aronia juice © borzywoj | S. 50 und Karte: Ashwagandha © Norbert Mittermaier und Artur Huber, www.naturganznah.com | S. 50 und Rückseite der Karte: Ashwagandha © Norbert Mittermaier und Artur Huber, www.naturganznah.com | S. 52: Gute-Nacht-Trunk © Viktorija | S. 53: contemporary dancers © emirkoo | S. 54 und Karte: Buchweizen © kostrez | S. 54 und Rückseite der Karte: Buchweizen © andriigorulko | S. 56: Galette © Kati Molin | S. 57: Runner feet © arthurhidden | S. 58 und Karte: Chaga © vodole | S. 58 und Rückseite der Karte: Chaga © zhaubasar | S. 60: Tee © sarsmis + Chaga © Chaga © zhaubasar | S. 61: Old stone book © barbie77 | S. 62 und Karte: Chia © sherjaca | S. 62 und Rückseite der Karte: chia seeds © Diana Taliun | S. 64: Chia-Fresca © Heike Jestram + Brötchen © Comugnero Silvana | S. 65: Landschaft © yanikap | S. 66 und Karte: Chlorella © luciap | S. 66 und Rückseite der Karte: Chlorella © Eskymaks | S. 68: Chlorella-Smoothie © zi3000 | S. 69: Meer © Iakov Kalinin | S. 70 und Karte: Cranberry © Kudrin | S. 70 und Rückseite der Karte: Cranberry © ExQuisine | S. 72: Cranberrysoße © sarsmis | S. 73: Wolken © PhotoSG | S. 74 und Karte: Ehrenpreis © emer | S. 74 und Rückseite der Karte: Ehrenpreis © emer | S. 76: Ehrenpreis © emer | S. 77: Freedom © Alen-D | S. 78 und Karte: Eisenkraut © Norbert Mittermaier und Artur Huber, www.naturganznah.com | S. 78 und Rückseite der Karte: Eisenkraut © tunedin | S. 80: Eisenkrauttee © tunedin | S. 81: Jeanne d'Arc: Dante Gabriel Rossetti (1828 – 1882) | S. 82 und Karte: Erdmandel © Gundolf Renze | S. 82 und Rückseite der

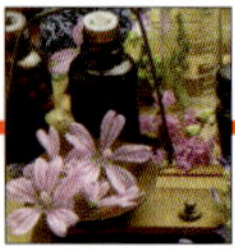

Karte: Erdmandelmehl © emuck | S. 84: Horchata de chufa © AgathaLemon + Energiedrops © Kati Molin | S. 85: Umzug © mahony | S. 86 und Karte: Erdstachelnuss © EcoView | S. 86 und Rückseite der Karte: Erdstachelnuss © EcoView | S. 88: Tee © Africa Studio | S. 89: Badminton shuttlecock © Sebastian Duda | S. 90 und Karte: Flohsamen © Norbert Mittermaier und Artur Huber, www.naturganznah.com | S. 90 und Rückseite der Karte: flohsamen © emer | S. 92: Focaccia © emmi | S. 93: Mediterranean style stone pavement architecture © xbrchx | S. 94 und Karte: Hagebutte © M. Schuppich | S. 94 und Rückseite der Karte: Hundsrose © Andrea Wilhelm | S. 96: Hagebuttenlikör © salita2010 | S. 97: fire dance © Grigory Kubatyan | S. 98 und Karte: Indische Buntnessel © Daniel Rühlemann, Rühlemann's Kräuter und Duftpflanzen, www.kraeuter-und-duftpflanzen.de | S. 98 und Rückseite der Karte: Indische Buntnessel © Daniel Rühlemann, Rühlemann's Kräuter und Duftpflanzen, www.kraeuter-und-duftpflanzen.de | S. 100: Indische Buntnessel © Daniel Rühlemann | S. 101: junge Frau mit geschlossenen Augen © contrastwerkstatt | S. 102 und Karte: Kalmegh © Daniel Rühlemann, Rühlemann's Kräuter und Duftpflanzen, www.kraeuter-und-duftpflanzen.de | S. 102 und Rückseite der Karte: Kalmegh © nbriam | S. 104: herbal medicine in capsules © natara | S. 105: Strand © magdal3na | S. 106 und Karte: Kapuzinerkresse © RalfenByte | S. 106 und Rückseite der Karte: Kapuzinerkresse © silencefoto | S. 108: Kapuzinerkresse-Kräuterbutter © thomasklee | S. 109: Wasserfall © Butch | S. 110 und Karte: Karde © Gerisch | S. 110 und Rückseite der Karte: Teasel © Richard Griffin | S. 112: Medizinfläschchen © gift70s + Teasel plant © Richard Griffin | S. 113: Nervenzellen © adimas | S. 114 und Karte: Kiefer © ihervas | S. 114 und Rückseite der Karte: Pine cone © mates | S. 116: Kiefer + ÖL © Comugnero Silvana | S. 117: Blumenwiese: © tsach | S. 118 und Karte: Kiwi © lurs | S. 118 und Rückseite der Karte: Kiwi © atoss | S. 120: Kiwi-Dessert © sarsmis | S. 121: Yoga © Syda Productions | S. 122 und Karte: Konjakwurzel © hajes | S. 122 und Rückseite der Karte: Konjak-Wurzel © amawasri | S. 124: Gefüllte Tomate © sarsmis | S. 125: Brunnendetail d. Brunnens Macht zu Lande vor der Wiener Hofburg © Anja Ergler | S. 126 und Karte: Malve © M. Schuppich | S. 126 und Rückseite der Karte: Malve © Comugnero Silvana | S. 128: Malventee © steinerpicture | S. 129: Du bis © Кирилл Рыжов | S. 130 und Karte: Mango © Vladimir Melnik | S. 130 und Rückseite der Karte: Mango © Ian 2010 | S. 132: Mango-Chia-Pudding © vanillaechoes | S. 133: Body Release © Robert Przybysz | S. 134 und Karte: Meisterwurz © Norbert Mittermaier und Artur Huber, www.naturganznah.com | S. 134 und Rückseite der Karte: Meisterwurz © Norbert Mittermaier und Artur Huber, www.naturganznah.com | S. 136: Tee © Bozena Fulawka + Meisterwurz © Norbert Mittermaier und Artur Huber, www.naturganznah.com | S. 137: Herbstlandschaft © eyetronic | S. 138 und Karte: Moringa © gallas | S. 138 und Rückseite der Karte: moringa leaves © Swapan | S. 140: Shiitake-Nudeln © sarsmis | S. 141: Hintergrung © magdal3na | S. 142 und Karte: Physalis © Marina Lohrbach | S. 142 und Rückseite der Karte: Physalis © bergamont | S. 144: Obstsalat © S.E. shooting | S. 145: Inneres Kind © Stefan Häuselmann | S. 146 und Karte: Preiselbeere © Anna E | S. 146 und Rückseite der Karte: Preiselbeere © Tamara Kulikova | S. 148: Saft © Printemps |

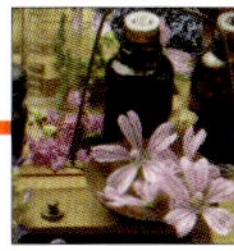

S. 149: LandArt Strandhaus © Michael Rieth | S. 150 und Karte: Radieschen © DLeonis | S. 150 und Rückseite der Karte: Radieschen© m-produktfotos.de | S. 152: Sprossen © fahrwasser | S. 153: Aufschreiben © LoloStock | S. 154 und Karte: Schisandra © mikhailg | S. 154 und Rückseite der Karte: Schisandra © leonid_shtandel | S. 156: Schisandra-Limo © Kati Molin | S. 157: Pagode © Bocman1973 | S. 158 und Karte: Sesam © moonrise | S. 158 und Rückseite der Karte: Sesam © andriigorulko | S. 160: Sesamöl © Corinna Gissemann | S. 161: Tür © dmitrimaruta | S. 162 und Karte: Stachelbeere © Marek Walica | S. 162 und Rückseite der Karte: Stachelbeere © Valentina R. | S. 164: Stachelbeer-Relish © HandmadePictures | S. 165: Rush Hour Walking © Rawpixel | S. 166 und Karte: Taigawurzel © mane82 | S. 166 und Rückseite der Karte: Taigawurzel © mane82 | S. 168: : Tee: © Benjamin Wohlbrecht | S. 169: Aufräumen © archideaphoto | S. 170 und Karte: Teepflanze © Dudarev Mikhail | S. 170 und Rückseite der Karte: Tea powder © sumire8 | S. 173: Buddha © powerstock | S. 174 und Karte: Tulsi © Swapan | S. 174 und Rückseite der Karte: Tulsi © nipaporn | S. 176: Tulsi-Dekokt © : luceluceluce | S. 177: Freundschaft © gekaskr | S. 178 und Karte: Wassermelone © Oleg Zhukov | S. 178 und Rückseite der Karte: Wassermelone © Mariusz Blach | S. 180: Melonen-Pizza: exclusive-design | S. 181: Fenster © Stefan Körber | S. 182 und Karte: Weihrauch © Vladimir Melnik | S. 182 und Rückseite der Karte: Weihrauch © ExQuisine | S. 184: Räucherschale © behewa | S. 195: Ahnenforschung © Anhees | S. 186 und Karte: Wermut © pholidito | S. 186 und Rückseite der Karte: Wermut © emberiza | S. 188: Wermut-Pflanze © Vidady + Weinflasche © BillionPhotos.com + Honig © volff | S. 189: Löwenkopf © : Kathleen Palnau | S. 190 und Karte: Yucca © hakoar | S. 190 und Rückseite der Karte: Yucca © yevgeniy11 | S. 193: Familienaufstellung © Heggie | S. 194 und Karte: Zistrose © photo_lia_laune | S. 194 und Rückseite der Karte: Cistus incanus © emuck | S. 196: Sportler-Limo © Kati Molin | S. 197: Fliege © defun | S. 198 ff: Phytotherapie Datei: #67203442 | Urheber: Sonja Birkelbach | S. 204: Pflanzenheilkunde © Comugnero Silvana |

Hausapotheke für die Seele

Schon Anfang des 20. Jahrhunderts erkannte Dr. Eduard Bach, dass Pflanzen die wunderbare Gabe besitzen, unsere Seele zu stärken und uns wieder ins Gleichgewicht zu bringen. Die nach ihm benannte Bachblüten-Therapie ist heute ein vielfach bewährtes, ganzheitliches Behandlungssystem. Dabei wird leicht übersehen, dass uns eigentlich jede Pflanzenart einen spezifischen seelischen Heilimpuls zur Verfügung stellen kann.

In den letzten Jahren hat Julia Gruber über 200 Pflanzen auf ihre seelische und körperliche Wirkung hin erforscht, darunter die gängigsten Obst- und Gemüsepflanzen, Bäume und Sträucher, Wildkräuter und Heilpflanzen aus aller Welt. Jede Pflanze wurde dabei auf einer Karte porträtiert. Nach dem Motto: »Welche Pflanze stärkt mich?« lässt sich auf einfache Weise eine unterstützende Karte für den Tag ziehen. Das ist Gesundheitsvorsorge, die Spaß macht!

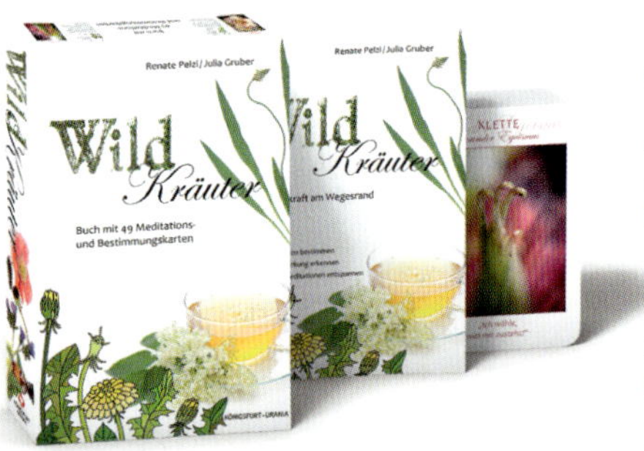

WILDKRÄUTER – HEILKRAFT AM WEGESRAND

Julia Gruber mit der Wildkräuter-Expertin Renate Pelzl

Set mit 192-seitigem Buch und 49 Karten
Königsfurt-Urania Verlag, Krummwisch 2012
ISBN: 978-3-86826-120-2

Von Ackerschachtelhalm bis Zaunwicke … Bezaubernde Makroaufnahmen und inspirierende Seelentexte vermitteln eine neue Sichtweise auf die unscheinbaren Kräuter am Wegesrand. Inkl. Rezepten und botanischer Beschreibung zum Auffinden in der Natur.

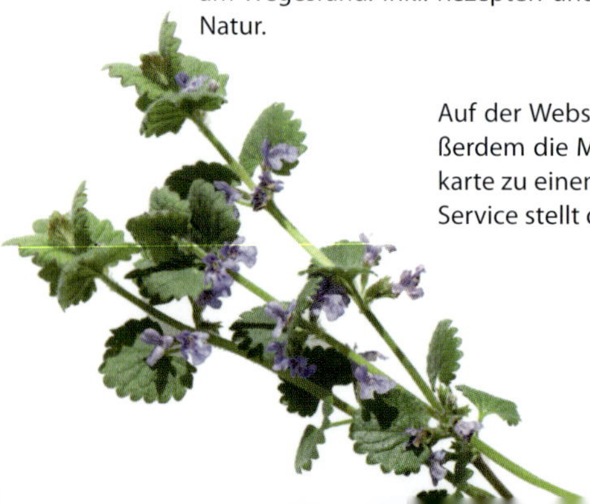

Auf der Website www.seelenkarten.com bietet Julia Gruber außerdem die Möglichkeit, sich eine persönliche Pflanzen-Seelenkarte zu einem aktuellen Thema heraussuchen zu lassen. Diesen Service stellt die Autorin allen Lesern kostenfrei zur Verfügung.

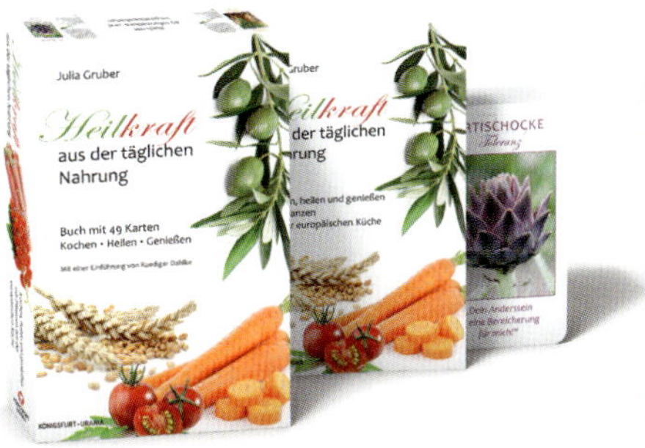

HEILKRAFT AUS DER TÄGLICHEN NAHRUNG

Julia Gruber, mit einer Einführung von Dr. Ruediger Dahlke

Set mit 272-seitigem Buch
und 49 Karten
Königsfurt-Urania Verlag,
Krummwisch 2013
ISBN: 978-3-86826-127-1

Von der Aprikose bis zur Zwiebel … Das Kartenset zeigt die wichtigsten pflanzlichen Lebensmittel der europäischen Küche und ihre Wirkung auf Körper und Seele. »Du bist, was du isst.« Inkl. leckeren veganen Rezepten zum Kochen, Heilen und Genießen.

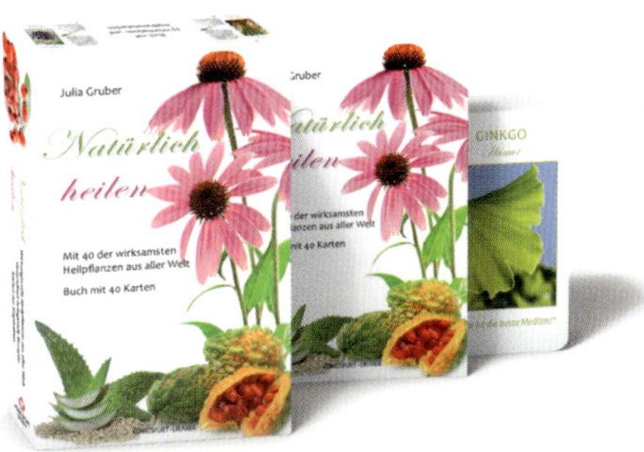

NATÜRLICH HEILEN

Julia Gruber, mit einer Einführung von Dr. Michael Ehrenberger

Set mit 224-seitigem Buch
und 40 Karten
Königsfurt-Urania Verlag,
Krummwisch 2014
ISBN 978-3-86826-133-2

Von der Acerolakirsche bis zum Wilden Yams … 40 Meister-Heilpflanzen aus aller Welt werden in ihrer körperlichen und seelischen Wirkung vorgestellt. Neben den Karten weisen Rituale in die Erfahrung der seelischen Qualitäten ein.

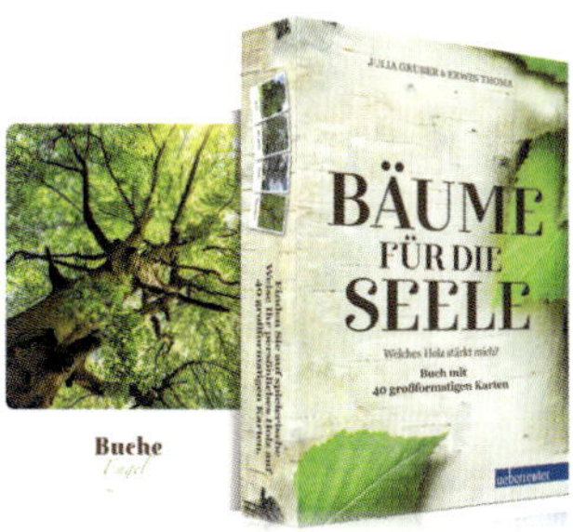

BÄUME FÜR DIE SEELE

Julia Gruber, mit dem Förster Dr. Erwin Thoma

Set mit 114-seitigem Buch
und 40 Karten
Ueberreuter Sachbuch Verlag,
Wien 2015
ISBN 978-3-8000-7622-2

Vom Ahorn bis zum Zwetschgenbaum … das Kartenset zeigt das Wesen der 40 wichtigsten heimischen Bäume und Sträucher und ihre Verwendung in Brauchtum, Holzbau, Hausapotheke und Küche.